治疗手段论集

[奥地利] 西格蒙德·弗洛伊德 著

李健鸣 王滨滨 译

SIGMUND FREUD

译林出版社

图书在版编目（CIP）数据

治疗手段论集／（奥）西格蒙德·弗洛伊德著；
李健鸣，王滨滨译．—南京：译林出版社，2021.6
ISBN 978-7-5447-8578-5

I.①治… II.①西… ②李… ③王… III.①精神疗法
IV.①R493

中国版本图书馆 CIP 数据核字（2021）第 015148 号

治疗手段论集　[奥地利] 西格蒙德·弗洛伊德／著　李健鸣　王滨滨／译

责任编辑　　王瑞琪
装帧设计　　薛顾璨
校　　对　　戴小娥
责任印制　　单　莉

原文出版　　S. FISCHER; Second Edition (August 1989)
出版发行　　译林出版社
地　　址　　南京市湖南路 1 号 A 楼
邮　　箱　　yilin@yilin.com
网　　址　　www.yilin.com
市场热线　　025-86633278
排　　版　　南京展望文化发展有限公司
印　　刷　　南京新世纪联盟印务有限公司
开　　本　　880 毫米 ×1320 毫米　1/32
印　　张　　9.875
插　　页　　2
版　　次　　2021 年 6 月第 1 版
印　　次　　2021 年 6 月第 1 次印刷
书　　号　　ISBN 978-7-5447-8578-5
定　　价　　52.00 元

德文版编者说明

　　《治疗手段论集》汇集了西格蒙德·弗洛伊德关于治疗技术和治疗理论的篇目，可供精神分析领域——社会学、政治学、社会心理学、教育学等专业的学生、学者以及对心理学、医学感兴趣的读者阅读。为了增强可读性，也为了响应大众更全面地了解弗洛伊德理论的诉求，本书按照不同主题，收录了弗洛伊德发表的二十篇作品。同时，为了给读者一个尽可能全面的概述，我们决定保留完整的文本，编排整理后首次出版。

　　本书使用的文本出自弗洛伊德在世时出版的德文版全集（最终版），即首先在伦敦出版的《弗洛伊德作品集》（*Gesammelte Werke*），其中大部分文章出自维也纳的影印本。部分经过编辑的篇目出自詹姆斯·斯特雷奇（James Strachey）主编的《弗洛伊德心理学著作全集（标准版）》（*Standard Edition of the Complete Psychological Works of Sigmund Freud*）。出处不明的文章和重复内容已删除。此外，本书正文和注释提及弗洛伊德的其他作品如《梦的解析》，可配套阅读。

亚历山大·米切利希　等

中译本前言

心灵的激情

在高中的时候，我曾是一个沉迷于数理化竞赛的纯粹理科生，直到我有一天读了美国传记作家欧文·斯通写的关于弗洛伊德的传记《心灵的激情》。我突然发现，与数学的优美、宇宙的无垠以及生命演化相比，对"我是谁"的扣问才是我们探寻事物本源的最原始动力。于是我选择偏文科的心理学作为我毕生的专业。

待我到了北京大学心理学系，兴冲冲地与老师谈起弗洛伊德，得到的反应却是异常的冷淡，"弗洛伊德不是心理学家"，"弗洛伊德的理论只是来自他的猜想，并没有科学的证据"，"弗洛伊德的理论已经过时了"，等等。

弗洛伊德的理论真的过时了么？

1900年，弗洛伊德发表了他的第一部著作《梦的解析》。弗洛伊德对这本后来成为精神分析学派"圣经"的著作寄予了厚望——在书的扉页，他写道"假如我不能上撼天堂，我将下震地狱"。但是，《梦的解析》首次印刷仅仅600本；在出版后的十年间，只售出了351本。

在如此惨淡的销量的背后，是人类对感性的恐惧与压抑。

早在公元前7世纪，古希腊人每年都会举行酒神节的庆典，以表达对酒神狄俄尼索斯的敬意。酒神狄俄尼索斯是狂欢之神，凡他所到之处，便教人如何种植葡萄和酿造葡萄酒，并把美酒、狂欢和放纵带给世人。显然酒神狄俄尼索斯的感性行为，与文明社会的秩序格格不入，于是古希腊人又创造出了理性的守护神：日神阿波罗。日神阿波罗端庄宁静，闪烁着智慧和理性的光芒。他用几何代替了葡萄酒，用精神的思辨代替了肉体的沉醉。

　　本来，从动物演化而来的人类自然遗留了动物的兽性——自由自在，精力和欲望随时都可以像火山一样喷发。但是，当人类聚集在一起，建立部落城邦之后，秩序便是维系人类文明的基石。因此，人类开始用后天的道德和法律来约束自己先天的兽性。慢慢的，以理性为核心的日神精神逐渐占据上风，并在康德的宣言——"有两样东西，愈是经常和持久地思考它们，对它们日久弥新和不断增长之魅力以及崇敬之情就愈加充实着心灵：我头顶的星空，和我心中的道德律"——达到理性的巅峰。

　　但是，弗洛伊德发现，寻欢作乐的酒神精神并没有消失，它只是在理性的压抑之下，深深地隐藏了起来。弗洛伊德把意识比作一盏探照灯，照亮的地方，是我们能感知的地方，是道德、理想和高贵的灵魂栖息之地；而探照灯照不到的黑暗之处，则是感性的栖息之地。这个地方，弗洛伊德称之为潜意识。潜在水面之下，潜伏于黑暗之中。

　　隐藏在黑暗之中的潜意识并不甘于被理性所压抑，而梦，是它试图与我们的对话。弗洛伊德说，在隐秘的梦境里的所见所感，以及眼泪、痛苦和欢乐，都是充满意义的——它是备受理性压抑的感性的呐喊，是另外一个与我们息息相关、血肉相连的自我。但是，我们却忽略它；当我们不能忽略它时，我们就压抑它；当我们不能压抑它时，我们就开始质疑自我，甚至贬低自我、攻击自我，精神疾病由此产生。

人类经过几千年发展，物质累积之丰厚、生存条件之优渥，远胜当年的古希腊。但是，我们并不快乐。不能输在起步线上的孩子，徘徊在课外补习班的青少年，艰苦逐利的打工人，以及缺乏安全感的孤独老人。生存条件的优劣、贫穷与富有，在我们心中永远是一个相对概念。于是，在历史时间轴上的每一个时间点，人人都不满足，充满惶恐，只好艰难向前，永不停息。所以只敢在睡梦中，当意识与理性的监控减弱，那些在白天遭受压抑和排斥的无意识愿望才能复活，获得假装的满足。

弗洛伊德说，其实这完全没有必要。

诗人西蒙尼德曾感慨到："人的生活如果没有性欲带来的欢乐，那还有什么光彩，没有这种快乐，是否连众神的生活都不会令人敬慕了呢。"弗洛伊德更是坦然宣称性是人的自然属性，并用力比多一词，将性欲拓展为生本能——它是与人类的各种本能需要的一切：活力、爱情、好奇、开放、征服。而这正是酒神节上古希腊人试图展示的青春的美好，快乐的迷人。

古希腊哲学家普罗泰戈拉说："人类处于神与禽兽之间，时而倾向一类，时而倾向另一类；有些人日益神圣，有些人变成野兽，而生活中的大部分人保持中庸"。理性与感性握手言和，中庸即美。在《治疗手段论集》中，弗洛伊德详细阐述了如何让压抑的感性得以宣泄，从而与理性握手言和，水乳交融。时至今日，仍有非常大的启发意义。

事实上，弗洛伊德理论从来没有过时。他开创的精神动力学仍然是现代心理治疗的主要流派之一；他在《达·芬奇与他童年的记忆》里描述的将苦难转化为成长的"升华"，是现代积极心理学的根基。此外，他的影响不仅仅限于心理学界，他的解放被压抑的潜意识的呼唤在西方思想界引起了广泛的回响，几乎在每一个西方人文社会科学的领域都留下了自己的烙印。在西方现代哲学领域，它是法兰克福学派等许多非理性主义哲学思想的起源；在美学领域，它是超现实主义、自然主义和抽象主义的理论基础。西方学者更把弗洛伊德誉为"心灵的哥伦布"、"心理世界的牛顿"，甚至认为在21世纪的人文社会科学领域里发挥作用最大的将是马克思主义和弗洛依德主义。

弗洛伊德的伟大之处，是在于他让我们第一次直视我们内心的黑暗，聆听感性的倾诉。他像在茫茫大海中的灯塔，划开了我们在过去几千年来一直在回避的一个事实：在我们平静的人性之下，暗流涌动、瞬息万变。动机与欲望、冲突与困惑，才构成了我们真正的人性。

我是谁？弗洛伊德说，答案就在这一片黑暗之中。

刘　嘉
清华大学基础科学讲席教授
清华大学心理学系教授

目　录

一、心理治疗（心灵治疗）（1890）

心理是一个希腊词，在德语中被翻译成心灵。所以心理治疗也就是心灵治疗。也许有人会认为，可以把这理解为是治疗心灵生活的病症。但这不是这个词的意义。心理治疗包含的内容更多：从心灵出发进行治疗，利用那些首先能直接影响人的心灵的手段，治疗心灵或身体上出现的混乱。

这样的一个手段首先就是语言，语言也是心灵治疗的基本工具。外行也许很难理解，怎么仅仅通过医生的言语就能消除身体和心灵的病症呢？人们会认为，这是有人无端地要求他们去相信魔力。这么说也没有什么错，我们每天说的话实际上就是褪去光泽的魔力。但我们有必要通过一段弯路来说明，科学是如何着手让语言重新获得原来的一部分魔力。

那些学术渊博的医生一直到最近才认识到心灵治疗的价值。我们只需想一想医学在19世纪后半段中的发展过程，就能理解这一点。医学在依赖所谓的自然哲学的那个阶段，有相当长的时间没有成果，然后在自然科学可喜的影响下，无论是在科学的层面，还是在技术的层面都获得了最大的进步：证实了有机体是由微小单位（细胞）组成的，从生理和化学上认识了各个生命器官（的作用），区分了可以看到的和可以把握的人体的变化，这些变化也就是不同生病过程的后果。此外也找到了迹象，这些迹象暴露了活着的人身上发生的深层疾病的过程。另外也发现了很大数量的活跃的病原体，并借助新获得的认识大大减轻了高难度手术的危险性。所有这些进步和发现都与人的身体有关，正因为这种并不正确却又容易理解的结论，人们就会认为：医生应该把他们的兴趣局限于人的身体，而把人的心灵问题让给被他们轻视的哲学家。

尽管现代医学确实有理由去研究身体和心灵之间存在的不可否认的相互关系，但医学不会放过任何机会，把心灵的东西看作是由身体决定并依赖于身体的东西。它会强调，精神活动同一个发育正常、有足够养料的大脑的存在联系在一起，如果大脑这个器官病了，精神活动就会陷入混乱：例如，把一些有毒物质引入血液循环，就会产生精神病的一些症状。更小的例子是，熟睡的人的梦会根据刺激发生改变，这些刺激是出于实验的目的，并用在人的身上。

身体和心灵的关系（人和动物都一样）是一种相互作用的关系，但这一关系的另一面，也就是心灵对身体的影响，过去却得不到医生的青睐。他们似乎不敢承认心灵生活有一定的独立自主性，似乎他们这么做的话，就会离开科学的根基。

医学偏重身体的做法在过去的十五年逐渐有了变化，这种变化直接出自医生的实践。因为有一大批饱受疾病折磨的轻病人和重病人对医生的技能提出很高的要求，但无论在活着的病人身上，还是在死去的病人身上都找不到可以看到和掌握的疾病症状，尽管科学医学的检查方法有了许多进步。有一组病人由于其丰富多样的病状特别引人注目。他们因为头痛或不能集中注意力，而无法进行脑力劳动。他们在看书的时候眼睛会痛，走路的时候脚会无力、会隐隐作痛或麻木，他们的消化系统由于不舒服的感觉、反胃或胃痉挛而混乱，只有使用了辅助手段才能大便,睡不着觉,等等。他们可以同时或先后有这些症状,或者有一部分这样的症状。很明显,所有的人得的是同一种病。但病的症状有多变的特点,而且这些症状互为替换和补充。某个病人先前是因为头痛不能工作,但消化的情况非常好。但他第二天突然脑袋特别清醒,却从那天起,无法消化大多数的食品。还有就是,如果生活状况发生了比较深入的变化时,他的痛苦症状就会突然消失。在旅行途中,他会感觉到非常舒服,而且可以吃不同的食品,也不会出现什么问题,但一回到家,也许他又只能喝酸奶了。在部分这类病人身上,不适的情况(疼痛或像瘫痪那样的虚弱)可以从身体的一面转移到另一面,例如从右面跳到左面。但在所有的病人身上,都可以观察到,这些痛苦的症状很明显都受到激动、情绪波动、担忧等等的影响,还有就是这些症状会突然消失,身体会恢复健康,而且尽管症状存在的时间并不短,却不留下任何痕迹。

医学研究终于发现,不能把这些病人看作是患胃疾或患眼疾的人,而是这些病人的整个神经系统出现了问题。但是迄今为止,对这样的病人的大脑和神经系统进行的检查并没有发现有什么变化,病状的某些特点甚至无法让人产生继续检查的期望,即通过更精确的检查手段证明这些变化,而这些变化就能说明疾病的原因。人们把这些状态称为神经质(神经衰弱、癔病),并把它们纯粹看作是神经系统"功能性"的病痛。此外,在许多长期患有这类神经病痛以及只有心灵病痛(所谓的强迫想法、疯狂想法和发疯)的病人身上,就是对大脑进行深入的检查(在病人死后),也发现不了问题。

这样医生面临的任务就是,要在这些患有神经症疾病和神经官能症的病人身上调查这些病的本质和根源。然后他们就发现,至少在一部分病人身上,痛苦的起因只是心灵生活的变化对身体造成的影响，也就是说要从病人的心灵生活那里找到直接原因。至于哪些又是引起心灵混乱的更深原因，这种心灵混乱又会对身体产生什么影响，这是另外一个问题，这里先不予考虑。但是医学找到了出发点，就是要对过去被忽视的心灵和身体的相互作用予以充分的重视。

我们只有研究了病态的东西，才能明白什么是正常的状况。心灵对身体影响的很多方面，人们从来都是知道的，但一直到今天才被引入正确的认识轨道。所谓"情绪波动的表现"就是一个最平常的、定期出现的，以及在每个人身上都能观测到的心灵对身体影响的例子。一个人几乎所有的心灵状况都表现在他脸部肌肉的紧张或萎缩状态，表现在眼睛的神态、皮肤充血的程度、嗓音器官以及四肢的姿态，特别是手的姿态。身体上的这些变化在大多数情况下对人没有用处，相反，如果有人要掩盖自己心灵时，这些变化只会妨碍他的意图。但对其他人来说，这些变化是可靠的迹象，可以让人们推断到他的心灵活动。而且人们更相信这些迹象，而不是通过语言表达的托词。如果我们可以对人的某些心灵活动进行认真检查的话，就可以找到身体其他部位的变化，例如心脏活动的变化和身体内血液分布的变化等等。

在某些被人们称为"情绪"的心灵状态中，身体的参与是如此明显和巨大，以至于一些研究者甚至认为，情绪的本质仅仅存在于其身体的表现上。众所周知，在恐惧、愤怒、心灵伤痛、性交快乐的影响下，人的脸部表情、血液循环、排泄物和所有肌肉的活动都会有特别的变化。还有一些情绪对身体的影响鲜为人知，但已经被完全确定，这些现象不再属于上面提到的范围。令人难堪的情绪，或正如人们所说的具有"抑郁"本质的持久情绪状态，如苦闷、担忧和悲伤会降低一个人身体的营养状况，会造成头发褪色、脂肪消失、血管变形。反之,在所谓的快乐和幸福的情绪影响下,可以看到全身都焕然一新,并增添了青春的迹象。显然,强烈情绪同抵抗传染病的能力也有关系,有一个很好的例子能说明这一点:医生发现,打败仗的军队要比打胜仗的军队更容易出现军营传染病和痢疾。情绪,特别是几乎所有的抑郁情绪本身也常常会成为疾病的诱因,这些疾病既是神经系统的疾病(所引起的人体结构的变化是可以证明的)同时也是其他器官的疾病,但我们必须知道,病人在这以前就有生这种病的潜因,只是没有发作罢了。

突如其来的情绪对已经形成的病态也会产生很大的影响,特别是负面的影响。但也不乏这样的例子,即强烈的恐惧、突如其来的悲伤通过有机体的特别变化,能对已经被证实的疾病的治疗起积极的作用,甚至消除病灶。毫无疑问,抑郁的情绪能大大缩短生命,而巨大的恐惧、致命的"侮辱"或羞辱能结束生命。不过奇怪的是,意想不到的快乐也能导致这一结果。

狭义上的情绪,其特点同身体变化有一种特殊关系。但严格来说,所有的心灵状态,包括我们习惯称为的"思维过程"在某种程度上也是"情绪性"的,而且所有的状态都不缺乏身体的表现并有能力改变身体运行的过程。即使在想象中进行平静思索的时候,根据想象的内容,也不断地会有激动的情绪被导向平坦和有条纹的肌肉上去,这些肌肉的活动可以通过一定的加强手段清楚地显示出来,同时这也能说明一些非常引人注目的所谓"超自然"现象。例如,肌肉细微和无意识的活动就能解释所谓的"猜想法"现象,这些肌肉活动是我们与之进行试验的"媒介"提供的,例如我们可以让这一媒介左右我们,从而就能找到一个被藏起来的目标。当然整个现象更应该被称为"暴露想法"。

意志和集中注意力的过程同样也能对身体的过程产生很深的影响，在身体生病的情况下，能在加重或减弱病情方面起很大的作用。一位伟大的英国医生在谈到自己的时候说，当他把注意力完全集中在身体的某个部位时，他就能在这个部位唤起很多感觉和疼痛。看起来大多数的人和他的做法是一样的。人们一般都把疼痛看作是身体上出现的现象，但在判断疼痛时，必须要重视疼痛依赖心灵条件这一点。那些喜欢把心灵影响总结为"幻觉"的外行，总是不重视"幻觉"造成的疼痛，而更看重由于受伤、疾病或发炎造成的疼痛。但这么做显然是不对的。不管疼痛的原因是什么，哪怕疼痛是通过"幻觉"产生的，疼痛本身不会因此而不存在或减弱。

正如集中注意力会造成或加重疼痛，那么转移注意力的时候，疼痛就会消失。我们在每个孩子身上都会有这种减轻疼痛的经验。已经成人的武士在争斗得最热火朝天的时候，会感觉不到伤口的疼痛。殉教者由于强烈的宗教感，当他把所有的思想和赞美都投向召唤他的上天时，也许会感受不到蒙难时的疼痛。意志对身体疾病过程的影响不太容易通过例子来加以证明，但有一点是肯定的，那就是对于健康的渴望或想去死的意志对重病和疑难病症的治疗都不是不起作用的。

最能引起我们兴趣的是心灵的期待状态，通过期待可以激发一系列最有效的心灵力量，从而对身体的发病和治愈产生影响。充满焦虑的期待对治愈来说肯定不是无足轻重的因素。如果能证实，焦虑的期待正如我们所预测的，能对疾病的生成起很大的作用，或者去证实以下的猜测，即在发生瘟疫的时候，那些害怕得病的人最容易生病，如果能做到这点，真的是太重要了。相反的状态，也就是充满希望和宗教性的期待，是一种有效的力量，严格地说我们在所有的治疗方法中都能看到这种期待，否则就无法解释我们在使用药物和手术中观察到的独特效果。最易看得到的是宗教期待在所谓的奇迹治愈方面的影响，直到今天，这样的奇迹治愈在没有使用医术的情况下仍能出现在我们眼前。真正的奇迹治愈是因为大的宗教活动对信仰者的影响，这些活动会提高宗教感，也就是说这些奇迹往往会出现在例如纪念创造奇迹的、有慈悲宽容之心的形象的活动上，或者是一个神圣的，如天主的形象出现在人群前，这一形象是为了报答人们对他的虔诚，承诺要减轻他们的痛苦，或者是出现在保留圣人遗物的地方。光靠个人宗教期待来排除病症似乎不那么容易，因为在出现奇迹的地方，大多数的情况是举办的活动起到很大的作用。人们在寻求神的宽恕的年代，其特点是必须存在特殊关系：病人加在自己身体上的劳累，进行朝拜时的辛苦和牺牲精神都使他有资格受到宽恕。

简单地否认宗教能产生这样的奇迹，并把这样的说法归结为宗教欺骗和不准确的观察，这么做很容易，却是不对的。尽管这种解释也常常有对的时候，但它并不能完全排除奇迹这一事实。奇迹确实是出现的，在任何时候都发生过，不仅涉及心灵痛苦（这种痛苦的根源在于"幻觉"，而朝圣途中发生的情况就会对这一"幻觉"产生特别影响），而且也涉及医术的努力已经无法治疗的"器官上"的疾病。

但为了说明奇迹治愈的现象，没有必要在心灵力量之外，再去找其他的原因。对我们的认识来说也许是无法理解的效果，在这样的条件下也不会出现。一切都进行得非常自然。宗教的力量在这种情况下的确是通过多种真正的人的内驱力得到提升。个人虔诚的信仰通过集体的激动而得到提高，个人一般来说都是跟随众人接近朝圣地。通过这样的集体效应，个人的心灵活动会无限扩大。单个的人在慈悲之地寻找治愈的地方，也是名声和声誉取代集体影响的地方，所以也是集体的力量起作用。这样的影响还能通过另一条途径出现。大家都知道，神的宽恕只会落在许多求助人中的几个，所以每个人都希望自己是被神所喜爱和选中的人之一。每个人身上隐藏的这种野心加强了虔诚的信仰。在许多强力汇合的地方，如果偶尔会出现实现奇迹的目标，也是不足为奇的。

就是不信宗教的人也没有必要放弃奇迹治愈。声望和集体力量会完全取代他们的宗教信仰，任何时候都会出现时髦的治疗方法和医生，这些方法和医生特别能控制上流社会。在这样的社会，最强的心灵内驱力就是：要努力地超过别人，要向最上流的人看齐。这样的时髦治疗法产生的效果并不是本身的力量所致，时髦医生往往是作为一个杰出人物的帮手而被众人所知的，他使用的手法产生的效果要远远大于其他医生使用同样手段的效果。所以不仅有神的奇迹，也有人创造的奇迹。只是这些靠时髦和模仿而获得名声的人很快就会不起作用，这一点与他们职责的本质是相符的。

人们对医学缺陷的不满是可以理解的，也许还有对科学思考的强迫性表示内心的拒绝（这种强迫性让人们看到大自然的无情），这两者在过去的任何时候，以及现在又重新为人和手段的治愈能力制造了一个奇怪的条件。宗教期待只有在下列情况下才能产生，那就是如果帮助者不是医生，并自豪地声称自己并不了解医学治疗的科学基础。还有就是如果使用的手段并没有经过认真的检验，而只是受到民间的推崇。所以就会出现无数的自然治疗法和自然治疗师，就是在今天，这些方法和人都是医生的竞争者，但我们至少可以肯定一点，那就是这些人和手段对病人的影响常常会更不利。如果说，我们有理由谴责病人宗教式的期待，但同样我们也不能忘恩负义到忘记宗教期待产生的力量一直在不断地帮助医学治疗。很可能医生采取的每一种手段、每一个手术的效果是由两部分组成的。病人的心灵状态是一部分，这一部分所起的作用时大时小，但决不容忽视。病人用宗教期待来迎合医生所采取的措施，这种宗教期待一方面取决于病人自己寻求痊愈的努力有多大，另一方面取决于他自己的信念：那就是他采取的步骤是正确的，也就是说他尊重医术，此外也取决于他对医生本人力量的尊重，甚至取决于医生唤起的他的好感。有一些医生赢得病人信赖的力量要远远高于同行，常常病人看见医生走进自己的房间，就已经感到轻松许多。

医生从来就是进行心灵治疗的，只是过去比现在更深入罢了。如果我们把心灵治疗理解为要努力地唤起病人对治疗最有利的心灵状态和条件的话，那么这种医疗形式就是历史上最古老的形式。对古老民族来说，他们除了心理治疗外几乎没有别的手段，他们也从来不会忽视，通过深入的心灵治疗来加强草药和治疗措施的效果。大家所熟知的运用咒语、洗涤身体的沐浴以及在寺庙过夜时的神谕托梦等等，都是通过人的心灵起治疗作用。医生本人也会有一定的威信，这一威信是直接从神的力量派生出来的，因为治疗在最初的阶段是神职人员的工作。所以无论是在过去，还是在现在，医生都是病人能获得最好心灵状态的主要条件之一。

我们现在也开始理解语言的"魔力"了，语言是一个人要对另外一个人产生影响的最重要的媒介。语言是要让接受的人产生心灵变化的好手段。所以如果我们强调，语言的魔力能消除病症，特别是那些心灵状态造成的病症，听起来就不会令人那么困惑不解了。

所有已被证明是能有效地治愈疾病的心灵影响都具有一种反复无常的特点。情感、意志的倾注、转移注意力、宗教期待，所有这些力量有时能治愈疾病，但在其他的情况下又不能，而我们又无法把不成功的原因归结为疾病的性质。很明显不同心灵状态的人的自负是治愈成功的障碍。自从医生们清楚地认识到心灵状况对治疗疾病的意义以来，他们试图不再让病人自己决定要有什么样的心灵状况，而是用合适的手段有目的地让病人达到最有利的心灵状况。这样的努力开启了现代心灵治疗。

这样就出现了许多治疗方式，有一些是理所当然的，另外一些需要复杂的先决条件后，才能被理解。属于理所当然的情况是，例如，今天的医生已经不是神父或掌握神秘科学，所以并不能诱导病人来欣赏自己，医生只能通过他的人格来赢得病人的信任和一点喜爱。如果一位医生只能在一些病人身上取得这一效果，而其他病人由于其教育程度以及他们的喜爱倾向被另外的医生所吸引，那么这也只是符合合理分配的需求。但自从病人不能自行选择医生后，对病人心灵产生积极影响的一个重要条件就此被消灭了。

医生必然会忽略一系列很有效的心灵手段。医生要么没有权利，要么不敢滥用权利使用这些手段。这一点主要是针对唤起强烈情感的情况，也就是心灵影响身体的最有效的手段。命运常常通过巨大的快乐、满足要求、实现愿望来治愈疾病。而医生在行医范畴之外，仍然是个普通人，所以无法与命运竞赛。为了达到治疗的目的唤起恐惧和焦虑，也许是医生更易做到的事情。但除了对孩子以外，采取这样各有利弊的措施，医生会有顾虑。此外，出于心灵状况对生命的意义，还要排除医生同病人建立一切具有温柔情感的关系。所以看起来，医生改变病人心灵状态的力量从一开始来说就是有限的，以至于有目的地进行心灵治疗与过去的做法相比，并没有优势。

医生可以试图调节病人的意志力和注意力，面对许多病症也有理由这么做。譬如，医生不断要求自认为是瘫痪的病人做一些病人觉得不可能做的运动；或者那些担忧自己得了病，但实际上并没有得病的人，如果他们非要要求进行检查，医生应该拒绝这样的要求，从而就开始了正确的治疗。但仅仅依据这些做法，我们并没有权利把心灵治疗看作一种特殊的治疗方式。反之，医生是通过一条特殊的、无法预见的途径，获得了对病人的心灵状态施加深入影响的可能性（即使这一影响是暂时的），同时可以利用这一影响来治愈疾病。

很长时间以来人们就知道，但直到最近几十年才不被怀疑的是，通过某些温柔的影响可以使人进入一种特殊的心灵状态，这种状态和睡觉很相似，所以被称为催眠。实施催眠的各种方法，猛一看似乎没有什么共同点。催眠的方法很多：可以把一个发光的物体一动不动地放在一个人的眼前，让他看几分钟，从而让他进入催眠状态；也可以把一个怀表放在一个人的耳朵旁几分钟；还可以用自己张开的手近距离地抚摸实验人员的腿和四肢；同样也可以通过用平静和肯定的语调对催眠对象说，现在他正进入催眠状态以及讲述这一状态的特点，也就是通过语言达到催眠的目的。也可以同时使用以上两个方法。可以让催眠对象坐下来，把一个手指放在他的眼前，让他呆呆地看着手指，然后对他说："你感觉累了，你的眼睛闭上了，你无法睁开眼睛。你的四肢很重，它们都动不了了。你睡着了。"但人们发现，所有这些方法都有一个共同点，那就是抓住注意力。最初提到的几个方法是通过很弱和均匀的感官刺激使注意力出现疲劳状态。仅仅通过说话也能达到其他方法的效果，但这一过程还没有得到满意的说明。有经验的催眠师表示，用这样的方式能使百分之八十以上的试验人员身上产生很明显的催眠现象。但是没有迹象表明，在催眠以前就能确认，哪些人是可以催眠的,哪些人则不能。病症绝不是催眠的条件,正常人是特别容易进入催眠状态的,而患有神经症的人中有一部分很难进入催眠状态,得精神病的人甚至拒绝被催眠。催眠状态也分好几级:在最低的一级,被催眠者只感到像是上了点麻醉;最高一级则有很奇怪的特点,被称为梦游状态,与生活中出现的自然梦游很相似。但催眠并不是我们每天晚上的睡觉,也不是吃了安眠药后的睡眠状态。在催眠中会出现变化,心灵活动会出现在催眠中,而这些在正常的睡眠中是没有的。

催眠的某些现象,例如肌肉活动的变化只有科研的价值。但催眠最有意义的一点,对我们来说也是最重要的迹象,就是被催眠的人对待他的催眠师的态度。被催眠的人在催眠过程中,对外部世界的态度就像一个睡熟的人,也就是其感官与外部世界没有关系,但他面对使他进入催眠状态的人是清醒的,他只听得到这个人说话,只看得到这个人,懂他的意思,并给予回答。我们把这一现象称为是催眠术中被催眠者和催眠者的精神感应。有些人睡觉的方式,例如给孩子喂奶的母亲,与这有相似之处。这一引人注目的现象能让我们理解被催眠者与催眠者之间的关系。

尽管如此,被催眠者的世界完全局限于催眠者身上并不是催眠的唯一特点。另一个特点是,被催眠者完全服从催眠者,听从并相信他,在特别深的催眠状态中几乎是没有限制的服从。在服从和信任的过程中,表现了催眠状态的本质,那就是催眠的时候,心灵生活对身体的影响会得到特别的提高。如果催眠者说:“您动不了您的手臂。”被催眠者的手臂就会垂下来,而且完全动不了。被催眠者很明显试图使用所有的力量来动手臂,但就是动不了。而当催眠者说:“您的手臂自动动了起来,您无法阻止。”手臂就动了起来,我们还可以看到,被催眠者努力地想让手臂不动。催眠者通过语言给予被催眠者想象,从而在被催眠者身上唤起了心灵—身体态度,这一态度完全符合催眠者劝诫的内容。这里一方面表现了听从,另一方面则是念头对身体产生更大的影响。语言在这里真的重新变成了魔力。

同样的事情也会发生在感官的体验上。催眠者说:"您看到一条蛇,闻到一朵玫瑰花,听到最美的音乐。"被催眠者就会按照劝诫所要求的那样看到、闻到和听到。那么我们怎么才能知道,被催眠者真的有这些感官体验呢?有人也许会说,这是他故意装出来的。但的确没有理由去怀疑这点,因为被催眠者的行为确实让人觉得他有这些感官体验,被催眠者也表现了所有与此有关的情感,而且在一定的情况下,在结束催眠状态以后,还能讲述他幻想出来的感官体验和经历。然后我们就发现,他看到了、听到了,就像我们在梦里看到和听到的那样,也就是说他产生了幻觉。很明显,他太相信催眠者了,以至于当催眠者告诉他看到蛇,他就必然会看到。这种信念对身体的影响如此之大,以至于他确实看到了蛇,就像有时在没有被催眠的人身上发生的事情一样。

顺便要提一下的是,被催眠者对催眠者的信赖,在现实生活中只有表现在孩子对他所爱的父母身上。而这种把自己的心灵生活服从于另外一个人的心灵的态度,只有在一些充满男女情爱的关系中可以看到这种极珍贵的情况。独自欣赏对方和信仰宗教般地服从,这两者的结合本来就是爱的标志。

此外,必须说几句有关催眠状态的话。上面提到的会产生魔力般效果的催眠者的话,被我们称作暗示。人们已经习惯了把这个概念仅仅用来表达一个达到类似效果的企图。被催眠者所有的心灵活动,如运动和感觉都服从暗示,而他自己不需要做任何事。我们可以把这种催眠式的服从用于一些特别奇怪的试验,这些试验可以让人们了解心灵活动,并让旁观者坚定不移地相信心灵对身体的无法预料的威力。被催眠者能按照要求看到并不存在的东西,同样也可以禁止他看到存在的东西以及刺激他感官的东西,例如一个特定的人(所谓的负面幻觉)。这个人无法通过任何刺激让被催眠者看到,被催眠者对待这个人犹如对待空气。我们可以暗示被催眠者,从催眠中醒过来以后一段时间才做某种行为(后催眠暗示),被催眠者会遵守时间,在清醒的状态下完成被暗示的行为,却无法解释自己为什么这么做。如果有人问他为什么现在做了这个行为,他要么会说,是一种他无法抗拒的说不清的力量促使他这么做,或者就是找到一个半真半假的理由,而真正的理由,也就是对他的暗示,他完全想不起来。

催眠者说一句具有威力的"现在您醒来",就能使被催眠者轻而易举地从催眠状态中醒来。在经历过最深的催眠状态后,被催眠者会回忆不起催眠过程中在催眠师的影响下所发生的一切。这一段的心灵活动是同其他的心灵活动分隔的。其他一些被催眠者有一种梦般的记忆,另外一些人尽管能回忆起所有的一切,但他们会说,他们是处于一种心灵的强迫状态,他们无法抗拒这一状态。

不能轻视催眠这一实践给医生和心灵研究者带来的科学上的成果。但现在为了评价这些新认识的实际意义,人们想让医生来取代催眠师的位置,让病人来取代被催眠者的位置。看起来催眠的作用不就是为了满足想当"心灵医生"的人的所有要求吗?催眠赋予了医生一种权威,很可能从来没有一个神父或神仙拥有过这样的权威,这一权威把被催眠者的所有兴趣都引到医生身上。这一权威取消了病人控制心灵生活的专横性,我们认识到这种专横性会随意阻碍病人表达心灵对身体的影响。

而这一专横性本身就增加了心灵对身体的控制,平时,只有在最强烈的情绪影响下才能观察到这一专横性。正因为存在着在催眠中向病人提出要求,让病人在后来的正常状态才完成这一要求(后催眠暗示)的可能性,从而使医生获得手段,能够在催眠过程中使用他的权威,改善清醒状态下的病人。这样就出现了通过心灵治疗疾病方式的简单模式。医生让病人进入催眠状态,根据他的情况给予他一定的暗示,告诉他没有病,告诉他当他从痛苦的症状中醒来后什么也感受不到,然后再唤醒他。之后医生便期待着通过暗示完成了自己的任务。如果一次催眠达不到目的,可以重复所需的次数。

对医生和病人来说,使用这么一个具有诱惑力的方法,只有一个顾虑。那就是对病人施行催眠后,其治疗作用会不会因为另外一个部位的缺陷而抵消,例如被催眠者的心灵生活出现一种长期的混乱或减弱。但迄今为止的经验已经排除了这一顾虑。一次催眠肯定是无害的,就是经常重复的催眠也是无害的。需要强调一点,在必须重复催眠的时候,会出现病人习惯性催眠的状况以及依赖施行催眠的医生的情况,而这些都不属于这一治疗方法所要达到的目的。

这么看来,催眠治疗确实是扩大了医生的治疗范围,也意味着治疗医术的进步。我们可以给每个遭受痛苦的人建议:相信催眠治疗,当然条件是由一个熟悉催眠并值得让人信赖的医生来完成催眠。但我们应该用另外一个方式,而不是以现在最常见的方式来进行催眠。通常的情况是,当其他的治疗手段不起作用,病人已经丧失信心和勇气的时候,才会使用催眠手段。这时,病人就要离开不会催眠或不做催眠的家庭医生,而投靠一个陌生的医生,这个医生一般来说只做催眠,也只会催眠。这两种情况对病人来说都是不利的。所以家庭医生应该熟悉催眠治疗，而且如果认为自己的病人可以做催眠治疗的话，一开始就应该对他施行这一治疗。催眠治疗有效果时，应该把催眠治疗同等于其他治疗手法，而不应该把催眠手法看作最后的救命稻草，更不能把催眠手法看作从科学到江湖郎中的堕落。催眠治疗法不仅适用于所有的神经症症状，以及由"幻想"造成的混乱，适用于戒掉所有病态的上瘾（酒瘾、吗啡瘾，性交方面的混乱），也适用于治疗器官的疾病，包括有炎症的疾病。在遇到器官疾病的时候，当引起病人痛苦的基本症状长期存在时，医生通过催眠可能消除让病人感觉痛苦的症状，例如疼痛，无法运动，等等。选择什么样的病人进行催眠治疗完全取决于医生。

现在到了消除下列印象的时候了：似乎有了催眠这个手段，对医生来说就开始了能进行奇迹治疗的舒服阶段了。其实还要考虑许多其他的情况，这些情况会让我们大大降低对催眠法的期待，并把在病人身上唤起的希望引向适当的程度。特别重要的是，已经证明一个基本先决条件是站不住脚的：那就是通过催眠，能成功地让病人失去其心灵态度的专横性。事实是，病人会继续保留这种专横性，病人反对进行催眠治疗的企图就证明了这一点。我们上面提到了，大约有百分之八十的人可以被催眠，这一数字之所以如此之高，是因为我们把哪怕只取得一点效果的病人都算在里面。我们在描述时作为模板的那种深度催眠，也就是病人完全服从的状况实际上很少见，反正不是人们所希望的那么多。但另一个事实又可以减弱这一看法，那就是催眠的深度和对暗示的服从并不是同步出现的，所以在轻度催眠的情况下，也能看到暗示的好效果。还有就是，如果有人想当然地把催眠中的服从看作更为本质的东西的话，我们就必须承认，每个人的特点都表现在他只能在一定程度上受到服从的影响，并停留在这一影响中。也就是说，每个人对催眠的适应程度是不一样的。如果能够成功地找到手段，这些手段能使人们经历催眠状态的各个层次，并达到全面的催眠，就会取消病人自己的特有方式，并达到心灵治疗最理想的状态。但迄今为止在这方面没有进步，现在对暗示的服从程度仍然更多地取决于病人，而不是医生，也就是说完全是依照病人的喜好所定。

还有另外一个更为重要的观点。当人们在描写催眠状态中暗示达到的最大的奇特效果的时候，人们常常会忘记，如同所有心灵效果一样，这里也涉及大小和强度的关系。如果我们让一个完全健康的人进入深度催眠状态，并让他咬一个土豆，却告诉他是个梨；或者告诉他，他看到了一个熟人，他必须问候这个熟人，那么被催眠者很容易完全服从，因为不存在会反对暗示的重要原因。但在其他人身上，情况会不同。例如，让一个平时非常羞涩的姑娘脱掉衣服，或者让一个诚实的人去偷一件贵重的东西占为己有，就会遇到阻力，这一阻力能发展到拒绝服从暗示的程度。从中我们可以学到，在最好的催眠中，暗示也不可能有无限的权力，而只具有一定的权力。被催眠的人会做出小小的牺牲，却保留大的牺牲，犹如生活中那样。但如果我们是同病人打交道，并通过暗示使劲地让他放弃疾病，我们就会发现，这对他来说是一个大牺牲，而不是小牺牲。暗示的力量虽然会同造成疾病现象的力量比试，并抓住这股力量，但是经验告诉我们，造成疾病的力量不同于暗示的影响，是来自另外一个系统。同一个病人在医生给予的（不会让他讨厌的）梦境状态中，能表现出完全的服从，但会完全反对暗示，例如暗示他要放弃自己想象出来的瘫痪状态。在实践中，我们还会发现，恰恰大多数的神经症患者是很难被催眠的，所以不是所有的暗示影响，而只是其中的一部分可以与造成心灵疾病的强大力量抗衡。

这就是说，暗示不是从一开始就能保证战胜疾病，即使成功地进行了催眠，甚至深度催眠。仍然需要一番斗争，斗争的结果也常常是不确定的。所以面对那些心灵上严重的混乱想象，一次催眠不会达到什么效果。但如果重复催眠，就不会产生奇迹效果，而病人有可能就期待那种奇迹效果。我们得出的结论是：通过重复的催眠，一开始不够好的效果会越来越好，直到达到一个满意的结果。但这样的一种催眠治疗如同别的治疗一样，非常吃力并需要很多时间。

　　同引起疾病的力量相比，暗示力量比较弱的现象还表现在另一个方面，那就是暗示尽管能消除疾病的现象，但仅仅只是在一段很短的时间内。这段时间结束后，痛苦的症状又出现了，又必须通过新的催眠和暗示来消除。如果这一过程重复多次，就会使病人和医生失去耐心，并放弃催眠治疗。而且在这种情况下，也容易出现病人对医生的依赖和病人对催眠的上瘾。

　　如果让病人了解催眠治疗的缺陷，并知道自己可能会对治疗产生失望，这么做会很好。催眠暗示的治疗力量确实是存在的，不需要过分赞美暗示的作用。但从另一个角度来看，那些本期待催眠治疗可以产生更多的效果，却感到失望的医生努力地去寻找更有作用或更有把握的治疗方法，他们这么做也是可以理解的。我们可以充分地期待，有明确目标的现代心灵治疗会让许多古老的治疗方法复活，并会给医生更有力的武器去抵抗疾病。对心灵生活的了解一开始是基于催眠的经验，而更深的了解一定会带来新的治疗手段和途径。

二、论癔病的心理治疗

　　我们在"暂时说明"一文中提到了,在研究癔病症状发病原因时,我们还发现了一个在我们看来很有实用价值的治疗方法。"我们发现(一开始当然也令我们非常吃惊),如果我们能成功地完全唤起病人对导致生病事件的记忆,同时也唤起当时的情感,再加上病人又能尽量详细地描述那个事件,并用语言来表达那一情感的话,癔病的各种症状会马上消失,而且不会再出现。"

　　此外,我们还试图搞清楚,我们的心理治疗方法是通过什么样的方式产生效果的。这一方法就是:让言语来表达当年被卡住的情感,并让这些言语进行联想修正,从而就会消除当年没有被发泄的想象的作用力。这一方法通过让当年的这一想象进入正常的意识(在轻度的催眠中)或通过医生的暗示消除这一想象,就如在梦游状态中出现的遗忘症的情况一样。

　　我现在要试图说明,这一方法能起多大作用,它在哪些方面比别的方法更有效,这一方法的技巧和困难是什么。尽管有关这一方法本质的内容已经出现在上面的病案中,但我仍然不能避免,在这篇文章中重复我的看法。

1

　　从我自己的角度出发,我可以说,我是坚持"暂时说明"一文的内容的。但我必须承认,在文章发表后的几年(我一直没有停止过对文章中所提到的那些问题的研究)又出现了新的观点,其结果就是要对当时的事实材料进行部分的整合和理解。如果试图让我尊敬的好友布劳尔来承担这一变化的责任,那就太不对了。所以我主要是以我自己的名义发表下面的观点。

当我试图在一系列病人身上使用布劳尔的治疗癔病症状的方法,也就是在催眠中使用询问和镇静的方法时,我遇到了两个困难。在解决这两个困难的过程中,我发现要部分地改变技巧和观点。(1)不是所有有癔病症状的人都是可以催眠的,这些人毫无疑问都有癔病症状,并且极有可能都拥有同一个心理机制。(2)我必须对下列问题表明我的态度,即什么是癔病的特点,癔病同其他神经症的区别是什么。

我准备在后面再谈我是如何克服第一个困难的,并从中学到了什么。我首先要谈的是,我在每天的治疗工作中如何对待第二个问题。在没有对病人做彻底的分析,也就是使用布劳尔的分析以前,是很难确诊神经症的。但决定治疗的结论和方式又必须是在完全了解病人的情况以前做出,所以我只能在所有暂时确诊为癔病的病人身上使用发泄方法,这些病人身上都有一个或多个癔病特征或有癔症的特殊症状。可有时就会出现下列情况:尽管确诊为癔病,但是治疗的结果很差,就是进行分析也不能发现什么重要的东西。有的时候,我用布劳尔的方法来治疗神经症,这些病人肯定不是癔病患者,可我发现,治疗是有效果的,甚至都能治愈。例如,我治疗过有强迫想象的病人,按照威斯特法尔舍的模式是真正的强迫想象,所有这些病人都没有任何癔病的症状。这就是说,"暂时说明"一文所揭示的心理机制对癔病来说并不是病源。同时我也下不了决心,就为了这一心理机制，而把许多其他的神经症同癔病混为一谈。出于这些怀疑，我决定像治疗癔病那样治疗其他的神经症，到处寻找病源和心理机制的方式，并让结果来决定哪些人是癔病患者。

这样，从布劳尔的方法入手，我开始研究神经症的病源和机制。幸运的是，我在相对比较短的时间内取得了成果。首先，我认识到，如果说到神经症的原因的话，其病源应该从性因素中寻找。然后我发现，一般来说，不同的性因素（经历）也产生神经症的不同病象。根据这些认识，就可以对神经症的病源进行判断，并区分各种神经症。如果病源学的特点同临床的特点始终一致，这么做就完全合理。

我以这种方式认识到，神经衰弱符合一种单调的病象，正如分析所表明的那样。在这一病象中，"心理机制"不起任何作用。同神经衰弱很不同的是强迫神经症、具有真正强迫幻想的神经症。通过心理分析，可以清楚地看到，这些病症都有一种复杂的心理机制，一种同癔病相似的病源和可能的退化。另外我还可以十分自信地从神经衰弱中分离出一组神经症的复杂症状，这一组病状取决于完全不同的、从本质上来看甚至是相反的病源，而其中一部分病状被艾·海克尔所发现的性格维系在一起。这些症状要么是焦虑症状、类似焦虑的表现或是焦虑反应的残余物。所以我把要同神经衰弱区别开来的这样的病状称为焦虑神经症。我认为，这一神经症是心理紧张的长期积累所造成的，这一紧张的出处是性。这一神经症也还没有心理机制，但定期地影响心理生活，所以"焦虑的期待"，病态的恐惧，对疼觉过敏就是这种病症的规律表现。我认为的焦虑神经症肯定在某种程度上同被称为"恐病症"的神经症一致，除了癔病和神经衰弱之外，许多病状也同样符合这一神经症。只是我认为，在现有的描述中对这一神经症的定义是不正确的，而且由于恐病症只说明害怕疾病,所以用这个概念有些消极。

在我确认了神经衰弱、焦虑神经症和强迫幻想的简单病象后,我开始去理解一些神经症的病例,这些病例在诊断时都被考虑为癔病。这时我必须对自己说:仅仅从其病症来看有一些癔病的特征,就把神经症都归结为癔病是不对的。我可以理解这一做法,因为癔病是神经症中最古老、最为大家所知和最引人注目的。但这肯定是一种错误的做法,这种做法把许多反常和退化的特点都算在了癔病身上。只要在一个复杂的心理扭曲的病例上发现一个癔病的特点,或遗忘症,或性格上具有攻击性,就称为"癔病",所以在这个标签下,我们可以看到最可怕和最矛盾的东西结合在一起。这样的诊断肯定不对。同样我们也必须区分各种神经症,正因为我们知道了单纯的神经衰弱和焦虑神经症以及类似的神经症的状态,所以在复合的案例身上我们也没有必要去忽略它们。

看起来,下面的观点更为合理:大多数的神经症可以被称为"混合性"的,很容易找到单纯的神经衰弱和焦虑神经症的形式,特别是在年轻人身上。癔病和强迫神经症则很少有单纯的形式,一般来说,这两种神经症总是同一种焦虑神经症结合在一起。这种混合性的神经症那么多的原因是这些病的病源常常混在一起,有时是偶然的,有时是因为产生神经症的事件之间具有因果关系。这一点很容易在个案中被看到和被证实。但对癔病来说,还必须指出的一点是,在观察时几乎不能把癔病同性神经症隔离开来。还有就是,癔病一般来说只是复杂神经症的一面、一个部分,只有在极端的情况下可以作为孤立的神经症被发现和被治疗。在遇到一系列的病例时,可以说:根据主要事实命名。

我要通过这里提到的病例来看一下,这些病例是否符合我有关临床诊断中癔病的非独立性观点。布劳尔的病人安娜·奥看起来是反驳我的观点的,她的病是纯粹的癔病。这个病例对认识癔病有重大意义,但从来没人从性神经症的角度对这一病例进行观察,而现在已经不能这么做了。当我开始对第二个病人艾米夫人进行分析时,我根本就没有想到癔病的基础是一种性神经症。那时,我刚从夏科学校毕业,把癔病同性这个问题联系在一起看作一种谩骂——如同女病人惯常认为的那样。今天当我浏览这个病例的笔记时,我毫不怀疑地承认,这是一个严重的焦虑神经症,并带有焦虑期待和恐惧,这些恐惧都来自性压抑,并同癔病结合在一起。

下一个病例是露西小姐,也许可以把这个病例称为是纯粹癔病的病例。这是一种短期的、阶段性的癔病,很清楚病因是性,这一病例很符合焦虑神经症。一个过于成熟并渴求爱的少女,她的好感迅速地被一个误会所唤醒。但当时我无法证明这是焦虑症或者是我忽略了这一点。另一个病例是卡塔琳娜,是我称为童贞焦虑的典型例子。那是焦虑神经症同癔病的结合体。前者制造了病状,而后者重复这些症状并同这些症状联手。此外,这一病例也是许多被称为"癔病"的青少年神经症的典型案例。最后一例是伊丽莎白,这一病例又没被当作性神经症而加以研究,我怀疑这是脊柱神经衰弱所造成的,但我无法证实。我必须补充的是,自那以后,我遇到的纯粹的癔病病例就更少了。我把这四个病例作为癔病放在一起,并能在说明这些病例时,完全不理会对性神经症来说是关键的观点,我这么做的原因是,这些病例是较早的病例,我在研究这些病例时,还没有有意和迫切地寻找神经症的性病因。我之所以只举了四个例子,而不是十二个,并通过对十二个病例的分析来证明我们所强调的癔病现象的心理机制的观点,是因为分析揭示了这些病例同时也是性神经症,尽管没有一个诊断者会拒绝承认这些病例为"癔病"。但解释这些性神经症超出了我们共同发表的文章的框架。

我不希望有人误解我,似乎我不同意把癔病看作独立的神经症疾病,似乎我只是把癔病看作焦虑神经症的心理表现,似乎我只承认癔病"思想上"的症状,而把身体症状(癔病发作,失去知觉)归结为焦虑神经症。事实完全不是这样的。我的观点是,完全可以从理论上来研究排除一切其他内容的纯粹癔病,但从治疗的角度不能这么做。因为治疗考虑的是实际目标,是为了消除所有的病痛。如果说,癔病在大多数情况下,是作为一种神经症的一部分,那么处理它就像处理混合传染病一样,为了拯救病人的生命,不能只克服一种病因。

所以对我来说,很重要的一点是要把混合神经症中的癔病成分同神经衰弱和焦虑神经症的部分区别开来,因为只有在区别以后,我才能对发泄方法的治疗效果进行简单的总结。我就是想说,这一方法(从原则上来看)有能力消除每一个癔病症状,但显而易见的是,这一方法面对神经衰弱的现象完全不起作用,对焦虑神经症的心理后果也只能偶尔起作用,而且不是直接起作用。所以,这一方法的效果完全取决于,病象中的癔病成分与其他神经症的成分相比是否达到有实际意义的重要比例。

这一发泄方法还有第二个限制,我们在"暂时说明"一文中也提到了这一点。这一方法不影响癔病的因果条件,所以不能阻止新的症状取代已经被消除的症状。总的来说,我必须提出,我们的治疗方法在治疗神经症的范围具有杰出地位,但我还是要建议大家,不要在这个范围以外对这一方法赋予价值或使用这一方法。正因为我在这里无法给出一个"神经症的治疗方法",而医生们又有必要得到这一方法,所以可以把上面的看法看作今后要发表的"说明"。但为了能更详尽地说明问题，我还要提出下面的观点：

（1）我认为，我并不能通过发泄方法真正消除癔病的所有症状。但我的看法是，其原因在于病例的个人情况，而不是原则上的。在对这一方法进行评论时，我可以忽视一些不成功的病例，正如一个外科大夫在决定是否采用一项新技术时，可以忽略一些因为麻醉、（术）后出血，偶然的血中毒的死亡案例。我在后面还要提及使用这一方法过程中所遇到的困难和不利情况，那时我还会提到失败的案例。

（2）发泄方法不会因为是一个治疗病状，而不是解决病因的方法，而变得没有价值。因为解决病因的方法在大多数情况下只是一个预防的方法，只是避免危害性的进一步发展，但不一定能消除已经出现的病状。一般来说，还需要另一个方法来承担这一任务，所以在癔病方面，发泄方法就是完成这一任务最好的方法。

（3）在克服了癔病发作的阶段，在只剩下一些症状的情况下，发泄方法符合所有的指标，并能取得持续的效果。对治疗来说，这么有利的局面常常出现在性生活这个层面上，原因是性要求强度的巨大变化以及产生性创伤所需条件的复杂性。在这种情况下，发泄方法可以满足所有期待，因为医生无法强迫自己改变癔病的结构，如果医生能消除这一结构造成的病人的痛苦以及在外部条件的帮助下这一结构产生的痛苦，就应该很知足了。如果病人能够正常地生活，医生就应该很满足了。此外，当医生考虑复发的可能性时，未来的远景也会给予医生安慰。医生了解神经症发病原因的主要特点，也就是神经症的产生是多因的。医生当然也知道，即使单个的病因还继续起作用，但不会马上出现各个因素聚集在一起的情况。

但也许有人会提反对意见：癔病消失后，继续存在的症状也会自行消失。我对这个问题的回答是，这样的自行消失很少出现，而且也不完整，介入疗法则可以大大加速这一过程。至于用发泄的方法只能治愈自愈的症状，还是有时也能治愈不能自愈的病状，现在还不是详细回答这些问题的时候。

（4）在遇到癔病急性发作的情况时，也就是癔病症状最活跃以及疾病的产物（癔病心理）已经完全征服自我的时候，这时发泄方法也很难改变病人给人的印象和病情的发展。这时，治疗神经症的医生所处的地位犹如一个对付急性传染病的医生。各种病因在以往的时间、在现在已经无法控制的时间已经起到了足够的影响，在克服了潜伏期后，病因会变得非常顽固。既然已经无法阻止疾病，只能等待其发展过程，并在这一过程中给病人创造最有利的条件。如果在这么一个急性期去消除病状和新出现的癔病症状，所出现的后果就是，新的症状会取代已经被消除的症状。医生不可避免地会体验徒劳无益的感觉和"做了异想天开"的事情的感受。医生付出了很大的心血，再加上病人家属的不满——这些病人家属并不了解癔病急性发作的必要时间，就如不了解急性传染病的发病过程一样。大多数这些情况下医生也许会无法使用发泄方法。但不能不考虑的是，在癔病急性发作期，每一次消除病状是否也能产生治疗作用，因为这么做可以支持正在进行抵抗的病人保持正常自我，并能保护这一自我不被打垮、不陷入精神变态，甚至进入彻底的混乱状态。

发泄方法对癔病急性发作期所能起的作用是，这一方法能限制新症状的产生，这一点完全可以从安娜的病例中看到，布劳尔首先在这个病例身上使用了这种心理治疗方法。

（5）面对那些症状不严重，但又不断会出现症状的慢性癔病，我们最能体会没有一种治本的治疗方法的遗憾，但也最能看到作为治疗症状的发泄方法的意义。因为医生是同慢性病原的破坏性打交道，关键是要加强病人神经系统的抵抗力。而且医生必须对自己说，一种癔病症状的存在对神经系统来说就是减弱抵抗力，也是造成癔病的因素。正如单症状的癔病结构所显示的那样，一个新的癔病症状最容易随着老的症状而产生，并按照老的模式。曾经被症状"突破"的地方是一个弱处，也是下一次要被突破的地方；曾经被分裂的心理组合扮演诱发晶体的作用，从这一晶体出发就非常容易出现本不会出现的晶体。消除现有的症状，取消产生这些症状的心理变化，意味着要重新给病人最大的抵抗力，病人能通过这一抵抗力来防御破坏作用。医生可以通过较长期的监控和定期的"清扫烟囱"来帮助病人。

（6）我还必须考虑以下的矛盾，也就是一方面承认不是所有的癔病症状是精神性的，另一方面又强调可以通过一种心理治疗的方式消除所有的癔病症状。答案是，非精神性的症状的一部分虽然也是病状，但不能把这些称为痛苦，也就是说这些是伤痕，换句话说，这些症状在治疗阶段实际上是不会被发现的。而其他这样的症状会通过某种弯路被精神性的症状所吸引，这些症状也会通过某种弯路仍然依赖于心理原因。

现在我要谈一下我们的这一心理治疗方法的困难和不利因素，上面提到的病例或下面我要提到的有关技巧的言论都不足以让人们理解这些困难和不利因素——我想更多地去一一列举和暗示，而不是详细地描述：使用这一方法对医生来说是很辛苦的，也是需要大量时间的。其先决条件是，医生要对心理疾病有很大的兴趣，而且还要对病人有个人的关怀。如果病人非常粗野而令人讨厌，在认识一段时间后，病人仍然不能唤起我的同情，我无法想象，自己能深入了解这个病人癔病的心理机制。但如果我面对的是脊髓痨或关节炎的病人，我就不会受自己对病人喜爱程度的影响。心理治疗方法对病人的要求也不低。如果病人的智商低于一定的水平，就不可能进行分析治疗，如果病人有弱智的表现，会使情况变得特别糟糕。我们需要病人没有保留的同意以及全部的注意力，特别是病人对医生的信任，因为分析会定期地引向病人最私密和最隐蔽的心理事件。适合进行分析的很大一部分病人，一旦他们感觉到，医生的研究朝着某一个方向发展，他们就会离开医生。而其他愿意把自己交给医生并信赖医生的人（这种信赖是无须要求，完全自发的信赖），对这些病人，我要说的是，至少在一段时间里，他们同医生的关系不得已地处于首位，而这一点是不可避免的。是的，看起来似乎医生的这一作用是唯一能解决问题的条件，我并不认为，使用催眠的方法还是其他方法会改变这一事实。我还必须强调，我们的方法尽管无法脱离这些不利情况，但这些不利情况不会成为我们这一方法的负担，而是能让我们非常清楚地看到，这些不利情况是那些需要治愈的神经症患者因病造成的，这些病人会依赖医生的工作，只要这些医生非常关心病人并努力要改变病人的心理状态。虽然我在治疗病人时，大力地使用这一方法，但我从来没有发现使用这一方法有什么坏处或危险。出现坏处的情况也有，但其原因与方法无关，而且这些原因都隐藏得非常深。自从我的恩师和朋友布劳尔通过"说明"把发泄方法交到我手中以来，每当我回顾这些年在治疗方面所付出的努力时，我可以说，所得到的益处大大多于坏处，而且我还做到了其他治疗手段永远做不到的一些事情。总的来说，就像"暂时说明"所说的那样，这一方法是"治疗的重要成果"。

我还要强调使用这一方法的另一个成果。在遇到一个或多或少带有癔病症状的复杂的神经症病例时，我只能使用布劳尔的方法来对付这种病例。在分析过程中，首先消失的是显示心理机制的东西。我学会了在分析中解释其他的现象并找到其病源，从而获得了依据，用以说明在这个病例中，治疗神经症的技巧是什么。每当我回想我在分析前后对神经症的判断有什么不同点时，我几乎试图把这样的一种分析看作是认识神经症的必不可少的方法。此外，我也习惯了把使用发泄方法同一种卧床疗法结合在一起，根据需要可以把这种卧床疗法完全变成威尔—米彻尔的休息治疗法。这样做的好处是，可以避免在一种心理治疗中出现的新的心理印象产生的干扰，还可以摆脱米彻尔方法的无聊，病人在这种状态很容易陷入一种有害的做梦状态。也许有人会说，在使用发泄方法时，加在病人身上的大量心理工作、复原创伤时所出现的刺激会违背米彻尔休息治疗法，从而没有人们通常所见的成功。但恰恰相反，通过把布劳尔同米彻尔休息治疗法的结合，既可以使后者对身体状况进行改善，又可以大大影响心理状况；反过来，如果只有静躺，而没有心理分析的话，是达不到治疗效果的。

2

我现在要谈谈早先提到的看法，那就是我试图在较大的范围使用布劳尔方法时，遇到了一些病人无法被催眠的问题，尽管这些病人都被诊断为癔病，而且极有可能都有我们所描绘的心理机制。而我又必须通过催眠来扩展记忆，以找到在平常的意识中不存在的致病记忆，所以我要么就得放弃这些病人，要么就得试图通过其他的方式来扩展记忆。

究竟是什么原因使有的人可以被催眠，有的人不能被催眠呢？关于这个问题，我既不能对自己也不能对别人做出解释，也就是说无法走一条能够解决困难的治本道路。我只是发现，有些病人的病因隐藏得很深,他们甚至拒绝尝试催眠。然后我突然产生了这么一个想法:不能催眠和不愿催眠的情况实际上是一致的,都可能意味着不愿意。不能催眠的人是指在心理上对催眠有顾虑的人,不管他表示了不愿意还是没有表示。但我不清楚,我是否能保留这一看法。

关键的问题是要绕开催眠,但又要获得致病的回忆。我通过以下的方式做到这一点。

当我第一次见病人的时候,我会问他们是否能回想起第一次出现症状时的起因。有的人会说不清楚,有的人会说一些在他们看来是模糊不清的回忆,而且无法继续深入。而当我按照贝尔恩海姆的例子,即在唤醒梦游后迫切地寻问似乎被忘记的记忆,他们都会说,他们知道是什么,他们会想起来的,等等。随后一个人想起来点什么,其他人的回忆也深了一步。然后我的态度就更迫切了,我让病人躺下,随意地闭上眼睛,为的是能"集中",这一状态同催眠至少有一点相似。我的经验是,在没有进行催眠的情况下,出现了新的、对以往的回忆,这些回忆也许就是我们想知道的。通过这样的经验,我获得的印象是,事实上有可能通过对病人的迫切要求让他们回忆起那些肯定存在的致病的想象。正因为如此要求病人对我来说是非常吃力的事情,我就想到了说明这一现象的解释,那就是我必须克服一种阻抗。这样事实很快就变成了如下的理论:在心理治疗时,必须要克服病人身上的心理力量,这一力量是防御致病的想象会被意识(回忆)到。当我想到,这一力量可能在产生症状时也起过作用,并在当时就阻止病人意识到致病的想象,这时我的眼前似乎出现了一种新的认识。究竟这种起作用的力量是什么,又是什么动机能使这一力量产生效应呢?对这一问题我很容易就能提出自己的看法。我已经做完了好几个分析,通过这些病例分析我了解了致病的、被遗忘的和排除在意识外的想象。同时我也看到了想象的一般特点，即这些想象都具有令人尴尬的性质，能唤起羞耻、责备、心理痛苦的感受，感觉到自己的伤害，所有这些感受都是人们不希望经历的感受，也是最想忘记的感受。从中就自然而然地产生防御的想法。心理学家都承认，出现（这里指的是相信，承认现实）一个新的想象取决于在自我中已经结合在一起的想象的方式和方向。这些自我中的想象在审查新的想象的过程中会创造特定的技术名称。一种被证明是不堪忍受的想象来到了病人的自我，这一想象唤起了自我发出的排斥力，其目的就是要防御这一不堪忍受的想象。这一防御实际上是会成功的，有关的想象会从意识和回忆中被排出，似乎已经找不到其痕迹。但这一痕迹肯定存在。如果我努力地让病人注意这一痕迹，我就会感受到阻抗的力量，这一阻抗在形成症状时就成为排斥力。如果我能证明，这一想象就是因为排斥力和排出成为致病的原因，看起来问题就解决了。我在许多描绘病例的表述和有关防御神经症的短文中试图说明心理的假定，借助这些假定也可以形象地看到这一关联—转换的事实。

也就是说，一种心理力量，即自我的反感最早把致病的想象从联想中排斥出去，并阻止其重新回到记忆中。不知道自己得了癔病实际上或多或少就是自觉地不想知道。治疗师的任务就是通过心理工作来克服这一联想阻抗。开始时通过"迫切地要求病人"，使用心理上的强迫，以让病人的注意力转到被寻找的想象的痕迹。但就此任务还没有完成，而是正如我下面要指出的那样，这一任务在分析的过程会采取新的形式，并求助于其他的心理力量。

我现在暂时还停留在"迫切地要求病人"上。对病人进行简单的保证：您是知道的，您说出来吧，您马上会想起来。用这种方法我们不可能走得很远。在几句话以后，处于"集中状态"的病人也中断了思绪。但我们不能忘记，这里所发生的一切都是与量的比较有关，都是与不同强度或力度的动机之间的争斗有关。遇到严重的癔病病人，一个陌生和不熟悉方法的医生是无法对付病人的"联想阻抗"。我们必须采取更有力的手段。

所以我一开始使用了一个小小的窍门。我告诉病人，我马上就要给他的额头一点压力，向他保证，在他感受到这一压力时，作为回忆，他会看到一幅画面或脑子里会出现一个想法。我要求他，不管是什么，他都必须告诉我这幅画面或这一想法的内容。他不能仅仅因为他认为，这不是他想要寻找的东西或是正确的东西，或是因为这些东西让他太不舒服而不讲出来。病人不能对这些东西进行评论，不要保留，既不能出于情感，也不能出于轻视！只有这样我们才能找到我们想找的东西，这样我们才能百发百中。然后我按了躺在我面前的那个病人的额头几秒钟，放开手，然后用很平静的、很有信心的语调问他：您看到了什么？您想起来了什么？

这一方法教会我很多东西，而且每次都能让我达到目的。今天我已经不可能放弃这一方法了。我当然知道，我完全可以用其他的信号或其他影响病人身体的手段来取代给额头压力的手法。但病人躺在我眼前，给额头压力或把病人的脑袋捧在我的两只手中间，是我为了目的所能做的最有效果和最合适的事情。为了解释这一手法的效果，我可以说，这么做相当于"一种此时此刻被强化的催眠"，催眠的机制对我来说是如此充满谜团，所以我在解释手法时，并不想与催眠联系在一起。我更多地认为，这一方法的好处是，我能把病人的注意力脱离他的有意识的寻找和思索，简而言之，使其脱离他的意志表达一切，就像用眼睛盯着水晶球时所发生的那样。我每次用手按额头都会出现我寻找的东西,从中我得出的教训是,似乎被遗忘的致病想象每次都在"很近的地方",似乎通过容易得到的联想就能抓住它。关键是要排除某种阻碍。这一阻碍看起来也是病人的意志,而不同的人学会表达自己的意图以及完全客观地对待内心的心理过程的程度也不同。

在手的压力下,每次出现的不一定就是"被遗忘"的回忆。在很少的情况下,致病的回忆常常能在表面就找到。在更多的情况下,会出现一种想象,这一想象是最初的想象同联想链条中被寻找的致病想象的中间环节,也可能是一个构成很多想法和回忆的出发点,而这些想法和回忆的终点就是致病的想象。手的压力尽管不会揭露致病的想象(即使被揭露,也是在没有准备的情况下,孤立地出现,因此也是无法理解的),但这一压力指出了通往想象的道路,表明了研究应该往哪个方向继续。一开始被压力唤醒的想象可能相当于一个熟知的、从来没有被排斥的回忆。如果在通往致病想象的路上,线索断了,只需要重复这一手法,给予压力,就又能找到新的方向和连接。

在其他的情况下,通过手的压力能够唤起一个回忆,这个回忆是病人熟悉的,但还是会让病人吃惊,因为病人已经忘记这一回忆同最初想象的关系。在分析过程中,这一关系会被证明。从所有给予压力的结果中,我们会得出似乎在病人的意识之外,还存在一个假象:人有更高的智力,这种智力能整理很多的心理材料,并能通过有意义的整理,使这些材料重新回到意识中去。正如我所假设的那样,这种无意识的第二种智力只是假象。

在每一次复杂的分析中,医生不断重复,实际上是继续使用这一手法(用手按额头),这一手法有时是从病人清醒的回忆的中断处出发,通过熟悉的回忆指出继续前进的道路。有时让病人注意到被遗忘的关联,然后又唤起回忆并进行整理,这些回忆多年来已经被联想所排出，但还是能被接受为回忆。最终复制的最高成果就是让病人产生想法，这些想法是病人永远不会承认是自己的想法，也是病人回忆不起来的想法，尽管病人承认，上下的关联性使他不得不出现这些想法。与此同时病人又说服自己，恰恰是这些想象导致了分析的结束和症状的消失。

我想举一些证明这一技术手法的杰出成果的例子：我曾给一个年轻姑娘治疗，她六年来患有无法忍受的神经性咳嗽。但这个病肯定也有其很强的心理动机。其他的治疗方法早就被证明是无效了。我就试图通过心理分析的途径来消除症状。她只知道，她十四岁时在姑妈家住的时候，歇斯底里的咳嗽第一次发作。她根本就不想知道那时她心理上有过什么样的刺激。她也不相信自己的这一痛苦会有什么动机。在我的手的压力下，她首先回忆起一条大狗。然后她认出了那幅画面，那是她姑妈的狗，这条狗老跟着她，一直陪着她。这时，在没有任何帮助的情况下，她想起了这条狗死了，孩子们隆重地把狗埋了，在参加完葬礼回家的路上，她开始咳嗽。我问她："为什么会这样？"但我又必须按她的额头，这时她告诉了我她的想法："现在这个世界上就剩下我一个人了，这里没有人爱我，这条狗是我唯一的朋友，可我现在失去了它。"然后她继续讲述："当我离开姑妈时，就不咳嗽了。但一年半以后，又开始咳嗽。""原因是什么？""我不知道。"我又按她的额头，她回忆起，在她得到叔叔死去的消息后，又开始咳嗽，她又产生原先的想法。看起来，这个叔叔是家里唯一关心她的人。这就是致病的想象：没有人爱她，其他的人都比她重要，她也不值得被人爱，等等。在有关"爱"的想象上，还附有某种东西，又有一种可怕的阻抗不让表现这些东西。在说明这一问题前，分析就中断了。

不久前，我必须把一个年长的夫人从焦虑发作中解放出来，按照这位夫人的性格特征,她似乎是无法受他人影响的。自从更年期以来,这位夫人变得过于宗教狂热,每次她见我的时候都把我当作恶魔,她手上藏有一个象牙做的十字架。她的焦虑发作具有癔病特点,从少女时代起就开始了,说起由是吃了含碘的药片,以消除甲状腺有点肿大的现象。我当然推翻了这一说法,试图用另一种解释取代它,这一解释更符合我说明神经症症状病原的看法。当我向她提出第一个与年轻时发作有因果关系的问题时,在我的手给予额头压力后,她出现了对一本所谓的修身宗教书籍的记忆,这本书十分虔信地提到了性交的过程。这一部分的内容给姑娘留下了与作者的意图完全相反的印象,她哭了起来,然后把书扔了。那是第一次发作前发生的事情。第二次给予她额头压力唤起了第二个回忆场面,她回想起她兄弟们的老师,她非常尊重这位老师,而且对他怀有一种温暖的感受。回忆升级到父母家的一个晚上,那晚她和所有的人都同那位年轻老师坐在桌旁,热烈地谈论着什么。到了深夜,第一次发作让她醒了过来,这一发作更多的是与拒绝性冲动有关,而不是当时正在服用的碘片。还有什么别的治疗方式能让我,在这个难以驾驭、敌视我和任何一种治疗的妇女身上揭示与她自己的说辞和论断完全不符的原因呢?

　　另一次我要处理的病例是一位婚姻非常美满的少妇。她一进入少女时代,有一段时间每天早上都会处于一种上了麻醉的状态:四肢僵硬、嘴张开、舌头伸出。现在醒来的时候,她又开始有这种状态,只是没有那么厉害而已。进行深度的催眠被证明是不可行的。我就开始让她集中注意力,在给她的额头第一次压力时,我向她保证,她会看到东西,这些东西是与造成年轻时候她的这种状态有关。她表现得非常镇定和配合,她又看到了她度过少女时代最初几年的房子,看到了她的房间、她的床的位置,还有同他们住在一起的奶奶、她的一位女教师,她非常爱这位女教师。这些房间里和这些人之间发生的一些事情都先后出现,看起来互相之间没有什么关联。结尾是那位女教师因为要嫁人而与他们告别的场面。面对这些回忆场面,我一筹莫展。我无法找到这些场面与发病的原因之间的关系。但从这些情况中都可以看到,那个时候也就是姑娘开始发病的时候。

在我继续进行分析前,我有机会同一位同行交谈,这位同行多年前是这位少妇父母家的医生。他告诉了我下面的信息:那时,当他给这位成熟的、身体发育非常好的姑娘看病时,他觉得姑娘同女教师的交往过于亲密。他有一些怀疑,就让奶奶监视这一交往。不久以后,奶奶就告诉他,女教师老是晚上到姑娘的床上去,而出现这一情况的第二天清晨,姑娘就会发病。他们不动声色地让女教师马上离去。而孩子们,甚至孩子的母亲都以为女教师是为了结婚而离去的。

治疗之所以成功是因为我把这些内容告诉了女病人。

有的时候,通过手压得到的启示是以十分奇怪的方式出现的,而且这种情况使存在着一种没有意识到的智力的看法更具吸引力。我回想起一个多年来患有强迫想象和恐惧症的夫人。她在谈到出现这些痛苦症状的时候,提及了她的童年。但就是无法找到造成疾病的原因。她非常正直和智慧,而且她的有意识的抵抗也出奇地小。(我这里要补充的是,强迫想象的心理机制同癔病症状的机制有内在的相似性,所以使用的分析方法也一样。)

当我问这位夫人,她是否在我的手的压力下看到了什么或有什么回忆的时候,她说没有。"不过我突然想起一个词。""就是一个词吗?""是的,不过这个词听起来太可笑了。""不管怎么样,您得告诉我。""看房人。""就这个,没有别的?""没有。"

我第二次按额头，然后又出现了一个穿过她脑海的词："衬衫。"我此刻发现，这是提供答案的一种新方式，然后通过重复按额头的动作，出现了一系列的词：看房人—衬衫—床—城市—马车。我问道："这意味着什么？"她想了一会儿，然后就想起来了："这只可能是那件事，这件事我现在才想起来。当我十岁时，我的小姐姐是十二岁。一天夜里，她的癫狂症发作，必须被捆起来，然后一辆马车把她带到城里去。我知道，把她制服并送到医院的是看房人。"我们继续这样的讨论，又得到了其他的词汇，我们虽然不能全部地解释这些词汇，但这些词汇可以继续我们的故事，并且是第二个故事的连接点。很快也出现了这一回忆场面的意义。姐姐的病之所以给她如此深的印象，是因为两个人分享同一个秘密。她们睡在同一个房间，在一个夜晚，两人同时受到一个男子的性骚扰。提到这一性创伤，我不仅发现了最初的强迫想象的原因，同时也发现了后来致病的创伤——这一病例的奇特性在于出现一些重要的词汇，这些词汇必须被我们加工为句子，因为相互之间没有关系的表象依附在手压产生的想法和场面上，犹如依附在这些神谕唤起的词汇上。继续跟踪下去，就会发现，看起来没有关系的回忆场面是通过思想联系在一起的，而且这些场面会引向所寻找的病因。

所以，我特别愿意回忆下一个病例，这一病例一开始使我对手压成果的信任受到严重的挑战，但后来我的信任被证明是完全正确的。一个非常智慧和看起来非常幸福的少妇因为腹部顽固的疼痛来找我，医学治疗也无法祛除这一疼痛。我认识到，这一疼痛是在腹部的肌肉上，是同肌肉上的胼胝有关，所以就让她进行局部处理。

几个月以后，我又看见了这位女病人，她对我说："我按照您的建议进行了治疗，那里的疼痛消失了，现在这种疼痛作为神经疼痛又出现了。我之所以这么说，是因为我不是像过去那样在活动的时候感到疼痛，而只是在一定的时候，例如早上醒来的时候，或者我激动的时候。"这位夫人的自行诊断非常正确，现在必须要找到疼痛的原因，但在不给她影响的情况下，她是无法帮助我的。在她集中的状态下，在我的手压下，我问她，她是否想起什么或看到什么。她说她看到了东西，并开始向我描绘她所看到的东西。她看到发射阳光的太阳，我当然就认为这是我的手的压力制造的磷光。我等着，等她看到其他有用的东西，她继续说，她看到了发出月光似的淡蓝光的星星或类似的东西，眼前出现金星、光和发光的点。我已经准备好了，把这个病例作为不成功的病例，并正在想自己该如何悄悄地结束治疗的时候，她描绘的一个现象引起了我的注意。正如她所看到的，一个巨大的十字架歪倒在那里，十字架的边上是月光似的光芒，在这一光亮中，所有其他的画面也在发光，中心带有弱的火焰，这肯定不是磷光。我又继续听，在光亮中又出现其他巨大的画面、特别的符号，与梵文相似，还有一些如三角形的形状，其中有一个很大的三角形，然后又是十字架——这次我猜想这些东西都是比喻，然后我问道："这个十字架是什么意思？"她回答道："这可能意味着痛苦。"我提出异议，我说："人们在大多数情况下把十字架看作是一种精神负担。在这个十字架后面隐藏着什么？"她不知道该怎么回答，继续讲述她所看到的东西：有金黄色光芒的太阳，然后是一只巨大的蜥蜴，这只蜥蜴询问似的看着她，但不可怕，然后是一堆蛇，然后又是太阳，但光亮减弱，是银光，但在她面前，在她和这个发光体之间是栅栏，这一栅栏掩盖了太阳的中心点。

我早就知道，这些都是比喻，然后马上问她最后一幅画面的意思。"太阳是完美的，是理想，而栅栏是我与理想之间的弱点和错误。""是的，您是在自己责备自己吗？您对自己不满意吗？""当然。""什么时候开始这样的？""自从我成为通神协会的会员并读过有关的文章以后。而我以前也把自己看得很低。""最近给您印象最深的是什么？""梵文的一个翻译本，现在可以买到。"一分钟以后，我了解了她内心的挣扎、她对自己的责备，并听她讲了引起她自责的一个小经历，这个经历造成了她过去身体上的疼痛，这一疼痛是一种刺激转换的成果。我一开始认为是磷光的画面，原来是神秘学的象征，也许就是那些神秘学书籍封面的标志。

我上面已经对手压辅助手段进行了肯定，而忽视了防御的观点或阻抗的现象，所以我肯定造成了这么一个印象：这一小小的手法就能使我们面对抵抗发泄方法的心理障碍而无往不胜。如果真这么想的话，就是一个很大的错误。我所知道的是，在治疗方面不可能有这样的好事出现。为了产生大的改变，在这方面如同其他方面一样，也需要进行大量的工作。手压的方法最多是一种花招而已，能够在一段很短的时间对执着于抵抗的自我进行突然袭击。但在病情比较严重的情况下，病人的自我会重新想起原本的意图，继续阻抗。

我下面要谈一谈阻抗的各种形式。在阻抗时，第一次或第二次手压通常都是失败的。然后病人就会表现得非常失望，说："我本以为我会想起什么，但我想的只是，我太想知道是什么了，却什么也没有想起。"但病人的这一态度还不能算作是阻碍。然后我就会说："您刚才太好奇了，下一次就好了。"事实确实如此。令人奇怪的是，几乎所有的病人，包括最听话和最智慧的病人都会忘记他们先前的承诺。他们承诺，会告诉我所有在手压下产生的想法，不管这些想法是否与他们有关，是否他们乐意告诉我还是不乐意，也就是说不加选择，不加评论和不带感情色彩。但他们不遵守这一诺言，看起来这么做超越了他们自己的力量。这时，工作就会陷入停顿，他们每次都会声称，他们什么也没有想起来。我们不能相信他们的话，我们必须假设并告诉他们，他们保留了东西，因为他们觉得这些东西不重要或令人尴尬。医生要坚持，要重复手压，要表示自己没有犯错误，一直到病人开口说话。然后病人会说："这些东西我本该第一次就告诉您的。""那您为什么没有说？""我没有想到就是要说这个。只因为每次都出现这个，我才明白，这不会是无缘无故的。"病人就是这样到后来才暴露他阻抗的动机，一开始他不会承认这一阻抗。看起来他必须用阻抗来进行回应。

这一阻抗常常隐藏在托词后面，这一点也是令人奇怪的。"我今天太心不在焉了，钟的声音和旁边屋里的钢琴声都让我分心。"我学会了如此回答："不会吧，您一定遇到了某些您不愿意说的东西。这对您没有好处，您就这样待着吧。"我的手压同病人说话之间的间隔越长，我就越担心，病人会掩盖他想起的东西，并在语言表达的时候会断章取义。病人说的最重要的话往往是作为多余的说明出现的，就像是歌剧里打扮成乞丐的王子。"我现在想起了什么，但和这里的事情没有关系。我之所以说给您听，是因为您要求我这么做。"在这段话以后，在大多数情况下就会出现期望很久的答案。每次当病人非常轻视地提到某一个想法时，我都会非常认真地倾听。如果致病的想象在重新出现时看起来是那么的不重要，那就是成功防御的一个标记。从中可以看出，防御的过程出现在什么地方。防御过程就是把一个很强的想象变成一个很弱的想象，并把这一想象的情感排除在外。

除此之外，我们还可以通过下列特征来认识致病的回忆，那就是病人总把这一回忆看作是次要的，说出来的时候也有阻抗。也出现过病人试图否认这些回忆重新出现的情况："现在我想起了一些东西，但这明显是您力劝我想起的。"或者："我知道，您想听到什么样的回答。您觉得，我正有着这样或那样的想法。"一种尤为聪明的否认说辞是这样的："虽然我现在想起了些什么，但我觉得是我自己故意臆想的画面。在我看来不存在可以表达的想法。"在遇到所有这些情况时，我仍然坚定自己的想法，我不会理会所有这些高雅的托词，而是告诉病人，这些只是反对复制回忆的形式和理由，我们必须承认这一回忆。

如果画面重复出现，那就要比想法的重复出现简单一点。大多数的癔病病人是视觉敏感的人，他们给心理分析大夫制造的困难不会像患强迫想象的人那么多。一旦在记忆中出现了一个画面，我们就会听到病人说，他在描绘画面的过程中，画面会支离破碎，会变得非常不清楚。病人在用言语描绘画面时，也减少了内容。我们就要按照画面，来决定继续工作的方向。"您再看一下画面。画面消失了吗？""总的说来是消失了，但这个细节我还能看到。""那这个细节肯定是有意义的。您要么还可以看到新的东西，要么通过这个细节您能想起什么来。"当然，我们完全可以唤起另外一幅画面。有的时候，一幅这样的画面会顽固地停留在病人内心看到的画面，这对我来说是一个标记，说明病人还会对我讲有关这个画面的重要信息。一旦他这么做了，画面就会消失，犹如一个得到解放的鬼魂重新得到安宁。

面对病人，大夫在分析时每次都要摆出自己很有理的样子，这对分析的继续有很高的价值，否则的话，大夫只能依赖病人认为可以说的东西。所以得知以下的信息一定是欣慰的，那就是手压的方法从来就没有失败过，除了唯一的一次病例，我在后面会谈到这一病例，这一病例与阻抗的特殊动机有关。当然会出现这样的情况，即在一定的情况下，这一手法不能产生效果，例如大夫在一种病状已经分析完了的情况下，再去找这一病状的其他的病源，或是大夫研究一个病状的心理形成，如一种疼痛，但实际上这是身体的疼痛。在这种情况下，病人会说，他什么也想不起来，而病人是对的。我们就要防止说他是不对的，条件是，在分析的过程中眼睛不能忽视躺在那里的病人的表情。这样我们就能毫无困难地区别病人确实没有回忆的安静状态同病人为了防御试图否认所出现的回忆场面而显露的紧张和其他情绪。根据病状来使用手压方法也是基于这些经验之上的。

这就是说，借助手压的工作也不是轻而易举的。我们只获得一个好处，那就是通过这一方法得到的结果，我们学会了，应该朝哪个方向研究，以及必须强加给病人什么东西。对有些病例来说，这些就够了，关键是，我猜出了秘密，并当面告诉病人，在大多数情况下病人会放弃自己的拒绝态度。而在其他的病例上，我需要做更多的事情。病人持续不断的阻抗表现在：关联被中断了，结果也没有出现，所回忆起来的画面模糊不清或者不完整。每当我们在分析的后期回顾前期的时候，我们会非常吃惊，因为通过手压的方法从病人那里得到的想法和画面是如此残缺不全，缺少最实质的内容，所以与病人或话题的关联和画面就会让人无法理解。我这里要举一两个例子，来说明在第一次出现致病回忆的时候，一个这样的检查是如何起作用的。例如，病人看到一个女人的上半身，在丰满的身体上好像是出于疏忽有什么地方裂了口子。病人到后来才给这个躯干加上了脑袋，以暴露这是一个人和一种关系。或者病人讲述童年两个男孩的场面，他看不清这两个男孩的身体，似乎是两个畸形的形体。大夫需要几个月的时间和当分析有了很大的进展后，病人才能重新看到这一画面，病人看到其中一个孩子是他自己，另一个孩子是他兄弟。那么用什么样的手段可以克服持久阻抗呢？

手段并不多,但几乎是一个人能对另一个人产生心理影响的所有手段。我们必须首先对自己说,心理阻抗,特别是一种长期的阻抗只能慢慢地、一步一步地得到消融,我们必须耐心地等待。然后我们可以期待,在短暂的工作后病人身上开始出现思考的意志。我们可以启发病人,告诉病人心理过程这一神奇的世界,只能通过分析才能了解这一世界。通过这样的方式,我们可以争取病人的合作,并让他用研究者的客观意志来观察自己,并克服基于情绪基础的阻抗。但终于(这是最强的措施)在我们了解了病人的防御动机后,我们必须试图让这些动机失去效力,并被新的动机所取代。从这里开始,也就不可能把心理分析的工作总结为公式。要尽可能地使自己起作用,当病人的不在意变成一种羞涩的时候,我们就是解释者,通过持续的关注和尊重病人,我们可以作为老师,作为一种更自由、更好的世界观的代表者,作为倾听忏悔的人。在病人说出真相后,要给予病人饶恕。我们试图从人性的角度给予病人帮助,在个人的条件和给予病人同情的程度所允许的范围内。进行这样的心理工作,必不可少的先决条件就是,要大约猜出病例的本质和有效防御的动机。幸运的是,手压的技巧和过程能做到这一点。我们能解开的谜团越多,就越有能力猜出新的谜团,也就能越早地采取能治愈病症的心理治疗。所以要十分清楚下面的一点:如果病人复述了致病的印象,并能表述情绪的话,病人就从癔病的症状中解放出来,治疗的任务仅仅是,要使病人这么做。如果这一任务完成了,对医生来说,就没有什么要纠正或取消的东西了。所有能产生反诱导的东西,在克服阻抗时已经被使用光了。可以把病例比喻成打开一个紧闭的大门,这时按门把手,轻而易举地就可以把门打开。

在克服阻抗时,除了启动思考外,不可缺少的是情绪因素,也就是医生的个人作用。在很多情况下，依靠后者就能消除阻抗。这和医学的情况很像，任何的治疗方法都不能放弃个人因素的作用。

3

上一章我详细介绍了我的技巧的困难，我毫无保留地揭示了这些困难（我是把在最难的病例身上遇到的困难汇总在一起了，一般的情况要容易得多）。面对这一事实，每个人都可能提出这么一个问题：完全可以避免这样的折磨，而把更多的精力放在催眠上，或是把使用发泄方法限制在那些可以进行深度催眠的病人身上。对后一个建议，我的回答是：如果这样做的话，按我的能力，我可以治疗的病人会大大减少。而对前一个建议，我只能猜想：如果强迫催眠的话，所遇到的阻抗不会因此而减少。奇特的是，我这方面的经验并不是非常多，所以我也只能猜想而已。但每当我在催眠状态，而不是在病人集中的状态使用发泄方法时，我并没有感到自己的工作减少了。不久前，我刚结束了对一个病例的治疗。在治疗的过程中，我让病人双腿的神经性瘫痪好转。女病人陷入一种心理上与清醒状态很不同的状态，身体上的体征是：在我对她喊"您现在醒来"以前，她睁不开眼睛或站不起来。我从来没有遇到过这么大的阻抗。我不重视这些症状，在长达十个月的治疗快结束时，这些症状也看不到了。女病人的状态经过治疗，并没有在自己的个性上、在回忆无意识的能力以及同医生的特殊关系方面受到损失。在艾米夫人的病例上，我描绘了一个在深度催眠状态下进行发泄治疗的例子，几乎完全没有阻抗。但从这位夫人身上我也没有得到任何需要克服阻抗的信息，即使我认识她很久，也被她所欣赏，但在催眠的状态下她也不会告诉我那些信息。但我根本就不知道她发病的原因，这也是经我治疗后，她的病又复发的原因。(那是我第一次进行治疗。)当我唯一的一次偶然要求她回忆一个带有性爱内容的场面时，我发现她有抵触情绪，并且她的回答也很不可靠，就如我后来的那些不进入催眠状态的病人一样。我在描绘这一病例时，已经提到了她在催眠状态反对其他要求的阻抗。自从我经历了在深度催眠状态下，病人表现得非常听从，但完全不配合治疗的病例后，我对通过催眠可以减轻进行发泄治疗的难度这一观点表示怀疑。我在上文已经讲述了这样一个病例。我还可以举出类似的例子。此外，我还承认，这一经验也完全符合我对追求心理领域原因和效果的量的关系的要求。

在上面的叙述中，阻抗的想法被我们推到了前头。我已经说明了，在进行心理治疗的工作中，医生是如何会得出以下的观点，即癔病的产生是通过防御的动机排斥了一个不可忍受的想象，被排斥的想象作为一个较弱（不是很强）的回忆的痕迹继续存在，这一痕迹被剥夺的情感被用于身体上的支配：感情刺激的转换。正因为想象被排斥，所以想象就成为病状的原因，是致病性的。我们可以把显示出这一心理机制的一种癔病称为"抵抗癔病"。我和布劳尔两个人多次提到过两类癔病，我们把这两类疫病称为"睡眠性癔病和防御性癔病"(Hypnoid-Rententionshysterie)。睡眠性癔病是我们最早发现的。我认为说明这一疾病的最好的病例就是布劳尔的第一个病例。布劳尔对这样的癔病给予了与转换机制完全不同的心理机制。也就是想象之所以是致病的，是因为病人是在一种特殊的状态下得到这一想象的，从一开始这一想象就处于自我之外。所以就不需要心理力量，把这一想象与自我分开，而当我们用催眠的力量把这一想象引入自我中时，也不会唤起阻抗。安娜的病例确实也没有显示有什么阻抗。

我觉得这一区别是如此重要，所以我完全同意从这一区别出发，坚持有关睡眠性癔病的观点。但从我自己的经验来看，我还真没有遇到过真正患有睡眠性癔病的病人。我接手的病人很快就变成防御性癔症的病人。这并不是因为我没有同那些被证明是与自我分开的意识中产生的症状打过交道，这些症状不可能被自我所接受。在我的病例中也出现过这样的情况，但我可以证明的是，所谓的睡眠性状态之所以与自我无关，是因为在这一状态中，有一组已经通过防御被分裂的心理因素。简而言之，我无法克服这样的一种怀疑，即睡眠性癔病和防御性癔病的根源是相同的，防御是首位的。但具体的情况我不了解。

同样我现在对防御性癔病的判断也不肯定，对这一疾病进行心理治疗也应该不会遇到阻抗。我有过一个我认为是典型的防御性癔病的病例。我一开始很高兴，以为能很快地取得成果，而且也相信会取得成果，但结果是没有成果，尽管工作确实很容易。所以我猜测（当然因为不清楚，所以有保留）在防御性癔病的病例身上也是有抵抗成分的，这样的抵抗把全部过程推入癔病症状中去。我把抵抗这一概念扩展到全部的癔病上的这一倾向是否会使我陷入片面和错误的危险，希望新的经验能很快地对此做出判断。

上面我对发泄方法的困难和技巧进行了阐述，我还想给出几点暗示：有关分析是如何使用这一技巧的。这对我来说是一个很有趣的课题，但我并不会因此期待那些从来没有进行过分析的人会产生类似的兴趣。实际上这里提及的又是技巧，但这次是谈及内容方面的困难，不能把这些困难归结为是病人造成的，这些困难的一部分在睡眠性癔病和防御性癔病身上，同被我看作样板的抵抗癔病是一样的。在谈这些内容的同时，我还有这样的期待，即这里所要发现的心理特点，今后会作为原始材料，可以对想象动力理论做出某种贡献。

在做这样的分析时，所获得的第一个最强大的印象肯定是：那些似乎被忘记的致病心理素材、那些自我无法支配的素材，在联想和回忆中不起任何作用，但又是通过某种方式存在的，而且处于正确和很好的排列中。关键就是要排除阻抗，这些阻抗阻止通往这些素材的道路。但可以意识到的是，正如我们知道某件事情一样，各个想象之间的连接以及同非致病的、常常是能回忆起来的想象的连接是存在的，是现实的，并保存在记忆中。致病的心理素材看起来像是某种思考的产物，这种思考不一定受正常的自我支配。但常常是以最欺骗的方式建立第二人格的假象。

这一印象是否正确，是否要把治疗结束后得到的心理素材内容放回到生病的年代，我现在不想在这里考虑这些问题。不管怎么样，做这样的分析所得出的经验，可以用下列观点得到更容易和更形象的描绘，那就是我们采取的立场是为了能在治疗后看清全部的过程。

大多数的情况不那么简单，不像那些特殊的病例，例如受到大的创伤后产生的单个症状。在大多数情况下，不会只有一个癔病症状，而是有一系列的症状，有的是独立的，有的是相互连接的。我们不可以只期待唯一的创伤回忆，以及作为回忆核心的唯一致病想象，而是必须准备看到许多小创伤和致病想法的连接。单症状的创伤性癔病同时也是一种基本组织，同我们经常遇到的严重的癔病神经症的复杂的组织相比，只是单细胞组织。

癔病心理素材的多层次组织至少有三层。我希望，我不久就能证明这一形象的说明是有根据的。一开始是由回忆（经历或想法）组成的核心，在这些回忆中，最重要的一点是，创伤因素或致病想法找到了其最纯粹的构成。环绕核心的是其他的回忆素材，常常多得让人不可思议，这些素材在分析中都要进行处理，正如上面所说，由三层组成。第一层很清楚是直线性的按年代顺序排列，包含在一个主题里。作为例子，我可以引用布劳尔对安娜的分析。主题是想成为聋子，不想听见什么。这一主题区分为七个部分，在每一个标题下有十个到一百多个按年代顺序排列的单个回忆。看起来就像是要打开一份井井有条的档案。在我对艾米夫人的分析中，也有类似的回忆分册，尽管我没有全部写出来。但这些回忆在分析过程中形成了一个一般现象，那就是总是按年代顺序出现，非常可靠，犹如正常人对星期和月份顺序的了解。但这些回忆之所以使分析的难度加大，是因为其特点是，在复述这些记忆时，其顺序恰恰相反，最近的回忆是作为"首页"出现的，而在现实中最早出现的印象成了结束。

我认为，同样回忆的组合多数是直线性的，正如一个档案盒或一个包袱所显示的那样，把它看作一个主题。然后这些主题又呈现出第二种形式的排列。我只能说，它们是围绕致病核心一层层排列的。这些层次是什么样，这些排列是根据什么样的扩大或缩小的标准排列，这些问题并不难搞清楚。这些层次由针对核心的不断增长的阻抗所组成，从而也是同一个意识改变区域，在这些区域里各个主题可以展开。最外层的层次包含不同主题的回忆（或分册），这些回忆很容易被想起来，而且总是能被意识到。我们进入得越深，就越难理解出现的回忆，一直到我们接近核心时，才会遇到病人甚至在复述中都会否认的回忆。

致病心理素材的这种集中的层层排列的特点是，会分析过程及其特点——下面我们会提到这一点。现在还需要提一下第三种方式的排列，对这一排列最不容易说出一般的看法。那是根据思想内容的排列，是通过连接到核心的逻辑线连接。在每个病例中，这条逻辑线都符合一个特殊的、不均匀的和多次被中断的途径。这种排列有其动力性，与上面提到了两种专题排列不同。后者可以通过僵硬的弓形线和直线来表示，而前者必须用一个小棒来寻找其逻辑连接的轨道，这一小棒通过复杂的道路，从表面深入内部，然后再回去，一般来说，是从外围到达核心的中心部位，所以就会触及所有的阶段，就像是穿过各个方格的马步（一种棋类游戏）一样。

我继续停留在上面的比喻上，为的是强调这一比喻中有一点不符合被比喻的东西。逻辑联系不仅符合迂回的、被中断的线，更符合分叉的，特别是集中的线路系统。逻辑联系有两条或多条线路汇合的集合点，并从集合点出发继续往前。一般来说，多条独立的或通过边路进行连接的线路通向核心。特别需要提及的一点，用别的话来表达就是：一种病状常常是由多种因素决定的。

如果我再提及唯一的复杂情况的话，我试图形象地表达致病心理素材的组织就完整了。也可能会出现这样的情况，在心理素材中不止一个核心。例如，如果要分析第二个癔病发作，这一发作有其自己的病因，但与一个几年前就被克服的第一次急性发作有关。我们很容易就想象得出来，那些新的层面和想法途径会加进来，以便在两个致病核心之间建立起联系。

上面我们看到了致病素材的组织，对此我还要提及一个或两个看法。我们提到了致病素材就像是一个异物，治疗也像是从生命组织中去掉这一异物。我们现在能看到，这一比喻不完善的地方。一个异物是不会同其周围的组织层建立起联系的，尽管这一异物会改变这些组织，会引起炎症。但我们的致病心理素材是无法从自我中干净地剥离的，其外层进入正常自我的部分，这些外层既属于正常自我，又属于致病组织。在分析中我们可以看到两者的边缘，一会儿出现在这里，一会儿又出现在那里，但无法说明具体的位置。内层越来越同自我疏远，而病因的界限也不知哪里是开头。致病组织的行为实际上不同于异物，而更多的是像一种浸润物。在这个比喻中，阻抗就起浸润作用。治疗也不是摘除某种东西（今天心理治疗没有能力做到这个），而是要消融阻抗，从而使循环有一条通往迄今为止被堵塞的道路。

（我在这里使用了许多比喻，但所有这些比喻同我要谈的话题只有有限的相似性，而且互相之间也不是都能包容。我知道这点，所以也就没有过高估计这些比喻的危险性。但我的目的是要从各个方面出发，去形象地展示一个极其复杂，而且从来没有被展示过的思维话题。所以我才允许自己，在下面的文章中以这种并非无可挑剔的方式继续使用比喻。）

如果我们在治疗结束后，要给第三方展示致病素材（其结构现在已经被认识，是复杂的多层所组成），这个人肯定有理由提出下列问题：这么大的一匹骆驼怎么能穿过针眼呢？人们所说的"意识的狭窄"绝对不无道理。这样的提法对一个进行分析的医生具有意义和生命力。永远只有一个回忆进入自我—意识。正在处理这一回忆的病人永远不会看到，是什么东西跟在后面，并忘记已经进来的东西。如果处理这一回忆时遇到了困难，例如如果进行阻抗的病人不停顿地反对这一回忆，或病人排斥这一回忆或想破坏这一回忆的话，就会出现意识的狭窄。工作停顿了，什么新东西也没有，处于爆发中的回忆停留在病人前面，一直到病人把回忆接收到自我的辽阔之中。这就是说致病素材的巨大的空间要穿过一个狭窄的缝隙，然后就像是被切成的小块或线条，进入意识。心理大夫的任务就是，把它们又重新整合成预估的组织。如果还想用比喻来说明这点的话，可以设想这是一个磨炼耐心的游戏。

在开始分析以前，在期待找到致病素材的组织时，可以利用经验得出以下结果：一下子就进入致病组织的核心是不可能的。即使医生自己能猜出这一核心，但病人得到这一白送给他的结果也不会接受，而且也无法改变他的心理状态。

所以只能一开始就坚守在致病心理素材的边缘。一开始就是要让病人讲述，他知道什么，能回忆起什么，但就在这时，医生也要调控病人的注意力，使用手压法来克服比较弱的阻抗。每当医生能通过手压打开一条新的通道，就可以期待，病人会在没有新的阻抗的情况下，继续往下走一程。

以这种方式工作了一段时间后，一般来说，病人也会有一种合作的动力。病人在没有别人给他提出问题和任务的情况下，会想起许多过去的场景。已经打开了进入一个内在层面的途径，在这个层面里，病人自发地拥有同一阻抗的素材。医生可以不加影响地让病人复述一段时间。尽管病人自己没有能力发现重要的关联，但可以让病人在这个层面拆除这些阻抗。他提出的东西，看起来常常毫无关联，但这些都是素材，后来当认识到其中的关联后，这些素材就会复活。

一般来说，医生要注意两样东西。如果医生阻止病人复述他涌现出来的想法的话，很可能就会使某些东西"被淹没了"，而后来需要花很大的力气才能重新得到这些东西。此外，医生不能过高地估计病人无意识到的"才智"，并不能让这些才智来控制工作的导向。如果我要总结一下工作的公式，我大概可以说：医生要承担进入内层的任务，并以极端的方向进入核心，而病人则努力扩大外围。

深入核心是通过上面暗示的方式来克服阻抗。一般来说，在这以前还要完成一项任务。医生必须掌握一部分逻辑线，在逻辑线的指引下，医生可以希望自己进入核心。医生并不期待，病人的自由讲述、最表面层的素材会帮助医生认识到，从哪里可以深入，所寻找的思想关联在什么地方连接。相反，恰恰这些东西是被掩盖起来的，病人讲述的东西听起来很全面，内部也很坚固。医生一开始面对这些东西就像是站在城墙前，这城墙挡住了所有的前景，并无法让人猜到，城墙后面是什么。

但如果医生用批判的目光看待病人那些没有阻抗的讲述，就肯定会发现讲述中的漏洞和问题。在这里，关联很明显被中断，再加上病人说话的方式和不完整的内容，医生就能看到一个正常的人所描绘的一种疯狂的动机。当医生让病人注意那些漏洞时，病人是不愿意的。但如果医生在这些弱处的后面寻找较深层次的素材时，如果他恰恰在这里希望通过手压法找到关联线的话，他就做对了。医生可以对病人说："您搞错了，您讲述的东西与我们要找的东西没有关系。我们必须找到其他的东西，在我的手压下您会想起这些东西。"

我们可以对一个癔病病人的思考过程（这一思考过程也进入意识）提出逻辑连接和足够动机的要求，就像对一个正常人提出要求一样。放松这些关系并不在神经症病人的权力范围内。如果神经症病人，特别是癔病病人的想象连接给人另外的印象，如果心理条件造成的不同想象的强度关系看起来是无法解释的话，我们已经认识到这一表面现象的原因，那就是存在着没有被意识到的动机。也就是说，凡是在关联中出现一个跳跃的、跨越正常动机的现象，我们就可以猜测有一个这样的秘密动机的存在。

当然在做这样的工作时，一定不要受理论上的偏见的影响，即我们是在与退化的、不正常的大脑打交道。这样的人的特点是抛弃了想象连接的一般心理规律，没有动机的任意想象在这些人的身上会变得特别强大，一个没有心理动机的想象会永远存在。经验表明癔病的情况恰恰相反。如果我们找到被隐藏的（常常是无意识到的）动机并重视这些动机，这时，癔病的思想连接也就不是什么谜和违反规律的了。

也就是说通过发现病人在第一次讲述中的缺口，这些缺口常常是通过"错误的连接"被隐藏起来，通过这样的方式，医生抓起位于边缘的一小截逻辑线，通过手压法从那里出发开辟道路。

在很少的情况下，可以通过这条线深入内部。但大多数情况下，手压不起作用，没有产生结果，或者所产生的结果怎么努力都无法解释，而且无法接受，这条线就会中断。医生很快就会学会，在这种情况下如何保护自己不受容易出现的混淆的迷惑。必须对病人的表情做出判断，知道分析是否走到了尽头或遇到了不需要得到心理说明的病例，或者是让工作停顿下来的阻抗过于大。如果医生不能克服阻抗，就可以假设，逻辑线进入了一个现在无法进入的层面。这时就要放弃这一逻辑线，抓起另一条。如果所有的逻辑线都到达这个层面，就会发现那些结，就是因为这些结，单条的逻辑线无法深入，这时医生就可以重新克服面对的阻抗了。

我们很容易想象，这样的工作是何等复杂。在不断克服阻抗的情况下，医生深入内部的层面，了解层面中积存的主题和贯穿的线，对利用自己的手段和知识能深入多远做出判断，然后通过手压法初步知道下一个层面的内容，放下逻辑线，又重新拿起线,跟踪这条线到连接点,通过不断地追寻一个分回忆,到达一条岔路,而这条路最终重新进入主路。通过这一方式,医生终于可以离开这一层面,并在一条主路上直接进入致病组织的核心。这样就获得了胜利,但斗争还没有结束。我们还要拾起其他的线,了解全部的素材,但此时,病人会积极地帮助,他的阻抗多半已经没有了。

到工作的后半段,如果医生能猜出关联,并在发现关联以前告诉病人,是有好处的。如果猜中的话,就会加快分析的速度。即使是一个错误的假设,也可以帮助医生,医生可以要求病人对这一假设表明态度,并诱使病人说出拒绝的看法,这些看法肯定会暴露病人的自以为是。

尽管惊奇,但我们仍确定,我们无法把病人不知道的事情强加到病人身上,或者通过引起他的期待来影响分析结果。我没有一次能成功地通过我的预言去改变或假造复制的回忆和事件之间的关系,如果真这么做也会通过与事实的矛盾得到自行揭发。如果出现我上面所说的那种情况,许多被肯定的回忆场面会证明,我的猜测是正确的。我们不用担心,在病人面前表达对下面会出现的事情的猜测,这不会有坏处。

我们有机会能不断观察到的另一个现象是同病人独立的复述有关。我们可以说,在分析中出现的所有回忆场面都有其自己的意义。实际上不会出现与重要的回忆画面进行某种联想,但又毫无关系的回忆画面。然而,这样的回忆也有不违反规律的特殊情况,这种特殊情况本身并不重要,但作为连接点却很重要,两个有关联的回忆只能通过这一连接点进行联想。一个处于狭窄处的回忆停留在病人意识前面的时间,正如我已经提到的那样,是同其本身的意义直接有关。一个不愿消失的画面要求得到承认。一个不愿被人忽视的想法,还需要继续被跟踪。

如果一个回忆场面被解决了，这一场面就再也不会出现。一幅已经讨论过的画面也不会再被看到。如果出现这种情况，我们完全有理由期待，在第二次出现时，画面上一定附有第二个想法，事情有了后续，也就是说没有彻底地解决。这一回忆以不同的强度重新出现，一开始只是暗示，后来就十分清楚，这种情况常常会出现，但与上面提到的看法不相矛盾。

如果分析的任务之一是消除一个症状，这一症状能提高强度和重复出现（疼痛、刺激症状，如呕吐、兴奋、萎缩），那么在分析的过程中，会观察到症状"参与表达"这一有趣且并不是不受欢迎的现象。我们只要一进入病因区域，这一区域包含这一症状的病因，症状就会重新出现或加强其强度，这种强度的摇摆是必然的，并会伴随医生的工作，给予医生启示。进入一个引起病因的回忆越深，症状（例如想吐的症状）的强度就会提高，在病人说出这一回忆前，强度会达到最高点，当病人说出来后，症状会突然减轻或完全消失一段时间。如果病人出于阻抗，一直不说出回忆，那么紧张的状态，想吐的状态会让病人难以忍受。正因为我们无法强迫病人说出来，就会出现真呕吐的现象。这样我们就能形象地看到，正如癔病的转换理论所强调的那样，"呕吐"取代了一个心理行为（这里是说出回忆）的位置。

只要我们开始寻找引起病因的回忆，癔病症状强度的摇摆就会重复出现，也就是说，在整个过程中，症状一直不会离开。如果医生必须在一段时间内放弃症状依附的逻辑线，这时症状也会回到暗处，以便在分析的后一个阶段重新出现。这一游戏要持续很长时间，一直到对引起这一症状的致病素材处理完毕。

严格说来，癔病症状的表现与回忆起来的画面或手压下唤起的被复述的想法没有什么不同。前者和后者都是顽固地回到病人的回忆中去，不能自拔，并要求得到解决。区别只在于，症状表面看来是自发地出现,病人则是回忆起这些场面和想法,并均出自自己的挑衅。实际上是,一系列来自充满情感的经历和思维活动的未曾改变的回忆片断不间断地引向癔病症状,引向其回忆的标志。

在分析中出现的癔病症状的"参与表达"的现象带来了一种对实际操作不利的情况,这种不利情况使我们能体谅病人。一口气完成对一种症状的分析是不可能的,也无法刻意安排两次治疗之间的间隙时间,使间隙时间正好是病人症状不厉害的时间。实际情况是,由于治疗而出现的其他情况或治疗时间提前往往会造成治疗中断,这一中断往往出现在最不恰当的时候,例如已经进入一个要做出决定的阶段,或正好出现一个新的主题。这和读报纸连载小说的读者遇到的情况相似,常常是女主人公做出了决定性言论,枪声响了以后,就读到"请看下文分解"的文字。而我们遇到的情况是:已经提出但没有解决的主题,已经加强但还没有得到说明的症状会继续留在病人的心灵生活中,而且比平时更让他痛苦。但我们必须承受这种情况,也没有办法解决这一问题。甚至还有这样的病人,他们无法放弃在分析中接触到的主题,这一主题在两次治疗之间的那段时间还会控制他们。但因为病人无法解决问题,所以他们所受的痛苦甚至会大于治疗前。但就是这样,病人也得学会等待医生,并能把他们对致病素材的兴趣放到治疗时间中去,然后他们就会在治疗的间隙时间感觉轻松许多。

在做这么一个分析的过程中,也需要重视病人的一般状况。有一段时间,还会出现过去的有效因素的一些表现,但这与治疗无关。然后就会出现病人被"俘虏",病人的兴趣被吸引的时刻。从那时开始,病人的一般状况就会越来越依赖分析。每次出现一个新的认识,达到分析阶段的重要一步,病人也会感觉到轻松些,会享受到一种临近解放的预感。但如果工作继续不下去,混乱的状况就会加剧,心理的压力也会增加,这种心理压力会压迫他,他的不幸福的感觉就会增加,他的不能自理的现象也会加剧。但这两者都很短暂,因为分析在继续,分析不会让病人津津乐道于舒服的感受,而是会不顾眼前黯淡的阶段,继续往前。一般来说,如果医生能把自己唤起的和理解的东西来取代病人自发的摇摆,如果医生看到符合分析内容的东西取代了症状的自行转变的话,医生就会非常高兴。

一般来说,进入上面所说的多层次的心理结构越深,分析工作就越令人迷惘和越困难。但一旦进入核心,就会看到光明,病人的一般状况也不会继续恶化。但工作的回报,也就是症状的消失,不会马上就能看到,而是先要对每一种症状进行分析。是的,如果症状是由多个结联系在一起的话,分析取得的部分成功不会鼓励到医生。鉴于症状之间多重的因果关系,每一个还没有解决的致病想象都会是神经症全部症状的动机,只有在分析的最后一句话说出来的时候,全部病象才会消失,这同每一个被复述的回忆的情况非常相似。

如果一种致病的回忆或过去脱离自我—意识的致病联系,通过分析工作被揭示,并进入自我,这时医生就能从病人丰满的心理人格上看到其表达成功的各种形式。更多出现的情况是,那些通过医生花了很大力气获得一定认识的病人会声称:这一点我一直是知道的,我本该早就告诉你的。而那些更有头脑的病人则把这种说法看作自我欺骗,并抱怨自己不会感恩。一般来说,病人对新收获的态度取决于,这些收获来自分析的哪个层面。如果是属于外层的东西,就很容易被病人所接受,因为这些东西包含在自我中,只是其同致病素材的更深层次的关系对病人来说是新的。来自更深层次的东西也会被认识和得到承认,但常常是经过了较长的犹豫和顾虑阶段。当然形象的画面比来自思维的回忆痕迹更难以被否认。并不少见的情况是，病人首先会说：我很可能这么想过，但我回忆不起来了。在熟悉这一回忆很长时间以后，病人才会有认识。病人回忆起来，并通过次要的连接，证实了他确实曾有过这样一个想法。我在分析的时候遵守一个原则，那就是我在评估所出现的回忆场面时，完全不考虑病人是否承认这一场面。我不厌其烦地重复，我们必须接受通过我们的手段获得的一切。如果当中有不真实的或不正确的东西，这些东西后来会通过关联被排除出去。附带还要说的是，我几乎没有经历过一个暂时被保留的回忆场面后来被否定的情况。无论出现什么东西，尽管看上去很矛盾，但最终会被证明是正确的。

　　来自最深处的想象组成致病组织的核心，这些想象是最难被病人所承认的。在分析结束后，当病人被逻辑关系所征服，并相信这些想象的出现会产生治愈的效果——即使这些病人自己承认，他们也曾经这么想过，但他们常常还会补充道：我就是回想不起来我曾经这么想过。但医生很容易和他们达成共识：这些都是没有意识到的想法。但人们如何才能把这一事实带入自己的心理观点中呢？我们是否可以对病人拒绝认识这点置之不理呢？而且分析结束后，也不存在认识这点的动机了。我们是否应该假设，这些想法确实没有出现，只是存在出现的可能性，所以治疗就是完成当时没有完成的心理行为呢？很显然不可能在了解病人的心理基本情况以前，特别是彻底了解意识本质以前，对这点，也就是对分析前的致病素材的状况做出判断。也许还有一个需要思考的事实，那就是在做这样的分析时，医生是能跟踪一个意识到的思路是如何进入无意识（也就是绝对没有被看作是回忆）中，然后从那里出发又进入一段意识的路程，然后又看到这一想法消失在无意识中。而在这一过程中，"心理照明"的变化不会改变这一想法、这一想法的逻辑性以及这一想法各个部分的关系。当我眼前出现了思路的全过程时，我不能猜出来，哪一段思路被病人承认为回忆，哪一段则不是。我看到的只是思路的前端进入无意识之中，与人们提到我们这些正常的心理过程正相反。

我现在终于要提到一个话题，这一话题在进行这样的一个发泄方法时，起到很大的不受欢迎的作用。我上面已经承认，手压法也许不成功，尽管医生如何保证和对病人提出迫切要求，还是不能唤起病人的回忆。然后，我说了，会出现两种情况。一种情况是我们努力的地方确实没有东西可挖掘。我们可以通过病人脸上特别平静的表情证实这一点。另一种情况是我们遇到了必须在以后才能克服的阻抗，我们面对的是一个新的层面，一个尚不能深入的层面，这一点我们也能从病人紧张的、精神上十分劳累的表情上看出来。但还可能出现第三种情况，这一情况也意味着障碍，但不是内容上的障碍，而是外部障碍。如果病人同医生的关系出现了问题，就会出现这种情况，而且这也是我们所能遇到的最麻烦的障碍。但在每一个比较难的分析中都应预计会遇到这一障碍。

我已经暗示了，医生在了解动机方面所起的作用有多大，这些动机可以战胜阻抗的力量。在并不少见的案例中，特别是女病人的案例和牵涉到要澄清性思路方面的案例，女病人的合作会作为个人的牺牲，这一牺牲必须得到某种爱的替代品的补偿。医生的不辞辛苦和充满耐心的友好态度就足以成为这种替代品。

如果病人同医生的关系出了问题，病人也就不配合治疗。当医生要了解下一个致病的想法时，长期积累下来的对医生的抱怨便会进入病人的意识中。我所知道的是，这一障碍会出现在三种主要的情况中：

（1）在个人关系疏远的时候，当女病人认为自己遭到冷遇，被医生看不起，受到侮辱或听到一些不利于医生和治疗方法的话时。这种情况最不严重。很容易通过解释和说明就克服障碍，尽管癔病病人的敏感和怀疑有时会出人意料地厉害。

（2）当女病人被恐惧所俘虏，担心自己过于依赖医生，担心会失去自己的独立性，甚至会陷入对医生的性依赖。这种情况更为重要，因为这并不是个人因素所致。产生这一障碍的起因是治疗者的担心。女病人有了阻抗的新动机，这一阻抗不仅针对某个回忆场面，而更针对治疗的每一个方面。一般来说，当医生用手压法时，女病人都会抱怨头痛。因为在大多数情况下，女病人并没有意识到自己新的阻抗动机，她会通过一种新出现的癔病症状来表现这一动机。头痛就意味着不愿意受他人影响。

（3）当女病人感到害怕，担心自己会把在分析过程中出现的尴尬想象转移到医生身上。这种情况经常发生，在一些分析中甚至会有规律地出现。转移到医生身上是通过错误的连接。我必须要在这里举一个例子。我的一个女病人的一种癔病症状的起源是：许多年前她曾有一个一出现就被排斥到无意识中的愿望。她希望当时正在和她谈话的男士会一把抱住她并给她一个吻。有一次在治疗结束后，女病人内心又产生了这一愿望，不过这次是针对我。她被自己的愿望吓着了，整夜都无法入睡。她虽然还是继续来治疗，但几乎就不配合。当我得知并排除了这一障碍后，分析就能继续下去。后来我看到，这个使女病人如此惊吓的愿望正是下一个致病回忆，这一回忆也是逻辑关系所要求的。也就是说事情是这么产生的：一开始是愿望的内容出现在女病人的意识中，但她并没有回忆起这个愿望原来产生时的情况。这一存在的愿望随后通过控制意识的强迫联想与我这个给她治疗的人联系在一起。在这种"不匹配"中（被我称为错误的连接）当年迫使女病人拒绝这一不该有的愿望的情感又被唤醒。我已经了解这些，所以每次遇到我被牵涉进去的情况，我就知道，这又是一次转移和出现错误的连接。奇怪的是女病人每次都会成为错觉的牺牲品。

如果医生无法处理这三种情况产生的阻抗，就不可能把分析进行到底。但如果医生知道，像对待老的症状一样对待这一按照老的模式产生的新症状，就找到了正确的途径。医生首先的任务是要让病人意识到这一"障碍"。例如有一次我在治疗一个女病人时，手压法突然不起效了，而我完全有理由相信，出现了一个在（2）中提到的一种没有意识到的想法，我第一次对女病人发动了突然袭击。我对她说，肯定有一个妨碍继续治疗的障碍，手压起码能让她看到这一障碍，然后我就按她的脑袋。她吃惊地说道："我看见您坐在这里的沙发上，这不是很荒唐吗？这是什么意思？"这时我就向她做出解释。

在另一个女病人身上，"障碍"总是不直接表现在病人受到的压力上，但只要我能让女病人回到这一障碍发生的时刻，每次都能证明这一障碍的存在。而手压法从来不会拒绝我们到达那一时刻。在找到和证明障碍存在时，就克服了第一个困难。但另一个更大的困难依然存在。这个困难就是要促使女病人说出来，在什么地方存在着个人关系，第三个人在什么地方与医生这个形象联系在一起。我一开始对这些附加的心理治疗工作很是不满，一直到我学会了认识整个过程中规律性的东西，我发现，这样的转移并不会带来过多的工作。对女病人的治疗工作没有变化：仍然是克服令她尴尬的情感，允许她在一段时间怀有这样的愿望。女病人在治疗中是把过去的心理厌恶作为分析的题目,还是拿上文提及的例子来说,这毫不影响分析的成功。病人逐渐地也会认清,转移到医生身上是一种强迫和假象,同结束分析的目的背道而驰。但我认为,如果我没有对病人清楚地说明"障碍"本质的话,我就会让病人的一个新的、尽管比以前要弱的癔病症状取代一个自发产生的症状。

现在,我认为我已经对如何进行这样的分析以及在分析中所获得的经验进行了足够的阐述。我介绍的内容也许会使某些东西看上去比原来的样子更为复杂。在分析过程中,许多东西是自然而然产生的。我叙述了分析的困难,并不是为了造成如下印象:分析对医生和病人都提出如此高的要求,因此只有在少数情况下,才值得使用发泄方法。我的医疗行为的前提恰恰相反——如果我不充分重视神经症治疗中更为重要和更全面的话题的话,我当然无法列举这里所描绘的方法的指标。我常常把心理治疗的发泄方法同外科手术进行比较,把我的治疗称为心理治疗手术,如同打开一个化脓的伤口,或挖掉骨疽,等等。这样的比喻侧重点不在于去掉生病的部位,而是为治疗过程创造更好的治疗条件。

当我对我的病人保证用发泄治疗的方法能帮助他们或减轻他们痛苦的时候,我常常会听到他们的反对意见:您自己说的,我的痛苦也许是同我的状况和命运联系在一起的,而这些东西是您无法改变的,那您想用什么方式来帮助我呢? 对这样的疑问我的回答是:"我毫不怀疑,命运会比我更容易解除您的痛苦。但如果我们能把癔病给您带来的痛苦转换成普通的不幸,就有了很大的成功。然后,您就会相信,您重新获得了健康的心灵生活,肯定能更好地对付普通的不幸。"

三、弗洛伊德式的心理分析方法

　　弗洛伊德使用的、被他称为心理分析的心理治疗的独特方法，来源于所谓的宣泄法，弗洛伊德同布劳尔一起在1895年发表的"癔病研究"一文中曾介绍了这种宣泄。宣泄法是布劳尔的发明，大约十年前，布劳尔借助这一方法首先治愈了一个癔病女患者，并在治疗过程中了解了其症状的病因。正是在布劳尔个人的鼓励下，弗洛伊德也采用这一方法，并在许多病人身上试验这一方法。

　　使用宣泄法的先决条件是，病人是能被催眠的，这一方法的基础是扩展意识，而在催眠中会出现这一现象。其目标是消除症状，通过让病人回到第一次出现症状的心理状态来做到这点。被催眠的病人会出现回忆、想法和冲动，这些东西以前从来没有出现在他的意识中。当病人在强烈的感情支配下，把他的这些心理过程告诉医生后，症状就会消失，而且也不会重新出现。两位作者在他们的共同著作中解释了这种定期重复出现的经验，即症状取代了被压抑和没有进入意识的心理过程，也就是症状是心理过程的（转换）变化。他们认为，他们这一方法的有效性源自排除迄今为止"被卡住"的情感，这些情感附在被压抑的心理行为上（发泄）。但心理治疗简单的公式几乎每次都会复杂化，因为实际情况表明，不只有唯一的一个（创伤）印象，在大多数情况下是一系列很难被看清的印象参与了症状的形成。

这就是说，宣泄法的主要特征是（这一特征也使这一方法区别于心理治疗所有其他的方法）并不是通过医生提出的诱导性禁令，来达到治疗效果。这一方法更多的是期待：如果一种根据心理机制的一些先决条件建立的手法，能成功地把心理过程带往另一个途径，而不是迄今为止形成症状的途径，症状就会自行消失。

弗洛伊德对宣泄法做出的改变一开始是技术上的改变，但这些改变产生了新的结果，也必然产生对治疗工作的另外一种理解，当然这一理解与先前的理解并不矛盾。

如果说宣泄法已经放弃了诱导作用，弗洛伊德则又往前走了一步，他也放弃了催眠。他现在的治疗方法是：让病人在不受任何其他影响的情况下，在一个沙发床上安静地躺下，而他自己则坐在病人后面的一张椅子上，病人看不到他。他甚至不要求病人闭上眼睛，并避免病人接触他，以及一切让人想起催眠的手法。这样的治疗时光就像是两个同样清醒的人的一次谈话，其中一个人的肌肉完全不用紧张，并不会有任何转移注意力的感官印象，而这些东西会妨碍病人把注意力集中到自己的心理活动上。

众所周知，是否能催眠完全由病人说了算，即使医生想尽了办法，也无法改变这一状况。而且许多患有神经症的病人也无法被催眠，所以通过放弃催眠就保证了可以把弗洛伊德的方法用在不受数量限制的病人身上。另外一方面，现在也不需要扩大意识了。扩大意识的作用是向医生提供回忆和想象的心理素材，借助这些素材可以实现症状的转化和情感的解放。但如果没有东西来替代这一点，也就谈不上治疗效果了。

弗洛伊德在病人突然产生的想法中找到了足够的替代品。这些想法是病人不情愿的想法，在大多数情况下，病人感觉这些想法会起干扰作用,所以在一般情况下就会被排除,这些想法总是会破坏病人叙述的关联性。为了掌握这些想法,弗洛伊德要求病人完全投入到他们的叙述中去,"就像是人们在谈话中所做的那样,越谈越多,论十及百,论百及千"。他在要求病人详尽地叙述自己的病史前,一再提醒病人要把所有经过大脑的东西都说出来,即使他们认为,这些东西并不重要或者与疾病没有关系或毫无意义。医生强烈要求病人,不能因为这样的告知会令他们感到羞惭或尴尬,就不说出来。弗洛伊德努力地在那些一般来说会被忽视的想法上找到心理素材,在这一过程中,他观察到许多决定他观点的东西。在病人叙述自己的病史时,会暴露病人的回忆有许多漏洞,有的是因为真正的过程确实被忘记了,有的是因为时间关系混乱或因果关系中断,以至于产生不可理解的情感爆发。如果没有各种形式的记忆缺失,就不会有神经症病史。如果医生迫切要求讲述者通过集中注意力来弥补记忆的漏洞,医生就会发现,病人会使用一切批判的手段来压制所有会出现的想法,一直到回忆真的出现,病人终于直接感觉到不舒服。弗洛伊德从这一经验中得出的结论是,记忆缺失是一种过程的结果,他把这一过程称为排斥,他认识到排斥的动机是不快乐的感觉。他认为,通过阻抗能感受到形成这一排斥的心理力量,而这一阻抗就是不让病人治愈。

阻抗的因素成为弗洛伊德理论的基本点之一。但他把所有在各种理由下(上面提到的理由)被铲除的想法都看作被排斥的心理结构(思想和冲动)的衍生物,看作这一心理结构的扭曲,其原因是存在着反对进行复制原先心理结构的阻抗。

阻抗越大,这一扭曲也越厉害。正是在那些无意识的想法与被排斥的心理素材之间的关系中,存在着对心理治疗工作的价值。如果医生拥有一个方法,这一方法能从病人的想法入手进入被排斥的想法，从扭曲出发进入被扭曲的东西，这样就是在没有催眠的情况下，也能使心灵生活中过去无意识的东西进入意识的范围内。

弗洛伊德以此为基础构建了一种解析艺术，这一艺术的功能是：从无意的突然产生的想法的"矿石"中，找到被排斥的想法的"金属"含量。这一解析工作的对象不仅是病人突然产生的想法，而且还包括病人的梦，这些梦打开通往认识无意识的东西的直接通道、通往病人无意和无计划的行为（症状行为）以及病人在日常生活中的混乱行为（说错，拿错东西等）。弗洛伊德还没有公布这一解析技术的细节，或实施技术的细节。按照他的暗示，那是一系列通过经验获得的规则，如从突然产生的想法中恢复没有意识到的素材；还有就是提出一些指示：当病人突然产生的念头不起作用，以及在进行这样的治疗中会出现的有关最重要的阻抗的经验时，我们应该如何去理解这些现象。1900年，弗洛伊德出版的《梦的解析》这本内容丰富的书，应该被看作了解这一技术的先导。

也许有人会从有关心理分析方法技巧的这些暗示中得出如下结论：发明者操了多余的心，并错误地放弃了没有那么复杂的催眠方法。但一方面一旦学会这一技巧，心理分析更容易操作，而不是像看上去那么复杂。另一方面，没有其他能达到目标的途径，所以比较辛苦的途径仍然是最短的途径。对催眠法的指责是，它会掩盖阻抗，从而会使医生看不清心理力量的游戏。催眠法不是消除阻抗，而仅仅是回避阻抗，所以只会产生不完整的信息且只能获得暂时的成功。

可以通过不同的表述形式来描绘心理分析努力要完成的任务，但这些表述形式按其本质都是一样的。我们可以说，治疗的任务就是要找回记忆缺失。如果所有的回忆漏洞都填满了，心理生活的所有谜一般的情感发作都得到了说明,那么症状就不可能继续,就不会形成新的痛苦。也可以用另外的表述来说明:一定要消除所有的排斥,然后心理状态就会成为一种没有遗忘的状态。更为广泛的表述是:关键是要使意识能意识到无意识的东西,这一点是通过克服阻抗实现的。但我们在此时不能忘记,这样的一种理想状态就是在正常人身上也不存在,我们只有在很少的情况下,才可以使治疗朝这个方向努力。正如健康和疾病原则上并没有分开,仅仅是通过一个实际可以确定的界限而分隔,所以我们永远只能把病人的实际治愈、建立他的行为和享受能力作为治疗的目标。在治疗不完整或成果不完整的情况下,我们能做到的主要就是大大提高病人心理的一般状况,症状虽然继续存在,但对病人的意义不大,人们不会再把他看作是病人了。

除了一些小的变化外,治疗方法可以针对复杂癔症的所有症状以及强迫神经症的所有状况。但不能说这一方法可以毫不限制地使用。心理分析方法的本质,从需要进行治疗的人的角度出发,同时在考虑病状的情况下,设定指标并指明禁忌证(不宜使用某种疗法)。对心理分析来说,最合适的情况是慢性神经症患者,这些人的症状不那么厉害或不具有危险性,包括所有类型的强迫症、强迫思维和强迫行为,以及以恐惧和丧志为主的癔病,还有就是所有具有身体症状的癔病。但如果医生的主要任务是迅速消除症状,如厌食症,就不适合用这种方法。在癔病紧急发作时期,我们必须等待病情出现缓和的阶段。对所有神经高度疲劳的病例,必须避免使用下面的方法,即本身就很吃力、很慢才能取得进步,并在一段时间内会不顾及症状的方法。

对那些适宜做心理分析的人也要提出多种要求。首先他们必须要有正常的心理状态。如果病人陷入混乱状态或感伤的抑郁状态,就是对癔病患者,这一方法也会无济于事。另外,病人也应有一定的智力和伦理水平。如果遇到毫无价值的病人,医生很快就会失去深入了解病人心灵生活的兴趣。明显的性格扭曲、确认的心理结构退化的特点在治疗中,会表现为是不可克服的阻抗的源泉。在这个意义上,心理结构确实限制了心理分析的治愈能力。还有就是超过五十岁的人也不太合适做心理分析,因为无法掌握这么多的心理素材,需要治疗的时间过长,而且病人取消心理过程的能力已经开始衰退。

尽管有以上这么多的限制,但适合进行心理分析的人还是特别多。按照弗洛伊德的看法,通过这一方法能大大提高我们的治疗能力。弗洛伊德需要半年到三年的时间治愈一个病人。但他也说了,迄今为止由于不同的、完全能猜得出来的原因占大多数的情况,他只能在严重的病人身上试验他的治疗方法。这些病人多年患病,没有自理能力,其他所有的治疗方法都已使他们感到失望,所以会求助于他的新方法,即那个被他人怀疑的方法。病情较轻的病人所需的治疗时间要短得多,在预防发病方面也会取得特别的效果。

四、关于心理治疗

先生们，自从我应你们已经去世的主席冯·莱德尔教授的邀请给你们介绍癔病这个话题以来，大约已经过去八年了。在这之前（1895）我同约瑟夫·布劳尔博士一起发表了"癔病研究"一文，并在新的认识的基础上（这一新的认识归功于布劳尔这位研究者）试图引进一种治疗神经症的新方法。令人高兴的是，今天我可以告诉大家，我们付出的努力有了成果。我们在文章中提到的一些内容：如通过压抑情感而造成的心理创伤是如何发挥作用的、把癔病症状理解为一个从心灵转换到身体的刺激所造成的结果、我们命名为"宣泄"和"转换"的概念，现在都已经被大家所熟知和被理解。在描绘癔病时（至少在德语地区）大家都会考虑到这些观点，所有的同行或多或少也都会同这些观点打交道。尽管如此，我还是希望，这些尚在新鲜阶段的内容和概念还能引起大家的新鲜感！

但我不能用同样的话来评论治疗方法，这一治疗方法是同我们的理论一起介绍给同行的。今天治疗方法还在为得到承认而努力。也许这里有一些特殊的原因。当时方法的技术还不完善，我无法在文章里给那些医生读者提出一些能使他们独立使用这一方法的指示。但除此之外肯定还有一般的原因。一直到今天，对许多医生来说，心理分析看上去像是现代神秘主义的产物，与基础为生理学的物理生物手段相比，使用这一方法是不科学的,不值得自然研究者关注。现在请允许我向你们介绍心理治疗,并指出这样的结论在哪些地方是不正确或错误的。

首先我要提醒大家的是,心理治疗不是现代治疗方法;相反,是医学所能使用的最古老的治疗方法。在勒文费尔德的内容丰富的作品(心理治疗全书)中,你们可以读到,哪些是最简单的方法和古代医学的方法。你们会把其中大部分的方法列为心理治疗方法。为了治愈病人,医生让病人进入"充满信任的期待"状态,一直到今天,这样的状态还在为我们服务。就算在医生找到新的治疗手段以后,这种或那种形式的心理治疗方法也从来没有在医学中消失。

第二点是我要让大家注意以下事实:我们这些做医生的不会放弃心理治疗,因为在治疗过程中值得关注的另一方,也就是病人,也没有放弃心理治疗的意图。你们都知道,在这方面我们是多么感谢南锡学派(利伯特·伯恩海姆)的教诲。取决于病人心理状态的因素,会对医生采取的每一种治疗方法产生影响,尽管我们并没有刻意这么要求,在大多数情况下,这一影响是积极的,但常常又是消极的。我们学会了把这一事实称为"诱导",莫比乌斯教导我们说,我们之所以抱怨有的治疗方法效果不稳定,其原因就是这一强大因素产生的干扰作用。我们这些医生,在座的各位,我们一直在做心理治疗,只是有时你们并不知道罢了,或并没有打算这么做。但是这么做有一个不利之处,那就是你们把心理因素对病人的影响完全交给了病人。在这种情况下,这一因素就会得不到控制,掌握不了尺度,也就不可能增加影响。这么看起来,医生把握这一因素,希望能有目的地利用其作用,并能调控和加强这一因素的努力不就是很有根据的吗?而具有科学性的心理治疗要求你们做的无非就是这一点。

我的同行们，我要谈的第三点是，我希望你们注意自古以来就有的经验，那就是心理影响对有些痛苦，特别是对神经症病人的痛苦产生的作用超过任何药品。不是药品，而是医生，也就是医生的人格，医生通过自己的人格产生的心理影响能治愈这类病人，这句话并不是出自当代，而是古老年代医生的话。我知道，先生们，你们很喜欢美学家费肖尔在他的《浮士德讽刺》一文中（《浮士德》第三部分）借助经典表达的观点：

　　"我知道，身体上的东西常常会对道德起作用。"

　　那么用道德的手段，也就是心理的手段对一个人的道德产生影响，这样的提法不是更恰当和更能经常得到兑现吗？

　　心理治疗有许多方式和途径。所有能达到治愈目标的方式和途径都是好的。一般来说，我们安慰自己的话就是：一切会重新好起来的！我们面对病人经常会这么讲，这种说法也是心理治疗的一个办法。只是当我们更深入了解神经症本质时，就不会只局限于安慰。我们开发了催眠诱导的技术，以及通过转移、练习和唤起符合目的的情感的心理治疗技术。我不轻视任何一种技术，只要在合适的条件下都会使用这些手段。如果说，我在现实中只使用一种治疗方法，也就是被布劳尔称为"宣泄"，而我更喜欢称之为"分析"的方法，是主观动机起到了决定作用。鉴于我本人参与了这一方法的提出，我感觉到自己有责任去研究和完善这一技术。我可以说，心理治疗的分析方法产生的效果最深入，也最广泛，通过这一方法也能使病人得到最大改变。即使我暂时脱离治疗的立场，我也完全可以说，这一方法是最有意思的，并能让我们了解病状的产生和关联。由于这一方法让我们认识到心灵疾病的机制，因此它完全有能力超越本身，给我们指出通往其他可以产生心理影响方式的途径。

　　在谈到心理治疗的宣泄或分析方法时，请允许我纠正一些错误并给予一些说明。

（1）我发现，人们常常把这一方法同催眠诱导治疗混淆在一起。我之所以会发现这点，是因为一些同行常会把病人送到我这里来，虽然我并不是他们的委托人。当然都是些难以治愈的病人，说是要让我给他们进行催眠。但我不做催眠治疗（除了进行个别的试验外）已有八年之久。一般来说我会给这些同行建议：相信催眠的人应该自己来做，然后就把病人退回去。事实上，在诱导技术和分析技术之间存在着可能是最大的区别，这种区别同伟大的达·芬奇曾经把艺术形式区别为增加法（per via di porre）和删减法（per via di levare）非常相似。达·芬奇说，绘画是增加法，就是把色块从原来的地方放到没有色彩的画布上。相反，雕塑是用删减法，它是从石头上取走塑像不需要的东西。诱导技术试图用增加法，这一技术不关注症状的出处、力量和意义，而是放上去某些东西，也就是进行诱导，希望力量足够大到阻止致病的想法的表达。相反，分析治疗不是要强加于某些东西，不是要引进新的东西，而是要取走东西，找出来东西，为了这个目的，这一方法关注的是症状的形成以及致病想法的心理关系，而消除致病想法是这一方法的目的。在研究的道路上，这一方法大大促进了我们的理解。我很早就放弃了诱导技术和利用诱导技术的催眠，因为我怀疑，把诱导做大和做扎实到足以能持久保持治愈的目的是否可行。在所有病情严重的病例中，我看到诱导的作用会重新消失，然后病状又恢复或出现新症状取代旧症状的情况。除此之外，我发现这一技术没有能力让我们看到心理力量游戏的真相。例如，我们看不到阻抗，病人利用这一阻抗坚持自己生病的状态，也就是说病人利用阻抗来抵制痊愈，而只有阻抗才能使我们理解病人生活中的行为。

（2）我觉得还有一个错误在同行中流传甚广，那就是他们认为,研究病因的技术以及通过这一技术消除病状现象是很容易并且想当然的。我之所以得出这一结论,是因为许多对我的治疗感兴趣的人和对这一治疗做出自信判断的人,他们从来就没有问过我,我究竟是如何做的。造成这一现象的唯一原因是,他们认为,这种方法是理所当然的,没有什么可问的。有时,有人对我说的话也会让我瞠目结舌,例如在某个医院的某一个科,主治大夫让一位年轻大夫对一个癔病患者做"心理分析"。我深信,没有大夫在没有确信这位年轻大夫熟悉组织病理学的情况下,会让他去检查一个摘除的肿瘤。此外,我也听说,有些同行居然安排与病人的谈话时间,以对病人进行心理治疗。而我绝对相信,他根本就不了解进行这种治疗的技术。他肯定是期待,病人会把自己的秘密告诉他,或通过忏悔或流露真情的某种方式来进行治疗。如果受到这种治疗的病人病情不是好转而是恶化,我一点也不会感到奇怪。因为心灵这个乐器是不容易弹奏的。在遇到这种情况的时候,我会想起一位世界著名的神经症患者的演讲。这位患者当然从来没有受到过治疗,而只是生活在一位大作家的想象中。我指的就是丹麦王子哈姆雷特。国王把两位宫廷侍从罗森格兰兹和吉尔登斯吞派到哈姆雷特身边,让他们观察他,并要找到造成他情绪不好的秘密。哈姆雷特拿了一支笛子,请求折磨他的人中的一个吹笛子,告诉他这和撒谎一样的容易。那个侍从拒绝这么做,因为他根本就不会吹。哈姆雷特没法说服他吹笛子,所以就发怒了:你们看看,你们想把我变成怎样一文不值的东西?你们想在我身上吹出调调,你们想知道我内心的秘密,你们要从最低音吹到最高音。而在这个小小的乐器里有很多的音乐,神奇的声音,你们却无法让它说话。打一个赌,你们以为我比笛子好吹吗?你们可以把我说成是任何一样你们想要的乐器,你们虽然可以让我走调,但你们什么也得不到。

（3）你们会从我的一些看法中猜出来，分析治疗是具有一些特点的，这些特点使这一方法远离医学治疗的那种最理想的状态：以快速、安全、舒适的方式来治病。研究和求索不会预示很快就会获得成功。阻抗的提出也会让你们对出现的不舒服的情况做好准备。心理分析方法当然对病人和对医生的要求都很高，这一方法要求病人有充满正直感的牺牲精神，需要很多时间，因此费用也很高。对医生来说，同样需要付出很多时间，再加上医生学习和运用技术也非常辛苦。我自己也理解，为什么有人想使用更为舒服的方法，如果这些方法也能达到效果的话。关键是效果，如果更为困难和需要更长时间的方法，与更为容易和时间比较短的方法相比可取得更多效果的话，那么使用更困难的方法是值得的。你们可以想一想，治疗狼疮的芬森治疗方法要比以前通用的烧灼和刮掉的方法要不舒服和贵得多，但确实是一个很大的进步，因为效果好得多，这种方法可以根除狼疮。我并不是非要证明这一比较的可信度，但心理分析方法应该享受类似的地位。事实上，我只能在病情比较重和最重的人身上完善和试验治疗方法。我的病人都是些已经试过所有的方法但都无效的病人，而且在医院里都住了数年之久。我的经验也不足以多到可以对大家说，我的治疗在那些病情比较轻、阶段性发病的病人身上是如何起作用的。我们看到这些病在各种形式的影响下有时会自行治愈。心理分析治疗是在那些持久没有生存能力的病人身上发展而成的，也是为这样的病人出现的。这一方法的胜利表现在，它使不少这样的病人重新获得持续生存的能力。面对这样的成功，所有不满的理由都是微不足道的。我们不能对自己隐瞒的一点是，我们在病人面前总是不承认，神经症对深受疾病折磨的个人来说不亚于恶病质，不亚于任何一种令人担心的一般病痛。

（4）鉴于我的工作实际操作的局限性，这一治疗方法的指标和禁忌证不能最终确定下来。为此，我想就一些问题与你们商讨：

（a）医生不能只看病情，而忽略病人其他的价值，要拒绝那些没有起码文化程度和可靠性格的病人。我们不能忘记的是，也有什么都不行的健康人，我们倾向于把这类人的非生存能力归结为疾病，只要他们有一丝神经症的迹象。我的立场是，神经症不是给它的病人打上退化的记号，但在同一个病人身上，神经症常常会同退化的现象一起出现。分析心理治疗法不是处理神经症患者退化的方法，相反它面对退化是无能为力的。另外，如果病人自己没有感觉到因为痛苦必须要去看病，而是在家属的威逼下求医，那么在这些病人身上也不能使用这种方法。对具有什么样特点的病人可以使用心理分析治疗，这种治疗在什么样的病人身上可以起效，这些问题我们必须从另一个角度出发来进行探讨。

（b）保险起见，要把选择病人的范围局限于正常状态的病人，因为在心理分析方法中，我们是从这一状态出发掌握病状的。精神变态、陷于混乱状态的人和有深度（我想说的是由毒素引起的）情绪败坏的人对心理分析来说也是不适合的，起码从目前使用这一方法的情况来看。我并不排除，在适当地改变方法的情况下，可以忽视这些要求而进行对精神变态者的心理治疗。

（c）在选择病人时，也要考虑病人的年龄，也就是接近五十岁或超过五十岁的病人一般缺乏心理过程的可塑性，而治疗是需要这点的（老年人是无法达到疗效的）。另外一点是，要处理的心理素材会无限期地延长治疗的时间。医生可以自行决定最低年龄的界限。没有进入青春期的年轻人常常是最能被影响的。

（d）如果要立即消除会产生危险的症状，例如神经性厌食症，就不能采用心理分析。

你们现在肯定获得了这么一个印象，那就是分析心理治疗的使用范围是很有限的，因为你们刚才听到的只是有关禁忌使用这一方法的内容。实际情况是，有足够的病人和疾病可以试验这一方法。带有一些遗留病状的癔病慢性形式、强迫状态、意志缺失和其他类似疾病的很大一部分都能使用这一方法。

令人高兴的是，医生最能提供帮助的是那些最有价值以及各方面素质都很高的人。我们可以欣慰地对自己说，凡是使用分析治疗方法只能达到甚微效果的地方，其他的治疗方法就会完全没有效果。

（5）你们肯定会问我，在使用心理分析方法时，是如何对待可能会造成破坏的情况。我的回答是，你们只要愿意公正地做出判断，能用你们对其他治疗方法的善意的批评来对待我们的方法，你们一定会同意我的看法，即在做专业的分析治疗时，不用担心会出现对病人损害的情况。那些习惯于把所有在一个病例中产生的情况都归结为是治疗引起的外行，也许会得出另外的结论。不久前，他们对我们的水疗法诊所也提出了类似的偏见。一个本来被医生建议要去做水疗的病人开始顾虑起来，因为他的一个熟人进医院的时候是神经症患者，在医院里却真的疯了。正如你们所猜测的那样，这里涉及的是有初级脑软化症状的病人，在开始阶段，这样的病人还可以进行水疗，但在医院里，病情不可抵挡地发展到完全的精神错乱。对外行来说，水就成为这一可悲变化的首恶。只要出现新的治疗方法，就是医生们也不能避免做出这样错误的判断。我想起来，有一次我对一个妇女进行了心理治疗的尝试。这位妇女有很长一段时间是在躁狂和抑郁症的交替过程中度过的。我接管她的时候正好是一段抑郁期结束的时候，整整两星期她的状况都很不错。到第三个星期我们就处于新的躁狂期开始的阶段。这时，肯定会出现病状自发的状态，因为在两个星期内，分析治疗方法是不可能取得什么成果的。但那位和我一起会诊病人的杰出医生（这位医生现在已经过世）还是忍不住说了这么一句话：心理治疗对病人的"恶化"状态要负一定的责任。我深信，他在其他的情况下所下的结论一定要比这厉害得多。

（6）最后，同行们，我要对自己说，我为了心理治疗占用你们这么长的时间，如果我不告诉你们这一治疗的内容和基础就太不像话了。因为时间的关系，我只能简单地提一下。这一治疗的认识基础是：没有意识到的想象（更确切地说是对一些心理过程的无意识）是病状的直接原因。我们同法国学派（伽列）的观点是一致的。此外，这一学派还以一种过分的图解化的方式把癔病症状归结为是没有意识到的固定想法。你们不用担心，我们是否太深地介入最隐蔽的哲学范畴。我们所说的无意识到东西并不是哲学意义上的没有意识。此外，大多数的哲学家根本就不想了解"无意识的心理内容"。但你们如果站在我们的立场，你们就会认识到，如果病人心灵生活中的这种无意识的东西转换成一种意识到的东西，必定能成功地纠正病人与正常状态的偏离，并取消控制病人心理生活的强迫。因为有意识的意志同有意识的心理过程的作用是一样的，而每种心理强迫是以无意识的东西为根据的。你们也永远不用担心，病人在受到冲击的情况下，由于无意识东西进入到有意识的区域时会给病人带来伤害，因为你们可以在理论上说服自己，即变成自觉意识到的激动所产生的身体和情感效果，永远不会像无意识的东西产生的效果那么大。我们之所以能控制我们的情感冲动，就是因为我们把与意识联系起来的心灵最高力量用到冲动上来。

但你们也可以选择另外一种理解心理分析治疗的立场。揭示和转换无意识的东西是在病人的不断阻抗下进行的。无意识东西的出现是同反感联系在一起的，出于这种反感，病人会不断地拒绝无意识的出现。你们就要干预病人内心生活的这一矛盾。如果你们能成功地让病人出于更好的认识而接受某些东西，而这些东西又是他的反感自动拒绝的，这样你们就对病人做了一定的教育工作。这当然也是教育，正如你们能让一个不愿意早起的人能早起一样。你们可以把心理分析治疗理解为为了克服内心阻抗所做的弥补教育。鉴于性生活的心理因素，这样的弥补教育对神经症患者来说就更为必要。文化和教育的确在任何地方造成的伤害都不会比这方面大。而且你们的经验会告诉你们，就是要在这里找到神经症病人可以调控的病因。而另一个病因，结构上的原因对我们来说是不可改变的。但就是这里也会生成一个对医生来说重要的要求。医生不仅要有完整的人格（"道德是不言而喻的"，正如 Th. 费肖尔的作品《也是这么一个》中的主人公惯常说的那样），医生本人还要克服好色和古板的混合特点，可惜的是，很多人就是抱有这样的态度来对待性问题的。

这里也许可以提一下另外一个观点。我知道，我提出的性对形成心理神经症的作用的观点为很多圈子里的人所熟悉。但我也知道，在这方面提出限制和做出更详细的要求对很多人来说不会有成效。老百姓能在记忆中保留的东西并不多，对某种看法也只有大概的了解，他们自己会创造容易记住的极端结论。有些医生也许也会有这样的感觉。在这些人看来，我的理论的内容无非是把神经症病人的出现归结为性生活的匮乏。但在我们社会的生活条件下，是不缺乏性生活的。在这样的前提下，很可能就会避开心理治疗艰难的道路，取而代之的是推荐性生活为治疗手段！我现在还不清楚，什么东西可以促使我去驳斥这一结论，如果这一结论能被证实的话。但情况完全不是这样。需要性生活和性生活的匮乏，这仅仅是影响神经症病人机制的一个因素，如果只有这个因素，那后果就不是疾病，而是纵欲。另外一个不可缺少的因素也是人们容易忘记的因素，就是神经症患者对性的反感。他们没有爱的能力，他们身上具有被我称为"排斥"的心理特点。只有这两种努力的冲突中才会出现神经症，所以劝说心理神经症的病人要多过性生活，只有在很少的情况下才有效。

让我以这一不同看法来结束我的演讲。我们希望，你们能从敌对的偏见中解放出来，之后你们对心理治疗的纯粹兴趣就会帮助我们，并能在治疗比较重的精神神经症病人方面取得可喜成果。

五、心理分析治疗的未来机遇

先生们,今天我们聚集在一起是为了一个非常实际的目标,所以我也要选择一个实用的话题作为这次会议第一个报告的内容,我不想唤起你们对科学的兴趣,而是要唤起你们作为医生的兴趣。我并不想谈论,你们会如何评价我们的治疗成果。我假设,你们中的大多数人已经超越了最初两个阶段,即对治疗效果出人意料地大幅提高表达喜悦,和遇到那么多困难表达沮丧,这些困难阻碍我们的努力治疗。但不管你们个人现在是处于哪一个发展阶段,我今天要告诉你们的是,我们利用我们的辅助手段战胜神经症的工作绝对没有结束,我们在不久的将来还能期待我们的治疗机遇大大改善。

我想,我们会从三个方面得到加强:

(1)通过内部的进步。

(2)通过权威的提升。

(3)通过我们工作的一般效果。

在(1)方面,我要说的是,我把"内部的进步"理解为:(a)我们在分析认识方面的进步,(b)我们在技术方面的进步。

(a)有关我们认识方面的进步:我们当然还没有掌握理解病人无意识方面所需要的一切。但有一点是清楚的,那就是我们在认识方面的每一个进步意味着治疗能力的提高。只要我们什么也不理解,我们也就无可奉告。我们学会理解的东西越多,我们能做的就越多。最初阶段的心理分析是残酷无情并让人疲惫不堪的。病人必须说出所有的东西,而医生的任务则是不停地要求他说。如今的情况看上去要友善得多。分析由两部分组成,一部分是医生猜出来并告诉病人的东西,第二部分是医生对病人说的话进行加工。我们帮助病人的机制很容易理解。我们给予病人可以意识到的期待的想象,病人根据这一想象的相似性,在自己身上寻找被排斥的意识不到的东西。这是一种思维上的帮助,可以帮助病人克服有意识和无意识之间的阻抗。我要顺便提醒你们的是,这不是在心理分析中使用的唯一机制。你们所有的人都了解那种更有力的机制,这种机制是在利用"移情"时使用的。我将努力地在《心理分析的一般方法论》一文中,处理所有重要问题,以便大家理解心理分析方法。我也不需要去反驳你们提出的异议,即在今天的分析实践中,证明我们先决条件正确性的力量有点被掩盖了。你们不应忘记,应该在别的地方去寻找这些证明,同时,一种治疗手法的实行不可能等同于理论考察。

现在让我提及一些领域,在这些领域里我们肯定会学到新的东西,而且确实是每天都能学到新东西。这首先是指梦和无意识的象征意义。正如你们知道的那样,那是一个被激烈争论的话题!我们的同事斯泰克尔不顾所有反对者提出的异议,坚持研究梦的象征,这确实是不小的功绩。在这方面我们要学的东西非常之多。我1899年写的《梦的解析》一文希望能通过研究梦的象征进行重要补充。

我想就新认识到的象征中的一个,向你们说上几句:不久前,有人告诉我,一个与我们的关系比较远的心理学家向我们中的一位说,我们肯定是过高地估计了梦的秘密性意义。他经常做的梦是爬一个又窄又陡的楼梯,这肯定与性没有什么关系。

这一不同意见引起了我们的注意,我们对梦中出现的窄楼梯、普通的楼梯和梯子给予重视,很快就确认,又窄又陡的楼梯(或类似的东西)是确凿的性交象征。不难找到这一比较的依据。人们总是按照节奏的间隔,气喘吁吁地来到高处,然后又以快速的步伐回到下面。所以性交的节奏在爬楼梯中得到反映。我们也不要忘记在语言运用方面可以找到的证明。例如,"Steigen"(爬,攀登)毫无疑问是性行为的另一个表达。人们习惯的说法是,这个男人是"Steiger"(好色之徒),在"nachsteigen"(追女人)。在法文中,楼梯的阶梯是: la marche, 而 "un vieux marcheur"就是德文中的"ein alter Steiger"(老色鬼)。有关梦的新象征的素材将会由一个象征研究委员会提供给你们——我们会成立这么一个研究委员会。另一个有趣的象征: 拯救的象征以及其意义转换,你们将在我们年鉴的第二卷里找到有关的资料。但我必须在这里中断这个话题,否则的话我就谈不了其他的内容了。

你们中的每一个人将通过自身的经验确认以下这一点: 在刚刚看清了一些典型病例的结构后,面对一个新病例时,自己会深感不同。请你们设想一下,如果我们能把产生不同形式的神经症的规律性东西压缩成简单公式的话,正如我们成功地为癔病的症状构成所做的那样,我们的诊断结论是不是就会可靠得多。正如助产师是通过检查胎盘得知,胎盘是否全部取出来,是否还留下有害的东西,同样我们也可以在不考虑成功和病人状况的情况下就知道,是否我们的工作终于获效,是否我们还必须考虑复发和新疾病的出现。

(b)我急于要谈一谈技术层面上的革新问题。在这一层面上,大多数的东西还停留在确定定义的阶段,许多东西刚开始清楚。心理分析技术现在有两个目标,一个是减少医生的辛苦,另一个是要给病人打开通往自己无意识的毫无阻挡的通道。你们知道，我们的技术经历了原则上的变化。在用宣泄方法治疗的时候，我们把说明症状作为目标。然后我们离开症状，把揭示"情结"（按照荣格已经变得不可缺少的定义）作为目标。现在我们把我们的工作直接指向发现和克服"阻抗"，而且有理由相信，只要认识并消除了阻抗，情结就会毫无困难地显现。你们中的有些人自那以后就提出了这么一个要求，希望可以看到这些阻抗并要把阻抗加以分类。我请求你们，审视一下你们的材料，看一看，是否以下的总结能得以证明：在男性病人身上，看上去抵御治疗的最重要阻抗出自恋父情结，并且这些阻抗体现在害怕父亲、反抗父亲和对父亲的不信任。

技术的其他革新则牵涉到医生本人。我们注意到了"反移情"，这种反移情是通过病人对医生的无意识感觉所造成的对医生的影响，而且我们不久就会提出如下要求，即医生必须在自己身上认识并克服这种反移情。自从越来越多的人练习心理分析并相互交换经验以来，我们也注意到，每一个心理分析大夫所能达到的高度，就是自己的情结和内心阻抗所允许的高度。所以我们要求他们，要从做自己的心理分析开始，而且在从病人身上得到经验的同时，还要加深对自己的分析。那些在自我分析中一无所获的人，就可以否定自己有给病人分析的能力了。

我们现在越来越接近以下观点，即分析技术要根据疾病形式和病人身上占主要地位的内驱力进行某些变化。我们是从治疗转换癔病入手的，在对焦虑癔病（恐惧症）的治疗中，我们必须稍稍改变我们的做法。因为只要这些病人通过保留恐惧而感到安全的话，就不会说出引起恐惧的决定性素材。当然我们不可能让他们从治疗的一开始就放弃保护机制，并让他们在焦虑状态下治疗。所以我们必须通过翻译他们的无意识，给予他们长期的帮助，一直到他们决定放弃恐惧的保护，而是去面对一个程度弱得多的焦虑。只有他们做到了这点，我们才能得到素材，而掌握这些素材会解决恐惧的问题。对技术的其他变化，我现在一时说不上来，但在治疗强迫症时，变化是必不可少的。特别重要，但至今没有解决的问题会出现在这里，即在何等程度上可以允许病人满足自己被抵御的内驱力，以及这一内驱力本质上是积极的（施虐）还是消极的（受虐），会造成什么样的区别。

我希望，你们将会保留这么一个印象，即如果我们所有的人都清楚所有我们现在只是预感到的问题，如果进行了所有技术的改进后（在病人身上获得更深的经验必定会带来这些技术上的改进），那时我们的治疗手段将会很精确并有成功的保障，而这些东西不是医学的所有专科领域都能做到的。

对（2）我说过，权威的提高可以使我们有许多期待，而随着时间的推移，我们的权威肯定会得到提高。有关权威的意义我不需要给你们说很多。只有极少数的文化人能不依靠其他的人而存在，或可以做出独立判断。你们无法想象一般人对权威是多么渴求以及内心是多么地缺少支柱。自从宗教力量减弱以来，神经症的急剧增加也许会给你们提供一个考虑尺度。巨大排斥所造成的自我贫困化（文化要求每个人做出巨大的排斥）也许就是造成这一状况的最主要的原因之一。

这种权威以及出自这种权威的诱导迄今为止是反对我们的。我们所有治疗方面的成果是通过反对这种诱导所获得的。令人惊叹的是，在这样的情况下居然还能获得成果。我并不想让自己走那么远，以向你们描绘在我一个人代表心理分析那段时间内所遇到的那些高兴事。我知道，我的病人（我向这些病人保证过，我能给他们持续帮助以减轻他们的病痛），在他们看到了我简单的工作环境时，他们也曾想，这个人可没有什么声望和地位。他们看我就像是看赌场上从不出错的赢家,对这样的人,人们会说,他居然有本事,想做出点成就就必须改头换面。那时进行心理手术也确实不是一件舒服的事情,而外科大夫的助手最乐意做的事就是朝手术台吐唾沫;病人的家属,一看到病人身上出血或有不安的动作也会威胁外科大夫。外科手术可以引起各种反应,在外科这一行我们早就习以为常了。但那时人们不相信我,正如今天人们很少相信我们一样。在这样的条件下,有些心理手术肯定会失败。如果我们能获得普遍的信任,为了估计我们治疗机会可能会增加多少时,你们应该想一想土耳其和西方的妇科大夫所处的地位。那些允许妇科大夫做的事,就是给一个手臂号脉,而这个手臂是通过墙上的一个洞伸过来的。医生所能做的也完全符合客体所处的这种不利情况。我们在西方的反对者也想让我们在类似的情况下治疗我们病人的心理疾病。但自从社会的诱导迫使生病的妇女去妇科大夫那里看病以来,妇科大夫就成为生病妇女的帮助者和拯救者。请你们不要说这样的话:即使社会的权威帮助我们,即使我们的成功次数确实大大增加,但这些都不会证明我们先行预判的正确性。看起来诱导能做到一切,不过这样一来,我们的成功就成为诱导的成功,而不是心理分析的成功。社会诱导对在癔病病人身上使用水疗法、饮食疗法和电击疗法非常热衷,但这些措施都不能治愈神经症。将来会证明,心理分析治疗是否能取得更多的成功。

但我现在又要降低一些你们的期待。社会不会使我们很快具有权威。社会必须处于抵御我们的境地,因为我们对社会抱有批评的态度。我们向社会证明,社会本身就对神经症的产生负有很大一部分责任。正如我们通过发现病人被排斥的东西,使我们的每一个病人成为我们的敌人一样,社会也不会用友好的态度来对待我们对社会的危害和缺点进行无情的揭露。正因为我们破坏幻觉,所以人们就会指责我们,说我们把理想置于危险的境地。看起来,我期待我们的治疗机遇会大幅提高的条件是永远不会出现了。但情况当然也不会像大家现在以为的那么无望。正如人的情感和兴趣是那么强大,智慧也是一种力量。那些首先获得地位的人,不一定最终会更安全。一旦被真相所破坏的兴趣和唤起的情感都充分宣泄以后,这些真相最终会被听到和得到承认。事情从来就是这样,将来,我们这些心理分析学家要对全世界宣布的不受欢迎的真相也会遇到这种情况。只是不会那么快就出现,我们还必须等待。

对(3)最终我必须向你们说明,我是如何理解我们工作的"一般效果",以及我是如何会把希望放在这点上的。存在着一种很奇怪的治疗格局,也许这种格局以同样的方式不会出现在其他任何地方。这一格局一开始也会让你们感到陌生,一直到你们认识到其中早已熟悉的东西。你们知道,心理神经症是内驱力扭曲的替代满足产物,人们必须在自己和别人面前否认这种内驱力的存在。这一存在能力基于这一扭曲和认识错误。通过揭开替代满足造成的谜团,以及通过病人接受这一揭示,这些病状就会无法存在。在医学上没有类似的情况。但在童话里你们听到过,有一些凶狠的鬼神,一旦人们对它们说出它们被保密的名字,它们的威力就会失效。

现在请你们把由患有神经症的社会以及由健康人和病人组成的社会取代单个病人的位置,把得到社会一般的承认取代假设可以解决单个病人的问题,简单考虑后,你们就会看到,这种替代不会改变结果。治疗在每个人身上所能取得的成功,也必然会出现在大众身上。只要病人的家属和陌生人(病人在这些人面前是要掩盖自己内心过程的)都了解症状的一般意义,或病人自己知道,其他人马上就能解释他的病状,在这种情况下,病人是不愿意在大家面前暴露各种神经症，不愿意暴露他们为了掩盖仇恨而表现出来的充满焦虑的过分温柔，或是他们因没有实现野心而产生的旷野恐惧症，以及他们的强迫行为（这些行为是对自己凶狠企图的谴责，又是面对凶狠企图的安全保证。但效果不会局限于隐藏症状）在更多的情况下这一点不能实现，因为通过这种必须隐藏的行为，病状就没有实用价值了。告知秘密攻击了"病源方程式"的最棘手处，神经精神疾病就来自这种"病源方程式"。这一告知使疾病对病人不再产生有利之处。所以停止生产疾病就是通过医生的告知而改变状况的最终结果。

如果你们觉得这一希望是乌托邦，那就请你们回想一下，消除神经症现象在这条路上已经是往前走了一大步了，尽管只是通过个别病例。你们可以想想，在较早的年代，农村姑娘经常会出现自己就是圣母的幻觉。只要这种现象会引来很多相信者（有时还会在圣母出现的地方修建小教堂），这些姑娘的幻觉状态就不受任何影响。今天甚至神职人员也改变了对此的态度，他们允许宪兵和医生拜访有幻觉的女人。可自那以后，就很少出现这样的圣女了。或者请你们允许我，同你们一起，通过一个类似的，但要简单得多，因此也容易看清的例子，研究一下我上面提到的将来要完成的过程。你们可以设想一下：由上流社会的一些男士和女士组成的一个小圈子，准备去往一个置身于绿植中的饭店进行一日游。女士们私底下商定，如果她们中的一个人要方便，她就会大声地说，她现在要去采集鲜花了。但一位爱恶作剧的男士发现了她们的秘密，并把这一秘密印在了发给参加者的日程单上：如果女士们要去方便，她们就会说，她们是去采集鲜花。这样，女士们当然就不可能按她们所设计的那样去做，而且如果再采用类似的办法也会很困难。那么结果是什么呢？女士们大大方方地说出了自己要上厕所的愿望，而男士们也都觉得这无伤大雅。现在让我们回到严肃的例子。有很多人因为无力解决生活冲突，于是逃离到神经症里去，从而获得了十分明显、从长远来看付出的代价也太高的生病状态。但如果通过心理分析直接的说明，使他们无法逃离到疾病中去，那么这些人必须做什么呢？他们必须诚实地承认自己内心变得活跃的内驱力，在冲突中坚定不移，将进行斗争或放弃，而在心理分析启蒙后，不可避免会出现的社会宽容则会给予他们帮助。

但我们必须记住，我们不能作为狂热的保健人员或治疗者来面对生活。我们必须承认，用这种理想的姿态来防止神经症，不可能对所有的人都有利。今天逃入疾病的不少人，在我们设想的条件下，无法对抗冲突，而是很快就被毁灭或自己制造灾难，这种灾难要比他自己的神经症还要大。神经症病人具有作为保护机制的生理作用，以及这种作用的社会认同，他们的"生病"不是永远保持纯粹主观性的。你们中的哪一个在寻找神经症的生病原因时，没发现病人不得不把神经症当作所有可能性中最温和的出路？面对充满无法避免的苦难的世界，难道我们非要通过让病人做出巨大牺牲来消灭神经症吗？

我们应该放弃为了澄清神经症秘密意义而做的努力，也就是说，这一秘密对个人来说是危险的，而对社会的运作来说又是有害的？难道我们应该放弃从一个科学的认识中得出实用的结论吗？不，我认为，我们的责任是朝另外一个方向。神经症从整体来看，从结果来说对个人和对社会都是一种破坏。而我们的澄清工作所造成的不幸只是就个别人而言。做出这样的牺牲以回到更符合真理、更有尊严的社会状态是值得的。但最主要的是：生产神经症症状是为一个与现实脱节的幻想世界服务，其所消耗的所有能量虽然不再对生命有好处，但可以增强改进我们文化的呼声,正是在这样的改进中,我们可以看到为我们后代做的庇护。

最后我要以如下的保证,结束我的演讲,即如果你们用心理分析的方法治疗病人,你们是从多重意义上行使你们的责任。你们不仅仅是通过利用唯一的、不可再有的机会来看清神经症的秘密,为科学服务。你们不仅仅给予你们的病人最有效的治疗,以对付病人的痛苦,今天这已经成为我们的信条。你们还对启蒙大众做出了你们的贡献。我们期待大众能通过社会权威这条弯路能最彻底地预防神经症。

六、论"未被认可"的心理分析

几天前，一名年纪较长的女士在一个精心保护她的女性朋友的陪同下，找我看病，这位夫人抱怨她处于焦虑状态。她大约过了四十五岁，保养得非常好，显然还没有完全失去女性的魅力。焦虑发作的起因是与丈夫离婚。据她自己说，自从她去找了郊区的一个年轻的大夫看病后，她的焦虑症越发厉害了，因为那位医生告诉她，她生病的原因无非是缺乏性生活。医生认为，她不能缺少与丈夫的性交。所以对她来说，痊愈的道路只有三条：要么回到她丈夫身边，要么找一个情人，或者就是自己满足自己。自那以后，她就深信，她的病是治不好的，因为她不想回到她丈夫身边，而其他两条出路不符合她的道德观和她的宗教观。她之所以到我这里来，是因为那位医生说了，现在出现了一种新的观念，这一观念应归功于我，他让那位女士到我这里来证实一下他的建议的正确性。这位女士的女友比她还要年长，缺少活力，看上去也不是很健康。她恳求我，要对那位女病人说，医生的看法是错误的。她说，情况不可能是这样，因为她自己守寡已经多年，而且一直是一个人生活，但并没有感到焦虑。

我不想多谈这位女病人的来访使我陷入棘手的处境，而是要来探讨一下把这位女病人送到我这里来的那位医生的行为。在这以前，我要提出一个保留意见，这一保留意见也许（或但愿）不是多余的。多年的经验告诉我（这一经验也可以教会每一个人）不能随便就把病人，特别是癔病患者转述他们医生的话当真。神经科医生不仅会在每种治疗方法中很容易成为病人各种敌对情绪瞄准的目标，医生有时候也不得不通过反射的方式对癔病患者被秘密排斥的愿望承担责任。一个悲伤但具有典型性的事实就是，对医生的指责最容易被别的医生所相信。

我有权希望，来找我看病的女病人所谈论的有关她的医生说的话是有歪曲倾向的。如果我想通过这个例子来谈"未被认可"的心理分析，这么做对这位我本人并不认识的医生也许是不公正的。但我也许就此可以阻止别的医生对病人做出不正确的事情。

我们来假设一下，医生确实说了女病人说的话。

这样的话，每个人很容易提出批评，都会说，如果医生认为有必要，要同女病人就性的问题进行谈话的话，一定要谨慎和小心地从事。但这些要求同遵守某些心理分析的技术规定完全一致。除此之外，医生还对一系列心理分析的科学理论有认识上的错误或误解，从而表现出医生还远不理解心理分析的本质和意图。

让我们先来谈谈后者，即理论方面的错误。医生的建议让我们清楚地看到，他是如何理解"性生活"的，也就是最通常意义上的，即把性要求只理解为是有性交要求或其他的东西，如产生高潮和性排泄。但医生不可能不知道，人们常常对心理分析提出的指责是：心理分析把性的概念扩展，大大超过了一般的范围。这确实是事实，我们现在先不予讨论这一指责是否成立。在心理分析中，性概念的范围要广得多，无论是往上还是往下都超过了通常的意义。这一扩展从遗传学的角度来看是合理的。我们把所有温柔情感的表现都算进"性生活"的范围，这些情感源自原始的性冲动，即使这些冲动原始的性目标受到了障碍，或这一目标被另一个不再是性的目标所取代。因此我们最好是谈

"心理性欲"，并强调不应忽视和轻视性生活的心理因素。在心理分析中，我们对性这个词的理解是包罗万象的，就像在德语中我们理解"爱"一样。我们也早就知道，在性生活很正常的人身上，也会出现心理不满足的现象以及这种不满足带来的各种后果。作为治疗者我们也始终告诫自己，从那些没有满足的性追求来看（其代替满足就是我们需要战胜的癔病症状），常常只有很小一部分能通过性交或其他的性行为得到满足。

那些不同意对心理性欲做出这样理解的人，也就没有权利去运用心理分析中有关性对病因影响的理论。这些人只强调性的身体因素，肯定把问题简单化了，但他们应该对所发生的事情负责。

从上面提到的那位医生的建议中，还能看到第二个同样也是很棘手的误解。

心理分析认为，性的不满足是神经性疾病的原因，这是对的。但心理分析包含的内容是不是更多呢？心理分析的理论是，癔病的症状来自两股势力的冲突，一股势力是（变得过于强大的）力比多，另一股是对性的拒绝。是不是这个理论太复杂了，就必须晾在一边呢？那些不忘记第二个因素的人——这一因素绝对不是处于第二位的因素，也就永远不会相信：性满足本身就是治疗癔病的一般可靠手段。很大一部分的病人在现有的条件下或根本就没有能力达到性满足。如果他们有能力的话，他们就不会有内心的阻抗，而内驱力的强大力量就会给他们指出实现性满足的道路，即使医生不给他们提这个意见。那么那位医生为什么要给这位女士提这个建议呢？

即使这一建议在理论上可以自圆其说，但对这位女士来说，也是不可行的。如果她对手淫和找情人内心没有阻抗的话，她早就采取其中的一种了。难道医生真以为，一个四十多岁的女人不知道找情人一说，或者是他过高地估计了他自己的影响，以至于他认为，没有医生的同意，这位女士是永远下不了决心走出这一步呢？

看起来似乎一切都很清楚，但必须承认，存在着一种因素，这一因素使我们难以下结论。一些癔病状态，所谓的现实神经症以及典型的神经衰弱和纯粹的焦虑神经症，显然取决于性生活对身体的影响，而我们对心理因素的作用以及排斥还没有确定的看法。在这种情况下，医生有必要先考虑一种现实的治疗，改变身体上的性行为。如果医生的诊断是正确的话，这么做也是对的。那位找年轻医生看病的女士主要是抱怨自己的焦虑状态，这位医生很可能认为，这位女士得的是焦虑神经症，所以认为给她推荐一种身体治疗的方法是正确的。这又是一种只图方便的误解！那些因焦虑而感到痛苦的人，不一定就是患有焦虑神经症。这一诊断不是从焦虑这两个字引申出来的。我们必须知道，焦虑症的症状是什么，并要把焦虑症同其他也是出于焦虑而形成的疾病区分开来。按我的印象，我们这里提到的女士得的是焦虑癔病。这种疾病分类上的区别的全部（显然也是足够的）价值在于，焦虑癔病的病因是不同的，所以治疗的方法也不同。那些有机会观察这种焦虑癔病的人，不可能忽视心理因素，而那位医生的建议充分说明，他忽视了心理因素。

奇怪的是，在这位自称是心理分析师的治疗方案中，根本就没有做心理分析。那位女士只需回到她丈夫身边或者通过手淫和找情人，就能摆脱焦虑状态。那什么时候应该做在我们看来是克服焦虑状态的主要手段——分析治疗呢？

这样我们就谈到了技术方面的错误了，这些错误体现在我们刚才提到的医生的行为中。一种早就被推翻、完全是停留在表层的观点是：病人因为无知而感受到痛苦，如果可以通过告知（有关他的病同他的生活之间、同他儿童时代经历的关联）来克服这一无知的话，病痛就会解除。无知本身不是致病因素，而是因为不知道有内心阻抗这一点，正是阻抗造成了无知，而且还一直保留这一无知。治疗的任务就是战胜这些阻抗。告诉病人所不知道的事情和被病人排斥的事情，只是治疗的一个必要准备。如果仅仅让病人知道无意识的东西是如此重要，就如那些不了解心理分析的人所认为的那样，那么病人只需听听报告或看看书，就足以治病了。这些措施所起的作用就如在饥荒年代分发菜单对饥饿的作用。这一比较还有更深的一层，因为让病人得知他自己没有意识到的东西，这么做的后果是，他内心的矛盾会加剧，他的病痛也会越发厉害。

但正因为心理分析必须要告知，所以心理分析规定，只有在两个条件下，才能告知。第一个条件是，病人通过准备阶段已经接近被排斥的内容；第二个条件是，他已经跟随医生跟得非常紧了（移情），以至于他同医生的情感关系已经不可能让他有新的逃跑的可能了。

只有满足了这些条件，才有可能认识到导致排斥和无知的阻抗的原因并能控制这些阻抗。也就是说，心理分析的手段是以同病人有长期接触为先决条件的，试图在病人第一次来求医的时候就把医生猜到的秘密毫无顾忌地告诉病人，给病人以突然袭击，这么做在技术上是令人唾弃的，而且这么做给自己带来的损失是，让医生感受到病人强烈的敌意，医生不可能再对病人产生影响。

我们在这里还没有考虑到的是，医生的猜测有时会是错误的，再说也没有人能猜中所有的一切。通过这些技术规定，心理分析取代了无法把握的、需要一种特殊才能的"医生行为"。

这就是说，了解心理分析的几个结果对医生来说是不够的。

如果医生的行为要受心理分析观点支配的话，其必须非常熟悉心理分析的技术。今天这些技术还不能从书本中学到，肯定需要通过牺牲时间、精力和获得成功找到这些技术。学习这些技术就如学习其他已经掌握的医学技术一样。所以在对我上面提到的病例做出判断的时候，我不认识那位医生，甚至都没有听说过他的名字，这种情况不可能是无足轻重的。

　　无论是对我，还是对我的朋友和同行来说，以这样的方式提出垄断行使一种医学技术的要求，都不是什么令人舒服的事情。但面对"未经认可"的心理分析对病人和对心理分析师会造成危险的事实，我们只能这么做。我们在1910年年初就成立了国际心理分析协会，这一协会的成员都要通过公布名字来表示自己参加协会的诚意，并有责任拒收所有不属于我们的人却也在做医学"心理分析"的人。因为在现实中我已经多次目睹未经认可的医生的误诊，虽然不一定完全反应在具体病人身上。一开始也许会使病人的状态恶化，但最终也治愈了病人。当然不会永远是这个结果，但这种情况确实还不少。在病人长时间地谩骂医生，并且知道如何远离医生的影响后，病人的症状减轻了，或者病人决定要让自己往健康道路上迈出一步。最终的改善是"自行出现的"，或归功于病人后来找的那位医生非常随机的治疗。而对那位抱怨医生的女士的病例，我想说的是，那位未经认可的心理分析医生为这位女士所做的，超过了任何一个有声望的权威，这位权威会对女士说，她患的是"血管舒缩神经症"。上面所说的这位医生迫使女病人把目光转向她病痛的真正原因，或接近这些原因，尽管医生的这一招遭到病人的反对，但也不是没有好结果。然而医生自己却伤害了自己，并助长了病人出于意料之中的情感阻抗对心理分析师的工作产生偏见，而这本应该是可以避免的。

七、心理分析中释梦的使用

　　《心理分析中心杂志》不仅关心心理分析的进步发展，并发表一些较短的文章，同时还有一些其他的任务：要把已经知道的内容以清楚的形式介绍给那些愿意学习的人，并通过合适的指示使那些心理治疗的初学者节省时间和精力。所以，从现在开始要在这本杂志中，登载有教学意义和技术内容的文章，在这些文章中，是否要介绍新出现的东西并非核心内容。

　　今天我想处理的问题不是有关梦的技术问题。不探讨应如何解释梦和如何利用解释结果的问题，而只是探讨在对病人进行心理分析治疗时，应如何利用释梦这门艺术。肯定可以从各种方式入手，但在心理分析中，有关技术问题的回答从来就不是想当然的。也许不仅仅只有一条好路可走，但坏的路肯定要多得多，所以比较各种技术手段只能起说明的作用，尽管这样的比较不是出自决定采用哪一种方法为目的。

　　那些从释梦转到进行分析治疗的人，他们会坚守对梦的内容的兴趣，所以他们要对病人给他们说的每一个梦尽可能地进行完整的解释。但这些人很快就会发现，他们现在具备完全不同的条件，如果他们继续这么做的话，会同今后的治疗任务产生矛盾。譬如，如果病人的第一个梦非常有利于对病人做出最初说明的话，不久医生就会发现，病人其他的梦则非常长，内容也非常复杂，医生不可能在有限的就诊时间解释完这些梦。如果医生在后面几天继续做这些旧梦的解释，而病人还在继续讲自己的新梦，这些新的梦就必须先搁在一边，一直到医生对前一个梦解释完毕。有的时候，梦的内容是如此之多，对病人的病的理解的进展是如此缓慢，以至于分析医生无法克制这样的想法，即出现如此丰富的素材只能是阻抗的表现，而经验告诉我们，治疗是无法对付这么多素材的。但这个时候，治疗的状况已经远远落后于现实，并同现实失去了联系。我们必须要用一种规定来反对这样的技术。这就是对治疗来说，更重要的是了解病人心理表层，主攻的方向应是了解病人目前是哪些情结和阻抗在起作用，反过来哪些有意识的反应能引导病人的态度。这一治疗目标在任何时候都不能置于对释梦的兴趣之后。

如果我们遵守了这一规定，我们在分析时应该如何进行释梦呢？做法如下：医生要对每一次对梦的解释的结果表示满意，这一结果是在一个小时内得到的。医生不能把没有完整了解的梦的内容看作一种损失。第二天，医生不能理所当然地继续释梦工作。医生如果发现病人身上没有出现明显的新内容时，才能继续昨天的释梦工作。也就是说，要按重视病人此时此刻想什么东西的规律办事，因此可以打断释梦工作。在旧的梦还没有解释完的时候，如果出现新的梦，那就先要注意当前的梦，不要因为忽略了旧的梦而责怪自己。如果梦的范围太广泛，太无边无际的话，那么从一开始就要放弃对梦进行全面的解释。一般来说，要防止表现出对释梦有特别的兴趣或让病人产生这样的看法：如果他不提供梦的话，治疗就会停止。否则的话，就会出现把阻抗向生产梦的方向转移并引起梦枯竭的危险。必须要让被分析的人有一种信念，即在每种情况下，分析都会找到继续做下去的素材，不取决于他有没有梦，以及医生对梦的分析的程度有多深。

现在有人要问：在这样的限制下，会不会放弃太多珍贵的素材，而这些素材能恰好发现无意识的东西呢？我对此的回答是：损失不会大到像那些对事情只是泛泛了解的人所想的那样。一方面我们要清楚，对那些严重的神经症病人来说，即使满足了所有先决条件，对梦进行详细的解释原则上是不可行的。一个这样的梦常常是建立在所有致病的素材上，而这些素材是医生和病人都不清楚的（所谓程序式的梦，传统式的梦），有时，这样的梦像是神经症全部内容通过梦进行的转义。在试图解释这样的梦时，还没有触及的阻抗会起作用，不久就会使医生迷失方向。对这样一个梦的完整解释是同完成分析联系在一起的。如果医生在分析一开始就记录了这样一个梦，在几个月后，在治疗快结束的时候就能理解这一梦。这种情况就像理解一个症状一样（例如主要症状）。分析就是要说明这一症状。在治疗过程中，医生必须按照顺序试图去理解症状意义的这一部分和那一部分，一直到把所有的部分都连在一起。对一个分析初期出现的梦也不能提出过多的要求。如果医生能从解释中猜出一种致病的情感冲动的话，就应该满意了。

也就是说，如果我们放弃要进行完整释梦的话，实际上并没有放弃任何可以取得的东西。如果我们中断对一个较老的梦的解释，而转向目前的梦，一般来说，也没有什么损失。我们从那些被完整解释的梦的例子得知：一个好几天连着出现的梦是同一个内容，这一内容会越来越清晰。我们也得知：在同一个晚上出现好几个梦实际上是要以不同的形式表示同一个内容。一般来说，我们可以肯定的是，某一种情感冲动今天会制造一个梦，而只要这一冲动没有被理解，没有摆脱无意识的控制，便又会出现在另一个梦里。所以，为了使一个梦的解释完整，最好的道路常常是，离开这个梦，去关注一个新梦，这个新梦接受了这些素材,但也许是以更好理解的形式。我知道,在治疗中放弃有意识的目标设想,在我们看来经常是"偶然"的,这不仅对被分析者,而且对医生来说都是过高的要求。但我可以保证,如果我们决定相信自己的理论,并约束自己不去阻碍建立无意识东西的关联,每次这么做都很值得。

也就是说,我赞成在分析治疗中,不要为释梦艺术而搞释梦,而是要让释梦遵守治疗的技术要求。当然有时我们也可以不这么做,可以稍稍脱离理论。但我们必须永远不能忘记我们在做什么。自从我们对理解梦的象征意义有了更大的信心、越来越不依赖病人的想法以来,出现了一种我们必须注意的新情况。例如,一个特别熟练的释梦师能处于这么一个境地,即他能看穿病人的每一个梦,又不需要为了对梦进行艰难和耗费时间的处理而死死留住这个梦。对这样一个分析师来说,不可能存在释梦要求和治疗要求之间的冲突。他也会试图每次都充分利用释梦,并把他从梦里猜到的一切告诉病人,从而打开了一条治疗的方法道路,这种方法与一般的方法并没有太大的差别,我在别的地方会说明这点。但我劝那些刚刚做心理治疗的医生不要把这种特殊情况看作自己的榜样。

在病人还不了解释梦技术的情况下,每个心理分析师对待病人在治疗时告知的最初几个梦的态度,应该与那些我们认为的慎重的释梦师一样。这些主动提出来的梦是幼稚的,它们告知倾听者很多信息,就如所谓的健康人的梦一样。现在就出现了这么一个问题:医生是否应该把自己从梦中读到的东西都转告给病人吗?但在这里不应该回答这个问题,因为这个问题从属于另一个涉及范围更大的问题:医生要在哪个阶段和以什么样的进展速度让病人知道心灵被隐蔽的东西。随着病人对释梦了解越来越多,一般来说后来做的梦就会越模糊。所有有关梦的知识也会使梦的形成成为对自己的一种警告。

在有关梦的"科学"研究中（这些研究尽管拒绝释梦，但通过心理分析得到新的启发），我们总能看到对要忠诚地保留梦的内容的多余的强调，这样做是保护梦的内容不受歪曲并不打乱后来的分析。有些心理分析师看起来也并不坚信对梦的形成条件的看法，他们会给被治疗者下达任务：在醒来后马上记录梦的内容。这种要求在治疗中是多余的。病人当然喜欢这样的要求，为的是能在睡眠中干扰自己，并努力地制造一些没用的素材。如果通过这样的方式艰难地拯救了担心会被忘记的梦的内容的话，医生就会发现，这么做对病人来说没有任何意义。病人的想法并没有出现在梦的内容里，而效果就是，似乎梦并没有被保留。但医生能从一个梦里得到在其他的梦里失去的东西。不过医生是否知道什么或病人是否知道什么，这绝不是一回事。我们将在别的地方讲述这一区别对心理分析技术的意义。

我终于要谈另一种特殊类型的梦，这些梦按照其条件只可能出现在一种心理分析治疗中，这些梦会使刚刚开始做心理分析的医生吃惊或误导他们。这些梦就是所谓的滞后的梦或有证实作用的梦，这些梦很容易解释，内容无非就是最近几天通过治疗所发现的病人白天的想法。看起来似乎是病人为了讨好医生，把此前被"暗示"的东西变成梦的形式。但有经验的分析师很难把这看作病人的好意。他把这些梦看作希望得到的证实，并认为，这些梦只有在治疗产生的影响达到一定条件后，才能观察到。其他无数的梦都走在治疗的前面，以至于在把所有已经知道和理解的东西除掉后，会从剩余的东西里产生一种或多或少对某些迄今为止被隐藏的东西的提示。

八、论移情的动力

　　很难详细阐明的"移情"这个题目在《心理分析中心杂志》中被斯特克尔先生描述了一回。在这里我要补充几个看法，这些看法是要让大家明白，在做心理分析治疗时，移情是如何不可避免地出现，移情又如何在治疗过程中扮演大家所熟知的角色。

　　我们首先要清楚的是，每一个人通过天性和儿童时代各种影响的共同作用，会获得一种施爱生活的特定方式，也就是这个人会提什么样的爱的条件，他在这个时候会满足什么样的内驱力以及他要达到的目标是什么。这就会产生一种（或多种）老套的做法，在生活的过程中，这套做法会定期地重复出现，并会加上新的特点，只要外部的条件和想要得到的爱的对象的本质允许的话，当然这一对象从现在的印象来看也不是不会改变的。我们的经验表明，在这些决定爱情的冲动中，只有一部分达到心理成熟的程度，这一部分是面对现实的，是受自觉意识到的人格支配的，并是这一人格的一部分。这些力比多冲动的另一部分在发展中受到障碍，这一部分脱离人格和现实，只能在想象中活动，或完全留在无意识的范围中，以至于这一部分是人的意识所不了解的。那些爱的需求不能完全被现实满足的人，必须按照力比多式的期待设想转向新出现的人。非常有可能发生的是，他的力比多的两种分配，能意识到的和无法意识到的会参与这一爱的态度。

所以,尚未感到全部满足的人充满期待,准备好了的力比多也会面向医生,这是完全正常和可以理解的。按照我们的先决条件,这一力比多的分量会遵守榜样,即会与老套的做法连接在一起。这些榜样和做法在病人身上是存在的,或者我们可以说,病人会把医生列入病人迄今为止形成的心理"行列"之中。如果是父亲的形象(按照荣格的十分精彩的提法)起主要作用,那么这也符合同医生的现实关系。但移情不会与这一榜样联系在一起,移情也可以按照母亲或者兄弟形象出现。移情到医生身上的特点(通过这些特点,移情会超过冷静和理性的标准和方式)经过下面的考虑得以理解,即不仅仅那些意识到的期待设想,还有那些被阻碍或无意识的期待设想会建立起这种移情。

　　如果不是有两点没有得到说明的话,有关移情的行为方式就没有什么可说或可冥思苦想的了。这两点对心理分析来说具有特别意义。第一点是我们不理解,为什么正在做治疗的神经症病人身上的移情要比那些不做分析的人强烈得多。第二点是,为什么在分析中我们所看到的移情是反对治疗的最强阻抗,而在治疗外我们又必须把移情看作能起治疗效果的因素,是取得好的成果的条件。一个经常被证实的经验是:如果一个病人无法进行自由联想,应该说,这样的阻塞每次都可以通过对病人做出如下保证而排除,即病人现在是受一种想法支配,这一想法同医生或者属于医生的东西有关。只要给病人提出了这个解释,阻塞就会消失,或可以把无法进行下去的状态变成对想法保持沉默的状态。

　　在心理分析中,原本是最能保障成功的移情变成了最强大的阻抗手段,这一点猛一看似乎是心理分析方法上一个巨大的不利现象。但如果仔细看一看的话,至少上面提到的两个问题中的一个就没有了。心理分析中出现的移情要比平时更厉害、更无法控制的观点是不对的。在那些没有用心理分析方法治疗神经症病人的医院里，我们可以看到一种几乎完全是服从的最高强度的移情，也是最没有尊严的形式，并带有极其明显的性倾向。罗伊特，一个细腻的观察者尚在心理分析出现以前，就在一本引人注目的书里描绘了这一现象，这本书提供了了解神经症本质和产生的最好观点。这就是说，移情的性质不是心理分析所致，而应归结为神经症。现在我们还没有触及第二个问题。

为什么在心理分析治疗中出现的移情是阻抗，这一问题我们必须认真地考虑。我们可以回顾一下治疗的心理状况：一种神经症发病的有规律的和不可缺少的先决条件是一个过程，荣格非常准确地把这一过程称为力比多的内向性。这就是说，能意识到的、面向现实的力比多部分减少了，脱离现实的、无意识的部分增加了，这一部分可以充实病人的幻想，但仍然属于无意识。力比多（全部或部分地）开始退化，并使儿童时代心目中的形象复活。分析治疗就是朝这个方向进行，分析治疗要寻找力比多，要使病人意识到力比多，并终于能使力比多为现实服务。凡是研究需要隐蔽起来的力比多的地方，必然会爆发一场斗争。所有造成力比多退化的力量会以"阻抗"的形式出现，以冻结这种新情况。因为如果力比多的内向性或退化能通过与外部世界的一种关联（最一般的说法是：无法实现满足）得到合理化，并在这一瞬间有实用价值，就不可能出现这类情况。但这种出处的阻抗不是唯一的，也不是最强的。人可以支配的力比多一直受到无意识情结（更正确地说是这些情结的无意识的部分）的吸引，并陷入退化，因为现实的吸引力变小了。为了解放力比多，就必须克服无意识的吸引力，也就是说要消除个人内心无意识的内驱力和其产物的被排斥性。这就产生了很大一部分的阻抗，正是这一阻抗常常让疾病继续存在，即使脱离现实的部分暂时不起作用。分析要对付的是来自这两方面的阻抗。阻抗伴随着治疗的每一步。被治疗者的每一个想法，每一个行为必定会考虑到阻抗，旨在健康的力量同反对健康的力量的一个调和。

如果我们观察一个致病情结，也就是从情结在意识中的代表（也许是非常明显的症状，也许完全看不出来）是如何反对无意识的根源的角度出发，我们不久就会进入一个阻抗起明显作用的区域，以至于下一个想法就会包含阻抗，并作为阻抗提出的要求和治疗工作提出的要求之间的调和物。根据经验这里就会出现移情。只要情结素材（情结的内容）中有适合移情到医生身上的东西，就会出现移情，就会产生下一个想法，并通过一种阻抗的症状表现出来，例如通过中断。我们从这一经验中得出的结论是，这一移情想法之所以在出现其他想法的可能性以前被意识到，是因为这一想法也能满足阻抗。这样的一个过程在分析过程中会重复无数次。只要我们接近一种致病情结，情结可以转换成移情的部分总是首先被推入意识，并负隅顽抗。

在克服了情结的这一部分后，情结的其他部分就不会制造这么多的困难。分析治疗的时间越长，病人就越能清楚地看到，致病素材通过歪曲的方式并不能保证不被发现，这样病人就会更坚决地运用另一种歪曲的方式，这一方式显然会给他带来最大的好处，那就是通过移情来歪曲。这样的关系力求达到下面的情况，即所有的冲突都要在移情这个层面进行。

所以，分析治疗中出现的移情在我们看来永远只是阻抗的最强有力的武器。我们也可以得出如下结论：移情的强度和时间能对阻抗的作用和表现产生影响。尽管移情的机制归结于力比多愿意这么做，这种力比多依然被童年时代心目中的形象所支配。但如果能了解其与阻抗的关系，就能在治疗中成功地解释力比多的作用。

移情非常适用于作为阻抗的工具,怎么会这样呢?也许有人会说,这一问题不难回答。承认自己有一个禁忌的愿望冲动,并要当着禁忌对象的面说出来是特别困难的,这一点不言而喻。这种迫不得已的做法造成了在现实中几乎行不通的局面。而被分析者之所以把医生选择为自己感情的对象恰恰就是要达到这一目的。但再仔细考虑一下,就会发现这一表面上的胜利不是解决问题的办法。此外,温柔的、有奉献精神的关系能帮助克服这种承认带来的所有困难。在类似的情况下,人们总会说:在你面前我不感到害臊,对你我什么都能讲。这就是说,移情到医生身上同样也可能帮助病人承认,所以就有人会不明白,为什么这会使病人难以承认呢?

　　对这个不断提出的问题的回答不能通过继续的思考,而是要通过经验,这些经验是我们在调查各种移情阻抗时得出的。我们终于发现,只要我们把“移情”想得很糟糕,我们就无法理解把移情用作阻抗这一现象。我们必须坚决地把“正面”的移情同“负面”的移情区分开来,把温柔情感的移情同敌对情感的移情区分开来,并要分别对待对医生的两类移情方式。正面移情,这是会分解为友好和温柔情感的移情(这些情感是能意识到的)和进入无意识的移情。分析表明,后者的出处是性爱,所以我们必须认识到,我们在生活中可以利用的同情、友谊、信任和类似的情感关系从遗传学上来看都是同性联系在一起的,都是通过减弱性目标从性冲动中发展起来的,尽管这些情感对我们的感觉来说是多么纯洁且与性没有关系。最早的时候,我们只认识到性对象,而心理分析告诉我们,我们在现实生活中所尊敬的人,很可能对我们内心的无意识来说仍然是性对象。

　　这就是说,解开这个谜的答案是:只有对医生的移情是负面的或被取代的情爱冲动而产生的正面移情的情况下,移情才会变成治疗中的阻抗。如果我们通过自觉认识来"扬弃"这一移情的话，就会使情感的这两部分脱离医生这个人。而其他可以意识到的和不被人反感的情感部分就会继续存在，这样就会成为心理治疗成功的因素，就如在别的治疗方法一样。所以我们乐意承认，心理分析的基础是暗示，但我们理解的暗示是指费伦齐提出的内容：通过一个人身上可能出现的移情现象来影响这个人。我们利用暗示来使病人接受心理工作，这一心理工作的必要后果是使他的心理状态有持续的改善，从而使病人最终能独立自主。

还有人会问，为什么移情的阻抗现象只出现在心理分析中，而不出现在其他的治疗方法，例如医院里呢？回答是：这一现象当然也出现在其他的地方，只是人们不愿意看到这点。负面的移情现象甚至经常出现在医院里。一旦病人被负面移情所控制，病人离开医院时的状况会没有改变或又复发。情爱移情在医院里并不会令人压抑，而是被美化，并不会被揭示。但这种移情表现出是对痊愈的阻抗，并不是因为它把病人赶出医院，相反，是让病人留在医院，是通过让病人远离生活的做法。对痊愈来说，病人在医院里是否克服这种或那种恐惧或障碍并不重要，更重要的是他能在生活中远离恐惧和障碍。

我们应该对负面移情进行详细的阐述，但不是在这篇文章里。对那些可以治疗的神经症形式，负面移情同温柔情感的移情常常同时针对一个人，这一现象被布劳尔很好地称为矛盾心理。情感的这一矛盾心理看起来在一定程度上是正常的，但情感的矛盾心理很强大，这肯定是神经症病人的一个特点。对强迫神经症来说，"爱和恨这对矛盾过早地被分离"肯定起到决定作用，也是这类疾病结构条件之一。感情方向的这种矛盾心理为我们最好地解释了神经症患者为什么有能力把移情变成阻抗。凡是移情能力本质上变成负面的地方，例如在偏执狂身上，就没有可能对病人施加影响和治愈病人。

迄今为止的说明只谈了移情现象的一个方面，我们还应注意移情的另一个方面。那些留有清楚印象的人，即当被分析的人一旦陷入一种强大的移情阻抗的控制，就会脱离他与医生的现实关系，他会不顾一切地忽视心理分析的基本规定，他会不加批判地把想到的一切都说出来，他会忘记他来治疗时所抱有的目的，他会不顾及逻辑关系和结论，而这些关系和结论在不久前还给他留下了深刻的印象，对于这样的人，肯定需要从其他的因素出发来解释这些印象，而这些因素实际上离得不是很远，这些因素也产生于心理分析，使病人陷入的处境。

为了找到脱离意识的力比多成分，我们要进入无意识范畴。我们所得到的反应会使无意识过程的某些特征显露出来，正如我们通过梦的研究所看到的那些特征。无意识的冲动不愿意被回忆起来，而这正是治疗所希望达到的目的。这些冲动是要努力地重复构建自己，符合无意识的无时间性和幻觉能力。病人如同在梦中，承认被唤醒的无意识冲动的结果具有现实性。病人要体验自己的热情，毫不考虑现实环境。医生要让他把这些情感冲动放入与治疗的关系以及他自己的生活历程中，要以思考的态度来观察这些冲动，并根据其心理价值来认识这些冲动。医生同病人、智慧和性生活、认识和行动之间的抗争几乎只出现在移情这一现象中。必须在这一层面获得胜利，其结果就是神经症获得长期的治愈。不可否认的是，克服移情现象会给分析者带来最大的困难，但我们不应该忘记，恰恰是移情现象给我们提供了不可估量的帮助，即让病人隐藏和被遗忘的爱的冲动变得现实和坚定，因为终究没有人能在"不在场"的情况下和"模拟形象"中被打死。

九、对从事心理分析治疗的
医生提出的建议

今天我在这里建议的技术规定源自我多年的经验，是在我遭受损失，离开别的道路以后形成的。你们很容易发现，这些规定，起码其中的许多规定可以归纳为一个要求。我希望，重视这些规定能使那些从事心理分析治疗的医生减少不必要的劳动，并帮助他们不去忽视某些东西。但我必须强调的是，我不敢否认以下事实，即一名与我完全不同的医生，也许会建议对病人采取完全不同的态度，面对急需解决的问题也采取不同的态度。

（1）一天要处理一个以上病人的分析师面临的下一个任务，对分析师来说也是最困难的任务。这一任务就是，要记住病人在数月和数年的治疗过程中提到的无数的名字、日期、回忆的细节、想法和病程，而且还不能把这些东西与其他类似的素材混淆，这些素材是同期或更早的病人所提供的。如果医生一天必须分析六个、八个或更多的病人，能记住那么多信息的记忆力会让局外人不相信、欣赏或仅仅感到同情。所有的人都会对能够记住这么多东西的技巧感到好奇，并猜测这种技巧使用了特别的辅助手段。

事实是，这样的技巧十分简单。正如我们下面所要听到的那样，这种技巧不需要任何辅助手段，甚至都不需要做记录。这一技巧就是，不要特别地去记住什么，对听到的一切，正如我所提到过的那样，要采取一种"平衡浮动注意力"的做法。通过这一方式，医生不需要过分提高注意力，再说这样的注意力不可能每天坚持几个小时，同时还可以避免一种危险，这一危险是同有意要记住什么的做法分不开。那就是当医生有意要使自己的注意力提高到某种程度时，他就会开始在所听到的各种素材中进行选择。牢牢记住了某一个内容，却丢失了另外一个内容。在这样的选择时，医生总是会受自己的期待或喜好所支配。但恰恰这点是不允许的。如果在选择时，受自己的期待所支配，就会陷入不再能发现别的东西的危险。如果受自己的喜好所支配，出现的感觉肯定是错觉。我们不应该忘记，在大多数情况下人们听到的话，总是要到后来才会认识到这些话的意义。

正如我们所看到的那样，就是要求医生要对所听到的一切采取均衡的记忆状态，要求被分析者不加批评和没有选择地把想到的一切都说出来。如果一名医生不这么做，他就会破坏大部分可以得到的东西，而如果遵守"心理分析基本规定"的话，这些东西本可以从病人那里获取。对医生的规定可以归纳为：要远离自己记忆能力的自觉作用，而是要完全听凭自己的"无意识记忆"，纯粹技术上的表述就是：倾听，不要管自己是否记住了什么。

通过这样的方式得到的东西，完全符合治疗过程中所有的要求。那些相互之间已经形成关系的各个部分的素材，对医生来说也是可以自觉使用的。其他没有关联、混乱的东西看起来像是被淹没了，但已经准备出现在记忆中，只要被分析者提出一些新的东西，这些新东西与老的东西有关，并能使老东西继续下去。很久以后，如果医生提到了一个并没有有意地要被记住的细节，医生也许会面带微笑接受被分析者的恭维，说医生的"记忆力特别好"，当然医生没有理由受到这样的恭维。

这样的记忆会出现的差错只会发生在医生被自己的关系搞乱（见下文）的时候和地方，医生以尴尬的方式达不到他心目中的理想状态。而同其他病人的素材混淆的情况也极少出现。当医生与被分析者就某一个细节出现与否与如何出现进行争论时，在大多数情况下医生是对的。

（2）我不建议在治疗过程中同被分析者一起进行较大范围的笔录、做详细报告或类似的东西。除了会给有些病人造成不利的印象外，我们在记住时予以重视的要点也是起作用的。如果再进行记录或速写，不得不会对材料进行有害的选择，而且会把自己一部分的精神活动加进去，而这一部分的精神活动在解释所听到的东西时会助其一臂之力。我们可以在不受到责备的情况下允许例外做法，就是记录那些很容易与其他东西失去关联、可以独立使用的材料、梦的内容或一些值得记住的事件。但一般来说，我也不这么做。在结束一天工作后，我会把记忆中的例子记下来。我重视梦的内容，我会让病人在讲述梦的内容后记下来。

（3）如果有的医生要把正在进行的治疗作为一篇科学论文的内容，有这种打算的人就会认为，完全有理由把同病人一起进行的谈话记录下来。这么做原则上是不会失败的。但我们必须看到，把病人的故事认真写下来的做法所达到的效果要小于人们所期待的。这些记录，严格地说，只是表面上准确，"现代"精神病学以一些引人注目的例子证明了这种表面上的准确。这些记录一般来说会让阅读者读起来很吃力，而且也不会给阅读者身临治疗现场的感觉。而我们获得的经验是，如果阅读者相信治疗师，也会相信治疗师对素材进行的一点加工。但如果阅读者对分析和治疗师都不那么相信的话，素材再准确他也不会在意。这看起来不是一条帮助解决证据缺失的道路，可以在叙述心理分析的文章中找到有关证据缺失的内容。

（4）在分析工作中,研究和治疗是同时发生的,这一点虽然是分析工作一个特别好的特点,但这位医生使用的技术从某一个点开始会不同于另一位医生的技术。只要治疗没有结束,就不要对这个病例进行科学加工,不要构建病例,不要瞎猜病例的发展,不要时不时地对目前的状况提出看法,正如科学研究的通常所要求的那样。在遇到从一开始就要进行科学研究,并按这样的需求进行处理的病例,成功就会受挫。而恰恰是那些不是刻意记住的病例往往会最成功,每种变化都会让人吃惊,而且面对这样的病例非常自然,也没有任何先决条件。对分析者来说,正确的态度是,根据需要从一种状态进入另一种状态,在分析期间不要猜想,也不要苦思冥想。而是在分析结束以后,才对所获得的素材进行综合思考的工作。如果我们已经掌握了所有有关无意识心理学和有关神经症结构的重要认识后,区别治疗和研究这两种立场就没有什么意义了,而这些认识是我们可以从分析工作中得出的。目前我们还远离这一目标,所以不能关闭其他的途径,以审核已经认识到的东西并找到新的东西。

（5）我迫切地建议我的同行,在进行分析治疗中要以外科医生为榜样,这些外科医生在动手术时,会排除所有自己的情感,甚至对他人的同情心,而把他所有的精神力量都用于一个目标,就是尽可能以高超的手法来完成手术。对分析师来说,在今天的条件下,努力追求一种情感是最危险的,那就是追求治疗方面的成功,即想利用新的、经过考验的手段做一些能说服其他人的事情。这样的话,他不仅会使自己进入对工作不利的状态,也会毫无反抗地面对病人的一些阻抗,而是否痊愈首先要依赖病人的这种力量较量。要求分析者情感冷漠的原因是,这一冷漠对双方来说是最有利的条件,对医生来说是值得向往的,能保护他自己的感情生活；对病人来说，可以向病人提供现阶段可以提供的最大帮助。一位外科主刀医生对他自己的选择说过这样的话：我处理病人的伤口，而上帝会治愈病人。分析师也应该以类似的话自勉。

（6）很容易猜出来，这些个别的规定以何种目标连在一起。这些规定对分析师说来，是要求被分析者遵守的"心理分析基本规定"的另一面。正如被分析者要把他在自我观察中所获得的一切都要说出来那样，要避免所有会使他进行选择的逻辑上和情感上的反对态度，而医生应该有能力把听到的一切用于解释的目的，并认识到所有被隐藏的无意识的东西，而不是用自己的判断来代替病人已经放弃的选择。用一个公式来表达就是：他应该用作为接收器的自己的无意识去面对病人的无意识，他要聆听病人，就像接电话的人同打电话的人的关系。就像接电话的人要把由声波引起的电流的变动重新变成声波一样，医生的无意识就有能力，从给他讲述的无意识的衍生物中，重新恢复病人的无意识，这种无意识决定了病人的想法。

如果医生有能力，以这样的方式利用自己的无意识作为分析中的工具，那他自己必须最大限度地满足一个心理条件。他不能在自己内心容许阻抗，这些阻抗会阻止他的无意识认识到的东西不被他的意识所认识。否则的话，他就会在分析中引进一种新类型的选择和扭曲，而这种东西要比他提高自觉的注意力产生的东西更有害。要求他仅仅是一个接近正常的人，这一点是不够的，我们还要提出要求，即他自己要有过心理分析净化的过程，并且了解自己的情结，这些情结完全可以干扰他认识被分析者提供的东西。公正地说，分析师自己的缺点所造成的不专业的效果是不容怀疑的。按照斯特克尔的说法，医生每一个没有解决的排斥相当于他在分析时知觉中的一个"盲点"。

多年前，当我回答如何才能成为一名心理分析师的问题时，我的回答是，通过分析自己的梦。这一准备肯定对许多人来说是足够的，但不是对所有想学习心理分析的人而言。而且也不是所有的人在没有别人的帮助下，就能解释自己的梦。我认为苏黎世分析学派做出了很大贡献，这一学派提高了当心理分析师的条件，并书面规定，每个要对别人做心理分析的人，自己必须先要在一个专家那里做心理分析。那些认为自己能承担艰难任务的人，会选择这条道路，这条道路会带来不止一个好处。在没有生病的情况下对一个陌生人打开自己的心扉，做出这样的牺牲是会有回报的。不仅可以在最短的时间内和在不会有很多情感爆发的情况下，实现了解自己被隐藏的东西的目的，而且还可以在自己身上获得印象和信念，而这些印象和信念是不能通过读书或听报告得到的。最后也不能低估自己与被分析者和引自己入门的专家之间建立的心灵关系。

可以理解的是，对这样的一个健康人所做的心理分析永远不会结束。那些懂得珍惜从分析中获得自我认识和提高自我控制能力的人，今后会进行自我分析，继续了解自己的心理，并为能不断在自己和别人身上发现新东西而高兴。但如果心理分析师忽视自我分析，不仅会受到没有能力在病人身上发现更多东西的惩罚，而且会处于一种比较严重的危险，这一危险会造成对他人的危险。他会很容易就试图把他对自己个人特点的不清晰的感知变成科学的一般有效的理论。他会使心理分析方法失去信任并误导没有经验的人。

（7）我还要补充一些规定，这些规定是针对医生是如何从自己的状态过渡到对病人进行治疗的。

对那些年轻和积极的分析师来说，非常有吸引力的做法是：运用自己个人的东西，使病人跟着自己走，并让病人超越狭小自我的局限，提升病人。也许有人会说，如果医生能让病人看到自己心灵上的缺陷和冲突，这样做是完全被允许的，是克服病人身上阻抗的有效手段。病人充满信任地告知医生来自自己生活的东西，会使病人获得同等的地位。但一种信任应该得到另一种信任的回报，那些要求别人能说私事的人，也应该给对方说自己的私事。

但在心理分析的过程中，有些事情的进展同我们按照意识心理学的先决条件所期待的那样是不同的。经验表明，这样的一种充满情感的技巧的优越性是靠不住的。不难看出，这样的技巧会使我们离开心理分析的基础，而接近诱导式的治病方式。这么做只能让病人很早和很轻松地告知他自己熟悉的东西，以及他出于一般的阻抗本还会保留一段时间的东西。而这一技巧对发现病人无意识的东西是无用的。它只会使病人更没有能力去克服更深的阻抗。在更为严重的情况下，这一技巧会因为病人被激发起来的不满足而失败，然后病人会把关系颠倒，会觉得对医生的分析要比对自己的分析有趣得多。解决移情作为治疗的主要任务之一，其问题也会因为医生的亲密态度而难以解决，以至于一开始的成功完全被抵消。但我并不因为这类技巧有错误就完全拒绝。对被分析者来说，医生应该是看不透的，就像一面镜子，只表现出让他看到的东西。从实际操作的角度也不反对下面的做法，即一个治疗者把一部分的分析同一部分的诱导混合在一起，以便在更短的时间内取得能看到的成果，如在医院里所做的那样。但我们还是可以要求，医生对自己要做的事情不应产生怀疑，同时他也知道，他的方法不是正确的心理分析的方法。

（8）另一种诱导是在教育行为中产生的，是医生在进行心理分析治疗时并非故意而为之的。在消除障碍的道路上，自发出现的现象是,医生会给那些重新获得自由的努力以新的目标。当医生花了很大的心血使病人脱离了神经症,这时他就要努力让病人成为特别优秀的人,并让病人有很高的目标,医生的这份野心也是可以理解的。但医生在这个时候,要把握好自己,不要把自己的愿望,而是把被分析者的愿望作为标准。不是所有的神经症患者都有升华的能力。我们可以猜测,他们中的许多人如果真的掌握了可以升华他们内驱力的艺术,他们根本就不会生病。如果过分地要求他们升华,把他们满足内驱力的最接近和最舒服的途径切断的话,会使他们本来就不易的生活变得更为艰难。作为医生,首先要对病人的弱点表示宽容,必须满足于让一个不是完全有价值的人重新获得一部分生活和享受的能力。教育方面的野心同治疗野心一样是不适合的。此外还要看到,许多人正是因为试图让自己的内驱力升华并超出其身体组织所允许的程度后,才生病的。而那些有能力升华的人,只要他们的障碍通过分析被克服后,升华过程就会自然而然地产生。我的意思是,利用分析治疗定期地让内驱力升华,这一努力尽管值得称赞,但绝不是在任何情况下都可以推荐的。

（9）那么医生在治疗中与被分析者进行思维合作的界限是什么呢？很难在这里提出一般有效的看法。首先是病人的人格做出决定。但在这方面必须要认真观察是否小心和克己。给被分析者提出任务是不对的：如他必须收集所有能回忆起来的东西,要对他生病的某一个阶段进行思考等等。病人首先需要学会（没有人很容易就能接受这点）,通过思考这样的精神活动,通过加强意志和提高注意力是不能解开神经症的谜,而只能通过耐心地遵守心理分析的规定,这些规定要求排除对无意识和其衍生物的批评。如果遇到那些在治疗中展现智慧艺术的病人,他们就会经常并且非常智慧地反思自己的状态,并努力地不为克服这种状态做点什么,对这样的病人就更要遵守这些规定了。所以我在治疗我的病人时,也不喜欢把心理分析的著作作为辅助手段。我要求他们在自己身上学东西并向他们保证,他们会学到更多和更有价值的东西,超过所有心理分析的文献所能提供的东西。我也明白,在住院的条件下,通过著作来让被分析者做好准备并建立一种能制造影响的气氛会很有利。

我最要紧急告诫的是,不要为了得到父母或家属的同意和支持,让他们阅读我们文献中的入门读物或更深奥的读物。在大多数情况下,这一有良好意图的步骤会提前引发家属反对病人进行治疗,这可以理解,会突然发生,也不可避免,这就造成了甚至不能开始治疗的局面。

我希望,心理分析学家不断增长的经验不久就会对一些技术问题产生一致的看法,即如何能最实用地治疗神经症。至于如何对待"病人家属"的问题,我承认我是完全没有能力,当然我也很不相信家属的治疗能力。

十、治疗导言

那些想通过书本学会下棋的人，很快就会明白，书本只是对开局和结尾进行系统性的描绘，而开局后眼花缭乱的多样性会让初学者束手无策。只有努力地学习大师们的棋谱才可以抵消书的缺陷。心理分析治疗所需要遵守的规定也有类似的局限性。

下面我试图总结出一些规定，内容是治疗一开始要做些什么，以供实际操作的分析师使用。有些规定可能显得微不足道，也确实如此。但这些规定的存在是有道理的，就像有些下棋的规则必须从走棋的路数中才能了解其意义一样。但我要把这些规定当作"建议"，而且并不要求学习者非遵守这些规定不可。我们所看到的心理结构的多样性、所有心灵过程的灵活性和繁杂的决定性因素，这些东西也都说明了不能把技术机械化。我们必须接受如下情况，即一种本有道理的做法有时会没有效果，而一种一般来说是错误的做法却会达到目的。但这样的情况并不妨碍要向医生规定一种一般来说是实用的态度。

多年前我已经在其他地方提到了选择病人最重要的指标。所以我在这里就不重复这些指标了，这些指标在此期间也得到了其他心理分析师的同意。但我要补充的是，自那以后我已经习惯一开始只是暂时收留那些我很不了解的病人，时间为一周到两周。如果在这段时间内，治疗被中断了，病人就不会对一个不成功的治疗过程留下令人尴尬的印象。医生只是做了一个试探，以了解病情并做出这个病人是否适合做心理分析的决定。医生没有另一种形式的试探可做。即使在治疗时间，不断的谈话和询问也都无法提供别的途径。但这一先期的试探已经是心理分析的开始，所以必须遵守心理分析的规定。唯一的区别是，医生主要是要让病人说话，并不告诉病人持续地叙述对弄清问题是不可或缺的。

此外，以为期几周的实验阶段开始的心理治疗还有诊断方面的动机。我们经常会遇到这样的情况，即我们会面对具有神经质的或强迫症状的神经症病人。他们的症状不突出，发病的时间也比较短，这是有利于进行治疗的病例，尽管如此，我们仍会怀疑，这样的病人是不是所谓的老年痴呆（按照布劳尔的说法是精神分裂，我建议称为妄想痴呆）的前期，在经过较短或较长的时间后，就会表现出这一疾病的症状。我不认为进行这样的区别很容易。我知道有些精神病专家在进行鉴别诊断时很少摇摆不定，但我自己说服自己，这些医生常常会搞错。只是这样的错误产生的后果对心理分析师来说要比对所谓的医院里的精神病大夫严重得多。因为后者对病人不会采取一些会带来成果的办法，医院里的大夫只会冒犯理论错误的危险，他的诊断只有学术方面的意义。但心理分析大夫就会犯实际操作的错误，他白费工夫，并且治疗过程也会失败。如果病人得的不是癔病或强迫症，而是妄想痴呆，他就无法遵守治愈病人的承诺，所以心理分析大夫有避免诊断错误的强烈动机。在做试验的几周内，如他常常有怀疑的感觉，这些感觉就会使他决定不继续进行治疗。但遗憾的是我无法声称，这样的一个试验阶段一定能保证做出万无一失的决定，这么做只是多一份小心而已。

医生在心理分析治疗以前就开始长期的预热谈话，也就是先做另外一种形式的治疗,以及医生很早就认识分析对象,这两点肯定会造成不利后果,对这样的后果必须要做好准备。这些后果就是,病人会以一种准备好的移情态度面对医生,医生则很慢才会发现这一移情态度,而不是有机会从一开始就观测移情的生成。这样,在一段时间里,病人领先了医生一步,但在治疗时医生是不愿意看到这种情况的。

对所有那些一开始就说要推迟治疗的人一定要抱怀疑态度。经验表明,这些人在期限结束后是不会再出现的,哪怕说明了推迟治疗的动机,这么做对那些不了解情况的人看来是无可挑剔的。

如果医生和被分析者或者其家属之间曾经有朋友关系或社会关系的话,就会出现特别的困难。如果需要心理分析大夫治疗朋友的妻子或孩子,那心理分析大夫就要做好准备,不管治疗结果如何,这么做必定会付出失去友谊的代价。如果这位大夫不请一位值得信赖的别的大夫来取代自己的话,他就必须接受这一牺牲。

无论是外行还是医生,只要他们一直还把心理分析同诱导治疗混淆在一起,就会特别重视病人对新治疗方法的期待。他们常常认为,医生面对某一类病人是不会太费力的,因为这类病人非常信赖心理分析,而且深信心理分析的真理和能力。但面对另一类病人要难得多,因为这类病人抱有怀疑的态度,而且在没有看到自己身上出现成果以前,是什么也不相信的。事实上,病人的态度所起的作用很小。病人暂时的相信或不相信与他们引起神经症的内心阻抗相比简直可以不予考虑。病人的信任感会使医生同他的第一次交流非常舒服,医生为此感谢病人,但还是要让病人要对下面的现象有所准备,即病人的这种有利的诚意在治疗出现第一个困难时就会土崩瓦解。医生对那些持有怀疑态度的病人则说,做分析不需要信赖,病人完全可以按自己的意愿采取批判和怀疑的态度,医生不会把他的这种态度看作他的判断所致,因为病人还没有能力对这些问题做出可靠的判断。病人的怀疑更多是一种症状,如同他其他的症状一样,病人只要认真地遵守治疗提出的规定,这种怀疑态度就不会对治疗起干扰作用。

那些熟悉神经症本质的人,听到下面的话是不会感到吃惊的,即那些有能力给别人做心理分析的人,一旦他们自己成为被分析的对象,也会像一个普通人那样行事,并能产生最强烈的阻抗。这样我们就又能对心理深层产生印象,并不足为奇地认为,神经症的根源在心理层面,一直到分析达不到的地方。

开始分析治疗时,重要的两点是决定时间和钱。

在时间方面,我只遵守付出一小时的原则。每个病人从我那里得到我可以使用的工作日中的一个小时。这一个小时是属于他的,他拥有这个小时,即使他不使用这个小时。在我们比较上流的上流社会,有一些被看作最自然不过的上音乐课或语言课的一些规定,但这些规定对医生来说可能太严格或者不符合医生的地位。有人很容易就会提出各种妨碍病人到医生那里去的偶发事件,也提到了在进行长时间的心理治疗过程中,还应考虑病人会出现许多间发的疾病。而我对此的回答是:没有别的可能性。在管理比较松懈的诊所,"偶尔地"不能来看病的现象如此之多,以至于医生发现自己的经济状况受到了危及。相反如严格遵守这一规定,就会发现,根本就不会出现起妨碍作用的偶发事件,间发疾病也很少发生。医生简直不能好好休闲一下,而作为就职人员本应该为这种休闲感到羞愧。医生可以不受干扰地继续工作,而且不会有那种尴尬的和令人困惑的经验,那就是正当分析变得非常重要和内容越来越丰富的时候,不得不出现一种不必要的停顿。只要搞了几年的心理分析工作并严格遵守一个小时的就诊时间的原则的话，就会充分相信日常生活中心理学天才的意义，相信"上学病"的经常出现和一无是处的偶然性。如果病人出现了机体上的不适，这些不适不能通过心理兴趣而排除，我会中断治疗，并认为自己有权能把这空出来的一小时给别人。一旦病人恢复，我又给他治疗，并重给他安排一小时的时间。

除了星期天和重大节日，我每天和病人一起工作，也就是一个病人每周一般来说是六个小时。如果病情较轻或是持续了很长时间的治疗，一星期三次就够。其他对时间的限制无论对医生还是对病人都没有好处。在治疗的开始阶段，必须放弃这样的限制。哪怕是小小的中断，都会对工作造成损害。我们习惯开玩笑地说"星期一综合征"，即在星期天后重新开始工作的状态。如果治疗的时间很少，就会出现医生不能同病人的现实生活同步的危险，治疗就会失去同现实的接触，并被迫进入歧途。偶尔还会遇到这样的病人，给予他们的时间要超过一个小时的平均值，因为他们在一个小时内需要很多时间使自己放松下来，然后才开始讲话。

病人在治疗一开始会向医生提出一个医生不喜欢的问题，那就是治疗需要多长时间？您需要多长时间，才能把我从我的痛苦中解救出来？如果医生建议先试验几周，并答应病人，在试验期过后再给予一个比较可靠的回答，这样医生就不用马上回答这个问题了。医生的回答就像是《伊索寓言》里对那个流浪者的回答。那个流浪者问路有多长，得到的回答是：你走吧。理由是，必须先了解流浪者的步伐，才能计算流浪的距离。医生用这样的回答解决了最初的困难。但这一比较并不好，因为神经症病人很容易改变自己的速度，而且在有的时候进步非常之慢。事实上，预计治疗时间的问题是无法回答的。

病人的不明智和医生的不真诚相结合造成的后果就是：给分析提出最高要求并给予分析最短的时间。我要把俄罗斯的一位夫人几天前给我的来信中的一些内容告知大家。这位妇女五十三岁，二十三年来她受病痛之苦。十年来已无法继续工作。"在多个精神病院进行治疗"都不能使她过上一种"积极的生活"。她希望通过心理分析得到治愈，她是从书上看到这种方法的。但她的疾病已经花费了她家很多钱，以至于她无法在维也纳待超过六周或两个月的时间。除外，还有一件麻烦事，就是她从一开始只能"书面表达"她想说的话，因为触及她的情结会使她爆发或"在一段时间内沉默"。一般来说，没有人会期待，一个人用两个手指就能像举一个很轻的小板凳那样举起一张很重的桌子，或用盖窝棚的时间盖好一所房子。这同神经症的情况差不多，看起来这些神经症还没有列入人的思考，所以就是非常智慧的人也会忘记治疗时间、工作和成果之间的重要比例。此外，这也是不了解神经症病因的一个可以理解的后果。由于这样的考虑不周，神经症对他们来说犹如"来自远方的姑娘"。人们不知道，这病来自何处，所以就期待，有一天这病会自行消失。

医生们支持这种想法，他们当中有见识的人也常常低估神经症疾病的严重性。我有一位关系很好的同行，我很看重他，因为他在搞了几十年研究工作后，在不同的先决条件下，开始做起心理分析。他在一封信中写道：我们急需一种时间短、舒适、可以进行门诊治疗的治疗强迫症的方法。我当然做不到，也感到羞愧，我以下面的回答为自己做解释："就是那些内科大夫也希望有一种兼有以上好处、能治疗肺结核或癌症的治疗方法。"

更直截了当的表达就是，做心理分析是需要较长时间的，需要半年或几年，比病人所期待的要长得多。所以，医生就有责任，要让病人在决定是否进行治疗以前了解这一事实。医生从一开始就要让病人注意到分析治疗的困难性和要做的牺牲，好让他今后无法声称，是医生诱惑他做分析，而他自己并不了解分析治疗的范围和意义。当然告诉他这些并不是为了吓唬他，而是我认为这么做更有尊严，也更具有实用意义。那些因为这样的告知而不做分析的人，即使开始做了，也会打退堂鼓。在治疗前就做这么一个筛选是很有意义的。随着医生工作的进展，病人中那些通过第一次试验的人也会增加。

我不会要求病人一定要坚持一个阶段的治疗，并允许每一个想要中断治疗的人，在他希望的时候停止治疗。但我会告诉他，在很短时间后就中断治疗是不会有什么成果的，就像是在中断手术后把病人留在一种不令人满意的状况一样。在我进行心理分析工作的最初几年，我认为最大的困难就是挽留病人。现在这早已不是最大的困难了。现在我必须十分使劲并小心翼翼地要求病人停止治疗。

缩短治疗时间是合理的愿望，正如我们下面将看到的那样，满足这一愿望可以通过各种途径。但满足愿望会面对一个重要因素，那就是缓慢深沉的心灵变化是以很慢的速度进行的，最终还要面对我们无意识过程的"无时间性"。病人在面对分析需要很长时间这一点上，常常会建议采取某种解决手段。他们会把自己的痛苦分成两种，一种是无法忍受的，另一种被他们看成是次要的，然后就说：如果您能帮我从一种痛苦中（如头痛、某种恐惧中）解放出来，我会在生活中自行解决另外那种痛苦。但他们过高地估计了分析时可选择的权力。分析医生肯定能做很多事情，但他无法确定，他能造成什么局面。他开始了一个过程，就是抵消现有排斥的过程。他可以监督这一过程，促进这一过程,可以克服障碍,也可以破坏这一过程的很多东西。但总的说来,已经开始的过程会走自己的路,而且无法规定其方向和前行的要点顺序。可以把分析大夫对病状的能力比之于男性力量。最强有力的男人尽管可以造一个完整的孩子,但在女人的有机体里不是造一个头、一条胳膊或一条腿,他甚至不能决定孩子的性别。他也只是开启了一个特别复杂、由过去发生的事情决定的过程,这一过程的结束就是孩子脱离母体。一个人的神经症也有有机体的特点,其各种单个表现相互制约、相互决定并习惯于相互支持。生病的人总是因一种神经症而受苦,而不是在一个人身上偶然汇聚多种神经症。如果按照病人的愿望,把他从一种不可忍受的症状中解放出来了,这个病人很容易就会得出下面的经验,即一个过去温和的症状突然变得不可忍受了。那些希望成果不受诱导(移情)条件影响的人,如果也放弃可选择的影响治疗的痕迹,那就太好了,只有医生能利用痕迹。对分析大夫来说,最好的病人就是那些要求大夫尽可能使自己健康,并给予他治愈过程所需要的时间。当然这样有利的情况是很少见的。

下面我要谈的是治疗入门时应该决定的另外一点,那就是钱,即医生的报酬。分析大夫不否定,要首先将钱看作维持生命和获得权力的手段,但分析大夫认为,强大的性因素也参与了对钱的理解。分析大夫的观点是,有文化的人对待钱的态度犹如对待性,同样的有目的性、草率和虚伪。也就是说,大夫从一开始就决定不这么做,而是用教育病人对待性的正直态度来处理钱的问题。他证明给病人看,他已经克服了自己虚假的羞愧,他现在可以在不用请求的情况下,提出他是如何估价自己的时间的。人的智慧决定了,不要在累积了很大数目后,而是在短时间后(一个月后)就进行支付(众所周知,免费治疗并不能提高治疗效果）。正如我们所知，心理分析大夫诊所不是如同欧洲社会精神病大夫或内科大夫一般的诊所。心理大夫可以把自己与那些正直和要价高的外科大夫相媲美，因为他们拥有可以帮助病人的治疗方法。我认为，与现在经常出现的那种情况相比，即医生扮演忘我的人类之友角色，又无法维持生活，只能在暗中为病人的肆无忌惮和剥削嗜好而生气或大声咒骂，这样做更有尊严，在道德上也更好。分析大夫收取报酬的另一个理由是，他在艰难的工作中所得到的回报远不如其他的医学专家。

出于同样的理由，他也可以拒绝在不拿报酬的情况下工作，面对同行及他们的家属也不例外。后一个要求看上去似乎是反对同行间默契的。但可以解释这点的是，无偿治疗对分析大夫来说比对其他人意味更多的东西，也就是他为了谋生的工作时间的很大一部分（八分之一、七分之一等等）被剥夺，而且是长达数月之久。在同样时间内再增加一次无偿治疗会剥夺他谋生能力的四分之一或三分之一，这相当于一个严重创伤事故所产生的后果。

所以接下来的问题就是，对病人的有利之处是否能抵消一点医生所做的牺牲呢？也许我有权对此做一个判断，因为我大概十年的时间，每天要做一小时，有时也是两个小时的无偿治疗。我是出于找到神经症原因的意愿，希望能在无阻抗的条件下工作。但神经症患者的有些阻抗通过无偿治疗反而被大大提高了，例如年轻的女病人试图保持移情关系，而年轻的男病人就以一种来自父亲情结的反抗，来取代感谢，这种阻抗会最大程度上妨碍医生治疗。不给医生付钱的做法也会令人尴尬，医生和病人的关系就会脱离现实。病人也失去了努力完成治疗的动机。

我们可以远离禁欲式的对金钱的诅咒，但依然还会遗憾，分析治疗出于外部的和内部的原因对穷人来说几乎是遥不可及，而且他们还无法解决这个问题。也许广为流行的看法是对的，即那些出于生活的艰难被迫做繁重工作的人，不容易得神经症。但不可否认的是，还有另外一种经验，那就是穷人一旦让自己得了神经症，就很难摆脱。这种病能帮助穷人应付保住生命的斗争。这种病给病人带来的第二个好处太重要了：穷人在神经症的借口下，人们面对他的物质苦难而不给予怜悯，而且可以不用理睬通过工作来克服贫穷的要求。那些用心理治疗手段来对付穷人的神经症的人，所得到的一般经验就是，需要另外一种有实际效果的治疗方式，也就是按照我们秘密的传说，国王约瑟夫二世惯用的方法。当然有时我们也会遇到很有价值和无辜的求助者，无偿治疗在这些人身上不会遇到上面提到的障碍，并能取得很好的成果。

对中产阶级来说，为心理分析治疗支出的费用只是看起来过高。且不说健康和工作能力同有节制的花费金钱不可比较：如果我们把没完没了的住疗养院和看病的费用算在一起，把这些费用同成功进行心理治疗后提高的能力和就业能力进行比较的话，我们可以说，病人做了一笔合算的生意。生活中，没有比疾病和愚蠢更昂贵的了。

在我结束分析治疗导言以前，还要谈一谈治疗时需要某种仪式的问题。我依然坚持这样的建议，即让病人躺在一张床上，而医生要坐在病人的身后，并不被病人所看见。这样的做法具有历史意义，是催眠疗法的遗留物，心理分析就是从催眠疗法发展而来的。出于各种原因我们必须这么做。首先是出于个人动机，但其他人也可以和我分享这一动机。我无法每天八个小时之久（或更长的时间）被其他人盯着看。正因为我在听病人讲的时候，是完全听从于我的无意识思想的进程，所以我不愿意让我自己的表情成为病人解释的素材或影响病人的讲述。一般来说,病人都把他被迫忍受的状况理解为一种困境,所以会反对它,特别是如果他的注目内驱力(窥视)在他的神经症中扮演重要的角色。但我坚持要这么布局,目的是防止移情会同病人的想法不知不觉地混合在一起,可以孤立移情,并让移情以阻抗的面貌出现,而且这么做非常有效。我知道,许多心理分析大夫不这么做,但我不知道,究竟是出于鹤立鸡群的嗜好,还是因为他们发现的好处使他们偏离要求。

如果以这种方式解决了治疗的条件问题,接下来的问题就是:治疗应在哪点上和用什么素材开始呢?

总的说来,用什么素材开始是无关紧要的,不管是用生活的经历,用病史还是病人小时候的回忆。但无论怎么样,一定要让病人说话,而且让病人选择开始点。医生只是对病人说:在我可以告诉您什么以前,我必须非常了解您,请您把您了解自己的东西都告诉我。

例外的情况只有一个,那就是医生要向病人告知必须重视的心理分析的基本规定。医生一定要在一开始就让病人知道这一基本规定:在您说话以前,还有一点要告诉您。您的讲述在这一点上要同普通的谈话不一样。在进行普通的谈话时,您有权试图在讲述中抓住上下文的关联,避开所有起干扰作用的想法和次要的想法,为的是避免说得太多,如人们所说:从一千件事会说到一万件事(越说越多)。在这里您不要这么做。您会观察到,在您讲述的过程中,会出现许多不同的看法,您会用一种批评的态度去拒绝这些想法。您会试图对自己说:这个和那个与这件事无关,或根本不重要,或太奇怪了,所以就不需要说出来。您不要屈服于这一批判的态度,必须都说出来,哪怕您对这些内容有厌恶的感觉。您将来会知道并学会去理解提出这一规定的原因——实际上这也是您必须遵守的唯一规定。所以您要把您想到的一切都说出来。您的态度就像一个旅行者，坐在铁路车厢靠窗的椅子上，向隐藏在内心世界的那个人描绘，眼前的景色是如何变化。您永远不要忘记，您承诺过要非常真诚，永远不要省去一些东西，就因为说出这些东西会让您不舒服。

那些知道自己是什么时候第一次发病的病人，一般来说，会谈引起他们生病的原因。而另一些认识到他们的神经症同他们的童年有关系的病人，常常会开始讲述他们全部的经历。不能期待他们的讲述具有系统性，也不要采取任何做法来帮助他们。故事的每一个内容后来都会被重复，只有在这样的重复中，才会出现新的内容，这些新的内容会提供重要的、病人不知道的关联。

也会有这样的病人，他们会在最初几次治疗前精心准备他们的讲述，似乎是为了很好地利用治疗时间。这种热心的伪装，实际上是阻抗。医生要反对病人做这样的准备，这种准备只是为了防止一些不希望说出来的想法会出现。不管病人对自己的诺言是如何坚定不移，阻抗会促使他努力做好准备，并非要这么做，以至于不会说出来最珍贵的素材。医生不久就会发现，病人还会发明其他方法，使治疗达不到所要求的效果。例如，病人每天同他的一个非常亲近的朋友大谈治疗，并在谈话中把他面对医生时会出现的想法都说了出来。这样治疗就有了一个漏洞，最好的东西就从这里流走了。所以医生马上就得告诉病人，他应该把分析治疗看作他的医生同他之间的事情，别的人不管与自己多么亲近或多么好奇，都不应该知道。在治疗的后期，病人一般就不会试图用别的方法了。

我不会给那些想隐瞒自己在治疗的病人制造麻烦的，这些病人之所以要隐瞒这点是因为不想让别人知道他患有神经症。

当然,这么做能使治疗的一些最好效果不为周围人所知,不过,我也不会去顾及这点。病人保密的决定自然也暴露了他自己秘密故事的一角。

如果我们努力说服病人,在治疗的初期尽可能让很少的人知道,这么做也会在一定程度上保护病人免受不好的影响,就是有人试图把治疗说得非常可怕。这样的影响在治疗初期会产生很坏的作用。到了后来,这样的影响就会无所谓,或甚至能使那些想隐藏起来的阻抗显露出来。

如果病人在做心理分析时暂时需要另外一种内科或特殊的治疗,更为实用的做法是帮病人找一个不做心理分析的同行,而不是让他自己去找帮助。患有神经症的病人如果有严重机体上的疾病,同时进行两种治疗在大多数情况下是不可行的。病人会转移自己对分析的兴趣,而且别人会给他指出不止一条能治愈的途径。最好的做法是,把进行机体上的治疗推迟到心理治疗结束以后进行,如果提前治疗,在大多数情况下也是无效的。

让我们回到治疗导言。我们有时会遇到一些病人,这些病人一开始就以拒绝的态度断言,他们想不起来任何可以讲述的东西,尽管他们的生活和疾病历史的全部领域都没有被触及过。我们不要回答他们提出的讲什么内容的问题,第一次不能这么做,后来也不能。我们必须明白,在这种情况下我们是和什么东西在打交道。一个强大的阻抗进入了前方,以守卫神经症。医生要马上接受这一挑战,去接近它。医生坚持自己的看法并重复这一看法,即在治疗的一开始,不存在没有想法的情况,这是对付治疗的阻抗在作怪。医生这样做就迫使病人(不久就如所预想的那样)承认这点或揭示他一部分的情结。如果病人坦言,他在听基本规定时,就决定要持保留态度,有些东西他不会说,这种情况当然很不好。稍好的情况是,他一定要说出来他对分析治疗抱有什么样的怀疑态度,或他曾经听到过有关分析治疗的那些可怕的话语。如果他对人们说的这些话持否定的态度,医生就可以催促他承认:他忽略了一些让他动脑筋的想法。他是想到治疗,但并没想具体的内容,或他想的是他待的那间房间的样子,或他必须想治疗室里的物件,或他躺在"床"上,他通过"什么也没有"的结论取代了想法。这些暗示是可以理解的,所有与目前状况相联系的东西都符合对医生的移情,而这一移情被证明是适合成为阻抗的。医生有必要以揭示这一移情为开始。从移情出发,可以迅速地找到通往病人的产生病因素材的通道。妇女按照她们生活故事的内容准备好了对付性进攻,而那些有非常强的被排斥的同性恋倾向的男子最容易在分析时否认自己有任何想法。

正如第一个阻抗一样,最早的症状或病人偶然的行为也需要得到特别的重视,这些东西会暴露控制病人神经症的一个情结。一个非常有思想的年轻的哲学家具有特别强的审美态度,他第一次来治疗时,在他躺下以前,还把裤带整理了一下,从而证明了他曾经是个非常老道的恋粪癖,后来成为人们所期待的美学家。一个年轻的姑娘在同样的情况下,急促地把裙边盖过露出来的踝骨。她的这一动作最好地暴露了最重要的东西,后来的治疗也揭示了这点:她对她优美身材的自恋式的骄傲和她的露阴嗜好。

许多病人尤为反对医生建议的让他们躺下的布局,即医生坐在他们后面,不被他们看到。这些病人要求改变一下位置,理由是他们需要看到医生的目光。医生拒绝他们的请求,但无法阻止他们坐起来,在"听诊"开始前说上几句话,或在宣布治疗结束后,站起来又说几句话。这就是说,病人把治疗分成正式部分:在这段时间,病人在大多数时候表现得非常拘谨;以及"舒适"部分:在这部分时间病人确实可以自由地说话,而且把他们认为与治疗无关的事情都说出来。医生不应该长期地允许他们这么做。医生要记住病人在治疗开始前和结束后说的话,在下一次治疗时,医生评论这些话,从而打破了病人想建立的区别两部分的墙。这种情况也是来自一种移情阻抗。

只要病人的告知和想法都是在没有停顿的情况下进行的,就不要去触及移情这个题目。医生要等待所有过程中这一最棘手的过程,一直到移情成为阻抗。

我们面对的下一个问题是一个原则问题。这个问题就是:我们什么时候可以对分析对象进行告知呢?什么时候可以向病人揭示他的想法的秘密意义,告诉他分析的先决条件和技术过程呢?

回答只能是:不能早于一种正在起作用的移情,一种实在的、出现在病人身上的移情。治疗的第一个目的是要让病人同治疗和医生这个人建立关系。不用额外去做什么,而是让时间来解决问题。如果医生让病人相信自己抱有严肃的兴趣,排除一开始出现的阻抗并避免某些错误的做法,病人就会自行建立这样的联系,并把医生也列为自己习惯于从那些人身上得到爱的人员之一。不过,如果从一开始就不是采取共鸣的立场,或一种道德化的立场,或把自己看作另外一方的代表,如婚姻的另一方,那么就不可能取得最初的成果。

这一回答当然也包括对另一种做法的谴责:医生一旦猜出了病人症状的原因,就想告诉病人。或者就是在第一次见面时就把"答案"直白地告诉病人,并把这看作一种特殊的胜利。对一个有经验的分析大夫来说,从病人的抱怨和讲述病情的过程中希望猜出病人的秘密并不是什么难事。但在认识后不久就告诉一个不熟悉心理分析先决条件的陌生人下面的话:他特别依赖自己的母亲，有乱伦的倾向；他希望他似乎很爱的妻子能死去，他有欺骗上级的企图，等等。设想一下需要什么样的自负和轻率才能这么做。我听说，确实有这样的分析大夫对能如此快的下结论和治疗表示自鸣得意。但我提醒大家不要追随这么做的人。这么做会使自己和事业都丧失信用，并能引起最厉害的阻抗。不管医生猜中还是没有猜中，实际上猜中得越早，阻抗就会越厉害。治疗的效果一般来说一开始等于零，但被分析所吓倒会是不可挽回的结果。就是到了治疗的后期也得小心，不要急于把症状的答案和病人的期待的翻译给病人，而要到病人自己已经快知道的时候再说，这样病人只需要走小小的一步，就可以自己找到答案了。前些年，我常常听到这样的说法，过早地告诉病人答案会提前结束治疗，既是因为那些突然被唤醒的阻抗，也是因为有了答案，人会变得松懈。

也许有人会提出异议：难道我们的任务是延长治疗的时间，而不是尽快地结束治疗吗？病人不是因为无知和不理解而受苦吗？我们的责任难道不是知道了答案就尽快地告诉病人吗？

这个问题促使我对治疗的意义和治疗的机制进行说明。

在分析技术的早期，我们是出于智慧的思维态度，把让病人得知自己所忘记的东西看得很重，而且几乎也不区别我们所知道的和病人所知道的。如果我们能成功地从其他人身上，例如从病人的父母、照看人或诱惑病人的人那里得知病人已经忘记的儿时所受的创伤，有时这么做是可能的，我们会把这看作一种特别大的幸运。我们会马上告诉病人这些信息，并让病人相信信息的正确性。我们充满信心地期待，这么做就能很快结束对神经症的治疗。但当所期待的成功没有出现时，失望是巨大的。而那个现在知道自己创伤经历的病人怎么可能装出一副不知道任何事情的样子呢？由于告知和对这些信息的描绘，病人甚至都不愿回忆创伤。

我遇到过一个特殊的病例：一个得癔病的姑娘的母亲向我透露了她所了解的女儿的一次同性恋经历，这对病人的发病产生了很大的影响。母亲看到了这一幕，但病人完全忘记了，尽管那时她已经过了青春期早期的年龄。我总结了重要的经验，即每次我在姑娘面前重复母亲的讲述，姑娘的癔病就会发作，而发作以后，姑娘又忘记了母亲的讲述。毫无疑问，姑娘表达了对一种强加在自己身上的事实的最强大的阻抗，她装作自己非常弱和完全没有记忆，以保护自己面对我对她的告知。所以医生必须下决心不去看所了解的事情的意义，而是把重心放在阻抗上，正是这些阻抗造成了病人不想知道的事实，并准备好了去维持这种状况。但面对这样的阻抗，意识上的了解事实是没有用的，即使这一了解没有被重新排斥。

那些善于把有意识的了解同不了解结合起来的病人，他们的这一使人感到奇怪的态度在所谓的正常心理学中是无法解释的。分析心理学由于承认无意识的存在，对此是可以解释的。所描述的现象证明了一种观点，这种观点能使我们更好地接近心理过程这一领域。现在病人知道了自己思维中被排斥的经历，但这一经历缺少同一个地方的连接，被排斥的回忆就以某种方式在这个地方停留。只有当有意识的思维过程一直进入这个地方，并克服了这里的排斥阻抗，才会出现变化。这就好像司法部颁发了一个法令，要以温和的方式对付青少年的过失。在这个法令没有传到各个地区的法院以前，或者地区法官不愿意遵守这一规定，而是根据自己的判断来行法，那么在处理青少年过失方面就不会有任何改变。为了更正确地表达，我们还必须补充的是，把排斥的东西自觉地告诉病人不能说没有效果。但这么做不会达到希望达到的效果即结束病状，而是产生其他的后果。它首先变成阻抗，如果阻抗克服了，就能引起一种思考过程，在这一过程中，它终于可以对无意识的回忆施加影响。

在治疗中我们推动了各方力量的较量，现在正是观察这一较量的时候。治疗的下一个动机是病人的痛苦以及由此产生的治愈愿望。有些东西会从这种内驱力中去掉，特别是次要的病状，这点在治疗过程中会得到揭示，但内驱力本身必须保留到治疗结束。每一次病情的改善会引起这一内驱力的减少。但内驱力本身并不能消除疾病。内驱力缺少两点：一是内驱力不了解能导致疾病消除的途径，二是它不会产生抵抗阻抗的能量。而心理治疗能帮助解决这两个缺陷。心理治疗通过动用能量产生克服阻抗所需要的强大情感力量，这些能量是为了移情存在的。通过对病人及时的告知，心理治疗给病人指出了途径，而病人要把能量转到这些途径上。只要移情本身就是痛苦症状的一部分，单靠移情常常就能克服引起病人痛苦的症状，但这是暂时性的。这样的治疗就是诱导治疗，而不是心理分析。只有移情使用了自己的强大力量来克服阻抗，才能说是心理分析。这样即使又会引起移情，也不会发病，正如移情的规定所要求的那样。

在治疗过程中，还会引起另外一个促进因素，就是病人思维上的兴趣和理解力。但这些与其他互相抗争的力量相比是微不足道的。由于阻抗要求做出判断，这些东西就有失去价值的危险。这样就只剩下了移情和指导（告知）作为新的力量源泉，病人应感谢分析大夫给他带来了这些力量源泉。病人只有在通过移情愿意这么做的时候，才能使用指导。所以第一次的告知一定要等到出现一个强大的移情时才能做。我们还要补充的是，每个后来的告知也是这样，一直到消除了通过按照顺序出现的移情阻抗造成的移情干扰时才能做。

十一、回忆、重复和持续研究

我认为,不断地提醒那些学习者,让他们认识到,心理分析技术自开始以来出现了什么样的深刻变化,这么做并不多余。首先在布劳尔的宣泄阶段,是直接了解症状的形成,以及坚持努力让病人重复病状形成时的心理过程,并通过有意识的行为让它重演。在那个阶段,借助于催眠状态来实现回忆和宣泄是所要达到的目标。在放弃催眠后,就出现了下面的任务,即从被分析者的自由想法中猜出他回忆不起来的东西。通过解释工作和向病人告知解释工作的结果来绕开阻抗。但保留了要了解病状生成的情况以及隐藏在疾病后面的那些情况的任务。宣泄的作用变小了,看起来是被病人的努力所取代了,这些努力就是被分析者必须克服对自己想法的批评(遵守基本规定),最终就形成了今天的技术。医生在使用这一技术时,要放弃面对一个特定因素或问题,而满足于研究被分析者的心理表层,特别是要利用解释技术认识到的阻抗,并让病人意识到这些阻抗。这样就出现了一种新的分工形式:医生揭示病人不知道的阻抗,如果这些阻抗被克服了,病人就会毫无困难地讲述被遗忘的场景和关系。技术目标当然没有改变。从描述的角度来看就是要填满回忆的空隙。从动力学的角度来看:就是要克服被排斥的阻抗。

我们仍然应对催眠技术表示我们的谢意,因为这一技术让我们看到分析的心理过程的个别情况和公式化。只有这样,我们才能获得勇气在自己的分析治疗中制造复杂情况,并使这些情况保持透明。

催眠状况是很容易引起回忆的。病人被置身于过去的场景,看起来他永远不会把那时的场景和现在的混淆在一起。只要当时的场景是正常的,他就会讲述这些场景,并把当时的无意识过程变成有意识过程时所产生的东西说出来。

这里我要提出几点看法,每一个心理分析师的经验也证明了这些看法。被忘记的印象、场面和经历在大多数情况下,会缩减为对这些东西的"封锁"。当病人说起这些"被遗忘的东西",他多半会补充道:这些东西我实际上一直是知道的,但就是想不起来。他常常会表示失望,那就是他想起来的东西太少,他承认这些东西是"被遗忘的",自从发生以来,他也从来没有再想过这些事情。而这一渴望,特别在转换癔病患者身上得到了满足。通过对普遍存在的屏蔽性记忆的重视,"遗忘"又获得了新的限制。在一些病例中,我的印象是,我们所熟知的、对我们来说理论上有重要意义的儿童时代的记忆缺失完全被屏蔽性回忆所取代。在这些屏蔽性回忆中,不仅保留了儿童时代的一些重要的东西,实际上还保留了所有重要的东西。我们只是要通过分析从屏蔽性回忆中找到所有重要的东西。这些东西充分代表了被遗忘的童年,就像最牢固的梦的内容代表梦的思想一样。

另一组心理过程可以作为人的内心行为同印象和经历相对照,也就是想象、建立关系的过程、情绪的波动和关联。必须从这一组心理过程同遗忘和回忆的关系角度出发,单独地观察这一组过程。在这里经常出现的情况就是,有一些永远不能"被遗忘"的东西被回忆起来,因为这些东西从来都没有被记住,也从来没有被意识到。这样一个"关联"是被意识到,但过后又被忘记,还是说这一关联从来没有进入意识中,这些似乎对心理过程不起任何作用。病人在分析过程中得到的信念完全不取决于这样的回忆。

在种类繁多的强迫症上,大多数情况下,遗忘局限于失去关联、次序混乱和回忆被割裂。

一些特别重要的经历组成了一组特殊类型,这些经历发生在很早的童年时代,是在完全不理解的状态下所经历的,但后来被理解和被解释了,但又完全回忆不起来。我们是通过梦认识这些经历。必须出于克服神经症最强大的动机出发,去相信这些经历。我们也能说服自己,即被分析者在克服了阻抗后不会因为没有回忆的感觉(熟悉的感觉)而不接受这些经历。不管怎么说,要十分小心地对待这个话题,它会带来许多新的和陌生的东西,以至于我在遇到合适的材料时,会利用这些来进行特殊治疗。

但是在使用新技术方面,在上文描述的令人高兴的顺利过程中,只有很少的东西被留了下来,常常是什么东西都留不下来。也会出现这样的病例,这些病人如同被使用催眠技术一样,一开始表现得非常好,后来就不行了。其他的病例是从一开始就表现不好。如果我们要说明后一种类型的不同之处,我们可以说:被分析者想不起来任何被遗忘和排斥的东西,而是用行动表现出来。他制造的不是回忆,而是行为,他重复这些行为,当然完全不晓得自己是在重复。

例如:被分析者不会说,他想起来,他对父母的权威表示了反抗和不相信的态度,而是用这样的方式来面对医生。他想不起来,他曾经在儿童时代的性好奇中完全不知所措,而是他提到了许多混乱的梦和想法。他抱怨自己一事无成,并把自己从来不能把一件事做完看作自己的命运。他想不起来,他对某些性行为感到非常羞愧,并担心过这些行为会被发现,而是表现出,他对他现在做的治疗感到羞愧,并试图要对所有的人保密等等。

病人从这样的重现开始他的治疗。分析师对一个有各种生活经历和长期病史的病人告知心理分析的基本规定,然后要求他说出来他想到的一切,并期待病人会滔滔不绝地讲述。可医生常常会发现,病人不知道说什么。病人沉默并声称自己什么也想不起来。这同重申一种同性恋立场没有什么两样,是抵抗每一种回忆。只要病人进行治疗,他就不会摆脱这一重现的强迫性,分析师最终会明白,这就是他回忆的方式。

当然首先让我们感兴趣的是这种重现的强迫性同移情和阻抗的关系。我们不久就会发现,移情本身就是重现,重现就是把被遗忘的过去不仅转嫁到医生身上,而且转嫁到目前状况的所有领域。我们必须对以下情况做好准备:被分析者不仅只是在同医生的私人关系中,屈从于取代回忆动力的重现强迫,而且是在所有同时发生的工作和个人生活的关系上,例如他在治疗期间选择一个恋爱对象,接受一件任务,开始一项工作。在这些方面也很容易看到阻抗部分。阻抗越大,用行动来代替回忆的做法(重现)也就越有力度。在催眠状态中,被遗忘的东西得到最好的回忆不就相当于一种阻抗被完全推到一边的状态吗?如果治疗是在一种温和的、没有说出来的积极的移情的保护下开始的,首先这种移情就会导致回忆深化,就如在催眠治疗中那样。在催眠治疗时,症状甚至也会沉默。但在分析过程中,这种移情会变得敌对或过于强大,以至于必须要排斥,这时回忆就会让位给行动。从这时起,阻抗就会决定必须重现的东西的顺序。病人从过去的军火库里提取武器,利用这些武器来继续抵御治疗,我们必须一件一件地抢夺病人的武器。

我们上面说了,被分析者在行动,而不是回忆,他是在阻抗的条件下进行重现。我们现在就要问了,他究竟是在重现什么或干什么?回答是,他重现所有的东西,这些东西的来源是被他所排斥的东西,但已经在他显露出来的本性中站住脚,这就是他的障碍、无用的立场、具有病态的性格特点。他在治疗过程中也重现他的症状。现在我们可以知道,我们强调重现的强迫行为,并没有因此而获得新的事实,只是获得一个更为统一的观点。我们现在明白,被分析者的病状不会因为开始治疗而停止,我们不能把他的病状作为一种历史情况来对待,而是作为一种现实力量。这一病状将一点一点地进入视线和进入分析的有效范围。我们就是在病人把疾病体验为现实的地方进行治疗工作,这一工作的有利的部分就是要回到过去。

在催眠状态下让病人回忆,肯定会造成一种在实验室进行试验的印象。在分析治疗过程中,通过新技术让病人重现,意味着唤起一部分现实生活,所以不可能在所有情况下都会无害和毫无顾虑。此外,还会常常出现不可避免的"分析治疗中病情恶化"的问题。

特别是治疗一开始,病人会改变对疾病的自觉的态度。病人一般来说满足于抱怨疾病、把疾病轻视为无意义的东西,贬低疾病的意义。此外他还保持一种排斥的态度,施行一种鸵鸟政策,利用这种政策来对抗病的起源,并把这一政策继续用到外部表现上。所以就会出现下列情况:他对产生恐惧的条件没有很好的认识,不倾听他的强迫思想的真正内容,或不理解他的强迫冲动的真正目的。这些都会妨碍治疗。他必须要有勇气把他的注意力转移到他疾病的现象上去。疾病本身对他来说不应该是值得怀疑的东西,而更应该是一个值得尊重的对手,是他本质的一部分,这一部分有很好的动机为基础,他可以从这一部分中吸取对他今后的生活有用的东西。从一开始就准备要同通过症状表现出来的被排斥的东西调和，这也给疾病提供了某种程度的宽容。如果这种同疾病的新关系造成了冲突的加剧，并迫使那些不明显的症状更加厉害的话，分析师可以用下面的话来安慰病人：这只是暂时的恶化现象，而人是不能杀死不在场或离得不够近的敌人的。但阻抗能利用这一情况为自己的目的服务，并可以滥用生病这一点。阻抗就像是在显示：你们看呀，如果我真的利用这些事情，会产生什么样的情况？我让这些事情被排斥，难道不是做得很对吗？特别是青少年和幼稚的人会习惯于把治疗所要求的重视病状变成沉醉症状之中。

其他的危险产生于继续治疗的过程，那些还没有稳固的、新的、更深的内驱力冲动也能重复出现。终于，病人的行为可以在移情之外暂时破坏生活，甚至特意选择一些行为，这些行为使本来可以得到的健康持久地失去。

在这种情况下，医生使用的战术很容易被看作是正确的。对医生来说，按照过去的态度去回忆、在心理领域进行复制，以及他坚守的目标都没有变——即使他知道这一目标在运用新技术方面是无法实现的。医生做好准备要同病人进行持久地抗争，以阻碍所有心理层面的冲动，而病人是想把这些冲动都转移到身体方面。如果医生能成功地借助回忆工作处理了病人企图通过行为发泄的东西，就是治疗的很大成功。如果通过移情建立起来的关系有用的话，治疗就能成功地阻止病人重现含有更多意义的行为，并把病人的这一企图从出现的一开始就作为治疗工作的素材。如果医生能让病人保证在治疗期间不做特别重要的决定的话，例如不选择职业，不选择最终的伴侣，而是到治愈后再做出决定，这样医生就能最好地保护病人不受他自己冲动行为的伤害。

医生这么做是为了保护病人，对病人的这些小心的限制并不阻止病人去做一些无关紧要的事情（包括愚蠢的事情），而且医生知道，人只能通过损失和自己的经验变得聪明起来。但是也有一些情况是无法阻止的，就是在治疗期间病人做了一件完全没有实际意义的事情，并且后来是通过治疗才知道的。有时也会出现这样的情况，即医生来不及用移情来控制病人的疯狂行为，或者是病人在一种重现行为中扯断了他同治疗的连接。我可以用一个年纪比较大的妇人的极端例子予以说明。这位夫人总是在黄昏时分离开自己的房子和丈夫，并逃到某个地方，而她自己对这样的"出走"完全意识不到。她来到我这里的时候，表示了非常温柔的移情态度，在最初几天她以非常快的方式提高了这一移情程度，然后在一周结束时又"逃离"了我，我都来不及告诉她，什么东西可以阻止她重现这一行为。

限制病人的重复强迫，并能把这种强迫变成回忆的动机的主要手段是使用移情。我们通过给予这种强迫在一个特定的领域活动的权力，从而使之变成无害的东西，甚至是有用的东西。我们让这种强迫看到移情就是一个游戏场地，允许它几乎是完全自由地发挥，但要求它给我们讲述所有隐藏在被分析者内心生活的致病的内驱力。如果病人能迎合我们，并能尊重治疗的条件，一般来说，我们都能成功地给予所有的症状一种新的移情意义，用移情神经症来取代他的极端的神经症，病人可以通过分析工作从移情神经症中治愈。移情造成了疾病和生活之间的一种中间地带，通过这一中间地带前者会转换成后者。这里出现的新状态继承了疾病的所有特点，但这一状态也是一种人为的疾病，这种疾病处于我们的控制下。这种状态也是一部分真实的经历，是由特别有利的条件造成的，本质上是临时性的。从在移情中表现出来的重复行为出发，大家熟知的途径就会唤起回忆,在克服阻抗后,这些回忆会毫无困难地出现。

如果不是本文的标题要求我提到分析技巧的另一个内容,我本可以现在就结束本文。正如大家所知,阻抗的克服是通过医生揭示被分析者从来没有认识到的阻抗,并把阻抗告诉病人。但现在看起来,刚做心理分析的人倾向于把分析的这个导言用于分析的全过程。我常常会遇到这样的情况:医生抱怨,他已经告诉病人他的阻抗了,但什么变化也没有出现。而且阻抗变得更厉害了,整个情况变得更看不清了。治疗看起来也无法进行下去了。但这种消极的期待会被证明是错误的。一般来说,可以说这样的治疗进行得非常好。医生仅仅是忘记告诉病人阻抗的结果不是阻抗的停止。医生必须给病人时间,让病人更深地进入病人并不知道的阻抗中去,要让病人研究阻抗,克服阻抗,也就是尽管面对阻抗也要根据基本规定把治疗继续下去。只有到了基本规定的高度,才能通过同被分析者的合作,揭示被排斥的内驱力的活动。正是这些内驱力的活动需要阻抗,病人通过这样的经历可以了解这些内驱力的存在和强大。而医生要做的就是等待,并允许那个不可避免和并非一直处于加速状态的过程一步步出现。如果医生坚持这一观点,就不会有失败了的错误想法,而是他会一直按正确的路线走下去。

这种对阻抗的持续研究在实践中可能成为被分析者的一个艰难任务,对医生来说则是对耐心的考验。但这一部分的工作能对病人产生最大的改变作用,也是区分分析治疗和诱导影响的关键。在理论上可以把这同"发泄"被排斥阻碍的情绪相比较,没有这种发泄,催眠疗法就不会产生任何影响。

十二、论移情

心理分析的新手一开始最担心的是,他将面临解释病人案例以及还原病人被压抑事物的困难。但他很快就会小看这些困难,取而代之的是深信,真正严重的困难是如何处理移情这个问题。

这方面会出现许多情况,而我只想举出一种独一无二、界定明确的情况,因为这种情况经常发生并具有重要的现实意义,同时也是出于理论上的需要。我要谈的情况就是:一个女病人通过十分明确的暗示或直接表白,让心理分析医生猜到或看到,她像一个凡女子那样,爱上了她的医生。这种情况有其尴尬和可笑的一面,也有严肃的一面。这一情况如此复杂,由各方面的因素所决定,是如此不可避免,又是如此难以解决,所以本来早就该对这一问题进行讨论,以满足心理分析技巧的一个生死攸关的要求。但因为我们无法毫无顾忌地去嘲笑同行的错误,所以迄今为止我们也没有积极地去解决这个问题。在这个问题上,我们常常会与医生对自己的工作应该守口如瓶的责任产生冲突,这一责任在日常生活中是不可缺少的,但在科学研究方面是不可行的。但又因为心理分析的理论也属于日常生活,这里就出现了一个不可调和的矛盾。不久前我在一篇文章中打破了守口如瓶的做法,并暗示道,上面提到的移情问题已经使心理分析治疗的发展延误了整整十年。

对一个受过很好教育的外行来说（这样的人对心理分析来说也是理想的文化人）出现爱情的情况同其他情况不可相比，这种情况很特殊，是独一无二的。如果女病人爱上了医生，外行就会认为，只存在两条出路。不经常出现的出路是：所有的情况都允许他们两个人建立持久的合法关系，另一条更经常出现的出路就是医生和病人分道扬镳，必须放弃已经开始的治疗，就像是被自然界事件所打断。当然还可以想象有第三条出路，这条出路看起来甚至不会影响继续治疗：建立一种不合法的，非永恒的爱情关系。但市民道德和医生尊严都不允许这么做。不管怎么样，外行为了使自己能心安，可能会要求心理分析师尽可能地保证不会出现第三条出路的情况。

事实证明，心理分析师的立场必须是另一种立场。

我们来看看我们提到的第二条出路：在病人爱上医生后，病人和医生分道扬镳，治疗也放弃了。但女病人的身体状况必须要求她很快到第二名医生那里进行治疗。然后出现的情况是，病人又爱上第二名医生，如果这次治疗也不得不中断，病人又会爱上第三名医生。这一肯定会出现的事实（众所周知，这也是心理分析的基础之一）会造成两种结果，一种是对进行心理分析的医生而言，另一种是对需要进行治疗的病人而言。

对医生来说，这就意味着要进行认真的说明工作，并要警惕在他身上可能已经出现的反移情。医生必须认识到，女病人对他的爱是分析治疗必然造成的，不能归结于他本人身上的优点。所以他完全没有理由，对这样的"征服"（在心理分析以外，把这种现象看作征服）引以为豪。他还应不断地提醒自己看到这一点。但对女病人来说，则有两种可能性：要么她必须放弃心理治疗，要么她必须把爱上医生看作不可避免的命运安排，而加以接受。

我毫不怀疑女病人的家属会坚决地同意第一种可能性,而心理分析师则同样坚决地同意第二种可能性。但我认为,在这种情况下不能因为病人家属充满温柔的关心(更多的是自私嫉妒的关心)而把决定权交给病人家属。起决定作用的应该是病人的利益。家属的爱并不能治疗神经症。心理分析师不必硬说服家属,但他可以表明他的某些工作是必不可少的。那些在这个问题上采取托尔斯泰式态度的家属,可以放心地继续拥有夫人或女儿,但必须试图忍受以下事实,即夫人或女儿继续患有神经症以及因神经症而造成的爱的能力的缺陷。这和妇科疾病的治疗很相似。如果具有嫉妒心的父亲或丈夫认为,让病人选择另一种方法治疗神经症,病人就不会爱上心理分析医生,那就大错特错了。区别更多只在于,这样的一种恋情是注定不能言表和进行分析的,是不可能对病人的恢复做出贡献的,而心理分析能做到这一点。

我早就知道,做心理分析的个别大夫常常会让病人对移情现象做好准备,或者甚至要求她们:"爱上我,以便能继续进行心理分析。"我几乎找不到比这更荒唐的技巧了。这么做的话,只能剥夺爱情这一现象所具有的令人信服的自发性特点,并给自己设立难以消除的障碍。

不过,一开始似乎没有任何迹象表明,移情会对治疗产生积极的效果。女病人,包括最听话的女病人突然失去了对治疗的理解和兴趣。除了她们的爱,她们什么也不想说,什么也不想听,她们当然也希望这种爱能被对方接受。她们认为治疗自己的症状没有指望,或者忽视这些症状。她们声称自己是健康的。局面发生了根本的变化,犹如一场游戏被突如其来的事情所打断,犹如在剧场演出时突然起火。如果医生是第一次遇到这种情况,他很难继续进行分析治疗,也难以摆脱治疗真的是结束了的假象。

　　稍微冷静一下，医生就会控制局面。特别是要考虑以下的看法，即所有干扰继续治疗的做法都可能是阻抗的表示。毫无疑问，阻抗也是女病人出现疯狂爱情要求的重要原因。我们在女病人身上早就发现了移情症状，并把她们的顺从、对分析内容的接受、她们出色的理解以及她们表现出来的智慧归结为她们对医生的这一态度。所有这一切突然不复存在，女病人变得很不理智，她看起来完全沉浸在恋爱中。而这样的变化一般来说都是出现在这么一个阶段，即医生可以要求病人承认或回忆恋爱史中那件最尴尬和被压抑的事情。也就是说，病人早就爱上了医生，只是到这个阶段，阻抗可以利用这份感情来阻止治疗的进行，转移工作视线，并让心理分析大夫陷入一种尴尬的局面。

　　如果我们仔细观察的话，就会看到一些使情况复杂化的动机带来的影响，有一些动机与爱有关，另一部分动机则是阻抗的特别表现。从第一种动机来看，病人是要努力地保持自己不可抵抗的魅力，通过把医生降低为情人而打破其权威性，以及保持其他满足爱情的副作用。对阻抗来说，我们可以猜测，阻抗有时可以利用爱的告白作为手段，来考验充满尊严的医生。如果医生屈从了，它就可以证明自己的合理性。但最重要的是我们有下列印象：起秘密挑衅作用的阻抗还可以加强爱的成分，加剧进行性接触的动力，其目的是以指出放纵危险为借口，更强烈地为压抑的作用辩护。众所周知，所有这些副作用被阿德勒看作所有过程中最本质的东西。当然在比较纯粹的案例中，这样的副作用是不会出现的。

　　如果心理分析大夫确信，出现移情现象仍然要继续治疗，并要通过整个移情过程来进行治疗，那么医生应采取什么态度，才能使继续治疗的努力不付之东流呢？

在特别强调道德的情况下，我完全可以轻而易举地要求分析师永远不要接受和回应女病人温柔的表示，而更多的是必须把这看作恰当的时机，以在恋爱中的女病人面前，强调道德要求和放弃爱情的必要性。同时医生一定也要使女病人摆脱自己的念想，要求她克服"自我"的兽性因素，从而继续进行分析。

但我无法实现这两个期待。之所以不能实现第一个期待，是因为我不是向我的当事人提出要求，而是向那些必须解决棘手问题的医生。此外，也是因为我能追溯道德要求的起源，也就是其适用性。但这次，我的处境不错，我能在不改变结果的情况下，用分析技巧的观点取代道德的关卡。

但我更坚决地要否定上面所暗示的期待的第二部分。一旦女病人承认了自己的移情，就要求她克服本能冲动，要求她放弃，要求她高尚，这样做不是心理分析的做法，而是毫无意义的做法。这就好像，有人用非常艺术的咒语强迫魔鬼从地狱里爬出来，然后不经它的同意又把它送回地狱。也就是先让病人意识到被压抑的东西，目的就是为了再次压抑这些东西。我们也不要被这么做的成功假象所迷惑。众所周知，用好声好语的劝说来对付病人的爱情，是不会有什么效果的。女病人只会感到自己受到了鄙弃，并且会因此而实施报复。

同样我也不劝大家走一条在有些人看来是聪明的中间道路，这条路就是可以回应女病人的温柔感受，但要躲避所有身体上的接触，一直到关系进入平静的轨道并提升到高一级的层次。我反对这么做的理由是，心理分析治疗的基础是真实性。这一治疗很大一部分的教育作用和伦理价值就来源于此。离开这一基础是危险的。那些熟悉心理分析技巧的医生，不用像其他的医生那样必须说谎和掩饰真相，如果心理分析医生确实是出于最善良的意愿这么做了的话，他马上就会认识到他背叛了自己。

正因为我们要求病人十分诚实，所以一旦病人发现医生没有说真话，就会损害医生的权威性。此外，尝试着让自己被女病人的温柔所左右，也不是完全没有危险的。医生控制自己的能力不是完美的，所以也有可能出现违反自己的意愿跨越界限的情况。我的意思就是，我们不能否认我们通过压制反移情而造成的冷漠状态。

我早就提醒过，心理分析技巧要求医生有责任不去满足女病人的爱情要求。必须在一种节制的状态下进行治疗，我这里指的不仅是身体上的接触，也不是指病人所有渴望的东西，因为这样的话，也许没有一个病人能忍受。而是我要提出一个原则，那就是我们要让病人保留他们的需求和渴望，并把这些作为工作和引起变化的动力，同时医生必须避免通过爱情的替代品来使病人安静。医生除了替代品外也不能提供别的东西，因为只要病人被压抑的东西还在的话，病人就没有能力达到真正的满足。

我们必须承认，在一种节制的状态下进行治疗远远超出了这里提到的个案，这一原则需要进行讨论，通过这样的讨论来规定这一原则可以使用的范围。但我们不想在这里进行这一讨论，而是要尽可能地考虑我们提出问题的出发点。如果医生不是按我们的要求行事，并利用双方的自由，回应女病人的爱情和满足她的温柔的需求，那会出现什么情况呢？

如果医生预计，他的回应能牢牢地控制女病人，并能促使女病人完成治疗的任务，也就是能够使女病人永远摆脱神经症的困扰，那么经验很快就会告诉他，他的算盘打错了。女病人会达到她的目的，而医生永远不会实现自己的目的。在医生和病人之间所发生的事情可以用那个神父和病重的保险商之间富有喜剧色彩的故事来形容：保险商的家属执意要请一个虔诚的人来说服那个不信宗教、病入膏肓的保险商,让他在死前信教。两个人谈了很久,所以在外面等着的人也充满了希望。终于病房的门打开了,那个不信宗教的人没有被说服,而神父却上了保险。

如果女病人的求爱得到了回应,这将是女病人的一个很大的胜利,但对治疗来说,则是彻底的失败。女病人实现了所有的病人在分析期间都要努力实现的东西,那就是要做一点事情,要在生活中重复这些事情,这些事情让她有回忆,这些事情是作为心理素材能复制的东西,以及在心理层面上要保留的东西。在恋爱的发展过程中,她会在恋爱生活中显示她所有的障碍和病态反应,而且不可能对这些东西进行修正,最终会以后悔和进一步加强压抑来结束这一尴尬的爱情经历。这样的恋爱关系会结束心理治疗的作用,而医生和病人的结合也会是非常荒唐的事情。

这就是说,回应女病人的爱的要求对心理分析来说是致命的,但同样压制这种感受对心理分析来说,也是致命的。心理分析师要走的道路是另外一条道路,那是一条在生活中找不到先例的道路。医生要小心不被移情转移自己的视线,不能驱逐这一移情,或让女病人扫兴。但医生同样要坚定不移地拒绝回应女病人的爱。医生要保留这一移情,但要把这种移情处理为某种不现实的东西,是作为一种在治疗过程必定会出现的情况,要把移情归结为女病人的无意识源头,并要帮助女病人意识到她的恋爱生活中最隐蔽的东西,并能控制这些东西。医生给病人留下自己能抵抗所有诱惑的印象越深,就越能更早地摆脱心理分析的内容。性压抑虽然没有被消除,但已经被推入内部,这时的女病人就会感到很有信心,能表示出爱的所有条件、她的性渴望的所有幻想、她的恋爱的所有细节的性质,然后从这些内容出发,自己打开通道,找到幼稚的爱的原因。

有一群妇女,对她们来说,为了进行分析保留移情,但又不满足爱情要求的做法是行不通的。这些妇女具有炙热的感情,忍受不了任何替代品,她们是大自然的孩子,她们不把心理的东西看作物质,借用诗人的话来说,她们只接受"稀汤的逻辑和丸子的观点"。面对这样的妇女,医生只有两个选择:要么就是表现自己的爱,要么就是让那个遭到拒绝的妇女的敌意完全发泄到自己身上。但这两种做法都不能满足治疗的要求。所以医生只能接受失败,并准备以后解决以下问题:发展为神经症的能力是如何与需求爱的顽固性结合在一起的?

什么样的方式能使暴力性不是很强、有移情现象的女病人逐渐地接受心理分析的观点呢?许多心理分析师以同样的方式体验到了这一方式。他们首先是强调抗阻在产生这种"爱"上所起的明显作用。如果是真爱的话,这种爱会让女病人顺从,并提高其解决自己问题的积极性,仅仅只是因为这是自己所爱的医生所要求的。这样的一个病人肯定会选择完成治疗的道路,以在医生面前表现出自己的价值,并为现实做好准备,在这一现实中她的爱的取向能找到自己的位置。但事实是,女病人表现得非常固执和不听话,她会抛开所有对治疗的兴趣,显然非常不尊重医生具有说服力的观点。也就是说,病人通过恋爱的表现形式来产生一种抗阻,并且毫不顾忌地把医生带入一种所谓的"走投无路"的境地。因为如果医生出于责任和理解拒绝女病人的爱,她就会扮演被鄙弃的人,然后出于报复和绝望摆脱医生的治疗,也就是出于所谓的爱情。

认为这种爱不是真实的第二个观点是这种爱不具有任何一种出自目前状态的新特点,而是过去幼稚反应的重复和模仿的合成。持有这一观点的人自告奋勇地通过仔细分析女病人爱的态度来证明这一点。

如果这些人除了观点外，还有必要的耐心，大多数情况下是能克服困难处境，要么对不很强烈的爱，要么对"不顾一切"的爱继续进行分析工作，工作的目的就是发现幼稚的客体选择，以及困惑女病人的想象。但我想对上面提到的观点进行批判并提出以下问题：我们这样做是否对女病人说了真话，还是说我们出于无奈，采取了掩盖和扭曲事实的做法。换句话说就是，真的能把在心理分析治疗过程中出现的爱情称为不现实的爱情吗？

　　我认为，我们对女病人说了真话，但不是全部的真话。从上面提到的两个观点来看，第一个观点更强。阻抗是引起爱情的一部分原因，这一点不容否定，而且很重要。但是阻抗并没有造成这种爱，而是发现了它，利用它并夸大了其表现力。阻抗也不能使爱失去本身的真实性。我们的第二个观点要弱得多。这一爱是新瓶装旧酒，是重复幼稚的表现，这一点没有错。但这是每种爱情的本质。根本就找不到不是重复幼稚先例的爱情。爱情的那种强迫性、让人联想到病态的性质，就是来自其幼稚性。移情中的爱情也许比生活中出现的、被称为是正常的爱情少了点自由，让人更容易看到其对以往幼稚经历的依赖性，表现得不太灵活和没有多变性，但也就是这些了，而并不是其本质。

　　那么从什么地方才能看出爱情的真实性呢？从它的实力、它的实现爱的目标的可能性？在这点上，移情中的爱情不落后于任何一种其他的爱情，这种爱给人的印象是，似乎可以实现所有的东西。

　　我们可以做出如下的总结：我们没有权利否定在分析治疗过程中出现的爱情的"真实性"。如果说，这一爱情看起来不是那么正常，其原因很简单，我们只需知道，在心理分析治疗之外出现的爱情也会让我们更多地想起不正常的心灵现象，而不是正常的。不管怎么说，这种爱情也有一些特点，正是这些特点使这种爱情具有一个特殊地位：第一个特点是，这种爱情是由心理治疗所引起的。第二个特点是，这种爱情通过控制局面的阻抗而被推向极致。第三个特点是，这种爱情在很大程度上缺少对现实的顾忌，这种爱情是不明智的、不考虑结果的，是过分地美化了爱的对象。在遇到正常的爱情时，我们也允许有一定的美化现象。不过我们不能忘记，恰恰是这些远离标准的特点是恋爱的本质。

对进行分析工作的医生来说，上面所说的第一个特点是最重要的。他为治疗神经症引入分析方法，并引起爱情，这种爱情对医生来说，是一种医学情况不可避免的结果，就像病人在检查身体时必须脱掉衣服，或要告知一个重要的生活秘密。所以对医生来说，很明确的一点是，他不能从病人的爱情中谋求自己的好处。女病人的好意不能改变一切状况，只能把全部的责任都推卸到他的身上。正如医生必须知道的那样，女病人对治疗的所有手段是毫无准备的。在有幸克服了所有困难后，女病人常常会告诉医生，她一开始来治疗时，有过什么样的期待，那就是，如果她表现得很听话，医生最终会以自己的温柔来奖赏她。

对医生来说，伦理的动机必须同技术的动机相结合，才能克制自己不去回应病人爱的表示。他不能失去以下的目标，即由于固定化的幼稚而受到阻碍的女病人将能自由地拥有对她来说非常珍贵的功能，但她不能在治疗中先使用这一功能，而是为现实生活保留这一功能。当然只能是在治疗结束后，在出现机会的时候。医生不能同女病人玩狗赛跑的游戏：在终点放了一个用香肠做的花环，可是一个爱开玩笑的家伙把一根香肠扔在了跑道上，所有的狗都朝这根香肠扑去，从而完全忘记了比赛，也忘记了给优胜者准备的那个香肠花环。我并不想说，对医生来说徘徊在由伦理和技术组成的范围内是很容易的事情。特别是那些年轻的和还没有成家的医生会感觉到自己的任务很艰难。毫无疑问，性爱是生活的重要内容之一，在爱的享受中，心灵和肉体满足的结合是高潮之一。所有的人，除了几个怪癖的狂热者外，都知道这一点，也以此来安排自己的生活。只是在学术界，人们羞于承认这点。此外，对一个男人来说，当女人争取赢得他的爱情时，扮演逃避者和无能者也是很尴尬的，特别是面对一个承认自己感情的高贵女子。尽管她有神经症和阻抗，但总还有一种不可比拟的魔力吸引他。女病人粗鲁的渴望不是诱惑，相反这样的渴望看上去会令人讨厌，需要所有的宽容，才能使这种渴望看起来是一种自然现象。也许更能带来危险的是女人那些更细微和颇有顾忌的愿望，这一危险就是通过一个很美的体验让医生忘记技术和医生的任务。

但心理分析师不能让步。即使他把女病人的爱情看得非常重，但他更要看重的是，他有机会能使女病人在她的生活中跨出决定性的一步。女病人必须从他那里学到如何摒弃快乐原则，放弃一种很现实，但从社会角度来看又是不正常的满足，以便在以后的日子里能经历一种从心理和社会角度来看都很好的满足，尽管也许不能肯定是否会出现这一机会。为了达到克服的目的，必须要让女病人从头开始经历心灵发展，并通过这一方式获得更多的心灵自由，正是通过这些更多的东西，意识到的心灵活动（在系统的意义上）才能同无意识的活动区别开来。

这就是说，心理分析师要进行三重的斗争：在他的内心，他要反对想要降低他分析水平的力量；在分析之外，他要反对那些对手，这些人否认性本能的力量，并不让他在分析工作中使用这些力量；而在分析过程中，他要反对他的女病人，女病人一开始就像是他的对手，然后又告诉他，她过高地估计性生活的作用，而且无法摆脱这一想法，并想用她的毫无顾忌的热情来俘虏他。

　　我在上面已经提到过一些外行对心理分析的态度，这些外行肯定也会利用我对移情的看法为借口，让全世界都注意到这一治疗方式的危险性。心理分析师知道，他是同最具有爆炸性的力量打交道，需要像化学家那样的小心和仔细。但人们什么时候因为化学家必须使用具有爆炸性的材料而反对化学家的工作呢？令人奇怪的是，心理分析必须努力获得其他医科早就拥有的专利。我肯定不同意放弃一些无害的治疗手段。这些手段完全可以使用于一些病例。再说，人类社会也不需要像治愈其他的狂热那样治愈热情。但如果有人认为，这些情绪必须通过无害的手段进行手术处理的话，那就是低估了心理神经症的出处和实际意义。在医生的工作中，除了医学以外肯定还有另外一个治疗空间。所以符合医术的、原汁原味的心理分析是不可缺少的，这一心理分析不畏惧处理最危险的情感表现，并会为了病人的康复去掌握这些表现。

十三、关于精神分析工作中记忆
幻觉（似曾听说）的现象

　　精神分析治疗期间常发生这种情况：病人回忆起一件事后告诉了你，然后总是说一句"可我已经告诉过您了"，而精神分析师自己确信从没听病人说过此事。如果你对病人的说法提出异议，那么他常信誓旦旦地说他知道得很清楚，他敢起誓等等。可分析师自己同样坚持是第一次听到此事。不管是声音盖住对方还是做的保证比病人还坚决以了断这种争执都不是心理学的方式。大家都知道，这种对记忆可靠性的确信感是没有客观价值的，而且俩人必有一人错，分析师和被分析者都可能受错构的困扰而搞错。向病人承认这一点，也就停止了争执，待以后有机会再解决这个问题。

　　在少数情况下，分析师自己想起来确实听过病人讲那件事，同时也找到了一时忘却的主观动机，这种动机常常是牵强附会的。但大多数情况下是被分析者搞错了，他自己也会认识到这一点。这种常见事可以这样解释：病人确实打算告诉分析师来着，确实一次或多次开了个头，但后来受到阻抗的阻碍没能实施他的意图，于是他混淆了对意图的记忆与对意图实施的记忆。

　　在某些情况下有些病例不管怎么说可能仍旧存疑，这样的病例我一概不讲，想重点讲讲几个别的病例，它们在理论上有特别重要的意义。就是说这事发生在个别人身上，而且是反复发生：他们声称讲过什么事，但事实明摆着他们说得不对，但他们恰恰在这些事情上特别固执，非说讲过。他们声称是以前讲过、现在重提医生肯定也知道的旧事对精神分析来说是具有重大价值的回忆；是等待多时的证实；是了结部分工作的解决办法，精神分析师本肯定会对这一工作结束后进一步深入探讨。面对这种情况，病人很快也承认肯定是记忆欺骗了他，虽然他无法给自己解释为什么对这个记忆这么肯定。

在这些病例中，被分析者身上出现的现象完全可以称为"记忆幻觉"，它与其他一些情况完全类似，即有一种感觉油然而生：我遇到过这种情况，我经历过这事儿（似曾相识，déjàvu），却一次也想不起来以前那件事，来证实这种确信感。大家都知道这种现象引发许多人试图对此进行阐释，总的来说可以把他们的阐释分为两组。第一组的人相信这种现象中蕴含的感觉，相信确实回忆起一点东西，问题只在于回忆什么。第二组阐释群集数量远远多于第一组，这组人更相信这里记忆有误，任务是查出这种错构的成因。此外，这些阐释尝试触及的动机范围很大，既有源自毕达哥拉斯的古老见解，认为似曾相识的现象证明了以前个体的存在；也有基于解剖学的假设，即这种现象的产生是由于大脑两半球活动时的彼此分离（维根，1860），还有一种是大多数新锐作者的纯心理学理论的见解，他们认为似曾相识是统觉减弱的表现，疲劳，精疲力竭与精神涣散是造成这种现象的原因。

格拉希1904年对似曾相识症予以了阐释，应属于"可信的"阐释之一。他认为，这种现象表明，以前曾在无意识中感知过什么，现在因受类似新印象的影响而达到了意识层。其他作者附和他的观点，认为想起忘却的梦境是此现象的基础。这两种意见都认为是无意识印象被激活。

我在《日常生活的精神病理学》（1907，第二版）中对所谓的错构做了类似的阐释，当时我并不知道也没提及格腊希的论文。我在一个女病人身上做过一个试验，是一个十分清楚，但时隔二十八年的似曾相识症的病例，我的理论作为这个精神分析试验的结果，也许可代表我的歉意吧。我不想在此重复这个微不足道的分析。它表明，似曾相识症出现的场合确实适合唤起被分析者对以前经历的回忆。当时十二岁的孩子拜访的家庭有个病危的哥哥，几个月前她自己的哥哥也同样处在病危之中。但在前一个经历中有一种没意识到的幻想，即希望哥哥死去的愿望，与这个共同点连在一起，所以不可能意识到这两种情况的相似性。相似性的感觉被似曾经历的现象取代，途径就是对共同点的认同置换场所。

大家知道似曾相识这个名称代表一系列类似的现象：似曾听闻（déjà entendu），似曾经历（déjà éprouvé），似曾感觉（déjà senti）。我不讲许多相似的情况，要讲的是似曾听说（déjà raconte），其实它源自一个潜意识中并未实施的打算。

一个病人在联想过程中讲道："当时我五岁，在花园里玩小刀，我当时怎样把小拇指割断的——噢，我只是以为割断了？但我不是已经告诉过您嘛。"

我保证想不起任何类似的事情。他更加确信地保证在这件事上他是不会搞错的。就像开始给出的方法一样，我最终结束了这个争执，请他无论如何把这个故事再讲一遍。我们会搞明白的。

"我五岁时和保姆在花园里玩，用折刀在一棵胡桃树上刻树皮，这些胡桃树在我梦中[1]也很重要。[2]我突然发现我的小拇指

1　请比较梦中童话素材（本卷中）。

2　后来讲述中的更正，我想我没往树上刻。是和另外一个肯定也因幻觉搞错的回忆混淆了。我用刀在树上刻，树流了血。

（左手还是右手？）断了，只还连着皮，把我吓坏了。我没感到痛，但很害怕，不敢告诉几步远的保姆，一下子坐到附近一个长椅上，坐着不动，不敢再看手指一眼。终于我冷静下来，看了一眼手指，发现它完好无损。"

我们很快达成了一致，即他不可能给我讲过这个幻觉。他非常明白这样一个能证明他五岁有阉割焦虑的例证我毕竟不会放置一边不用的。这样一来就破了他对阉割情结的假设进行的阻抗，但他问道："为什么我这么相信已讲过这个回忆呢？"

然后我们俩都想起来他因不同的缘由反复讲过下面回忆起的小事，但每次都没用得上："我叔叔一次外出旅行，问我和姐姐要他带什么回来。姐姐想要一本书，我想要折刀。"于是我们把这个几个月前出现的念头看作屏蔽性记忆，取代压抑的记忆，也是子虚乌有的断指（很明显等同于生殖器）一事讲述的发端，但因阻抗而未讲。叔叔也确实给他带来了折刀，根据他很有把握的回忆，这把刀子与压抑很久的讲述中出现的折刀是同一把。

我觉得为阐释这一小小的经历再列举其他事情属多此一举，只要这个经历能让人明白记忆幻觉的现象就行了。对于病人的幻觉内容我还想说一句：这样的错觉恰恰在阉割情结构造中不是个例，它们同样可以用来纠正违愿的感知。

1911年，一德国大学城的学者给我讲了下面的童年往事供我无偿使用，我并不认识他，也不知道他的年龄：

"我在读您的《列奥纳多·达·芬奇的童年回忆》时，29页至31页上的表述激起了我内心的反感。您说男孩的主要兴趣是在他自己的生殖器上，这话在我心里引起了这样的反驳：如果这是一条普遍规律，那么不管怎么说我都是个例外。读下面几行字（31页至32页上半部）时我大吃一惊，人们听到很新鲜的事时就是这种反应。吃惊之余我想起一件事，回忆告诉我

（我自己都感到吃惊）那件事根本不该这么新鲜。就是说我那时正处在'儿童性研究'阶段，一次偶然的机会我可以观察一个同龄女孩的生殖器，就在这时我很清楚地看见了和我自己一样的阳具。但不久我看到女性雕塑和裸体人像时，又重新陷入困惑，为摆脱这种'科学'矛盾，我想出了做如下这个试验：我用大腿紧紧夹住我的生殖器，这样就看不见它了，我很满意地断定，这样一来我和女性裸体人像就没任何区别了。当时我想，女性裸体人像的生殖器显然也是以这种方法消失的。

"在此我又想起另外一件事，由于它是三个构成我对早逝母亲的整个回忆中的一个，在某种程度上说它始终对我有着极为重要的意义。我母亲站在洗涮台前洗玻璃杯和洗碗池，而我也在这间房里玩，干什么捣蛋的事。母亲作为惩罚使劲拍我的手，这时我极为吃惊地看到我的小拇指掉了下来了，而且就掉在水桶里。因为我知道惹妈妈生气了，所以不敢说什么，更加吃惊地看着女佣把水桶拎了出去。很长时间我都确信少了个手指，这种状况可能持续到学会数数。

"这段记忆正像已说过的那样，因为和我母亲有关的对我一直很重要，我常常试着阐释这段记忆，但没有一种阐释令我满意，直到现在，在拜读了大作后，我隐约知道了简单且令人满意的谜底。"

另外一种记忆幻觉常在治疗结束时出现，令治疗师满意。在成功突破所有阻抗接受实际或心理被压抑的事件并在某种程度上得以修复后，病人会说：现在我觉得始终知道这事儿。分析工作就以此结束了。

十四、精神分析疗法之路

各位同仁！

您知道，我们从没有为我们的知识与能力的完善与独立性骄傲过，不管是从前还是现在，始终愿意承认我们的认识还不完整，愿意学新东西，改进我们的方法，推陈出新。

我们分别得太久，经历了艰难岁月，我们的再次相聚激发了我审视一下我们治疗水平的兴趣，我们在人类社会中的地位归功于这个疗法。此外让我们展望一下分析疗法发展的新方向。

我们曾这样表述医生的任务：为了让神经症病人知道他内心有潜意识的、被压抑的冲动，需要揭示阻抗，这些阻抗在他内心阻挠对他本人更多的了解。揭示了阻抗就能确保克服它吗？肯定不总是这样，但我们希望通过利用他对医生本人的移情来达到此目的，为的是变我们的认识为他的认识，确信童年时代发生的压抑过程是不适当的，确信按照快乐原则有一种生活是不可行的。我们在患者身上制造新冲突来取代以前的疾病冲突并引领患者走过这个新冲突，其动态关系我在其他地方已阐明，目前不想做任何改动。

我们的工作是让患者意识到其内心被压抑的精神因素，这个工作我们称为精神分析。"分析"意为拆解、分解，让人想到与在自然中发现材料并带回实验室的化学家在材料上做的工作类似。为什么叫"分析"呢？因为这种相似性在一个重要点上确实存在。病人的症状与胡言乱语像他所有的精神活动一样是高度组合的，这种组合的元素基本上是动机和本能冲动。但患者一点都不知道它们或知道得不够。我们现在让他明白这些高度复杂的精神形态的组合，找出诱发症状的本能冲动是症状的成因，向患者证明症状中他至今并不清楚的本能动机，就像化学家对待基本材料——化学元素一样：盐从化学元素中离析，在与其他元素混合后，化学元素已在盐中看不到了。我们也是这样向患者指出他不以为病的精神表现有他并不完全清楚的诱因，还有其他他并不知道的本能动机也作用于其中。

我们也把人的性欲分解成要素加以阐释，我们释梦时的做法是忽略作为整体的梦，把联想与梦的各个要素联系起来。

把医生的精神分析工作比作化学工作是有道理的，通过比较我们或许能推动疗法朝新方向发展。我们分析了病人，就是说将其精神活动分解成基本组成部分，把他内心的本能成分分别、逐一地指出来。要求我们也得帮他把这些本能要素更好地重新组合在一起，还有比这更显而易见的事吗？您知道，这个要求也真的提出过。我们听到：分析了病态的精神生活后，必须对其进行整合！担忧也接踵而来：可能分析太多，整合太少，还有就是把心理治疗作用的重点放在这种整合上的努力，整合是对仿佛因分解而毁掉的东西进行的一种修复。

先生们，我无法相信这种心理整合会给我们增添新的任务。如果我可以坦诚的话，那么我要说那是不假思索的废话。我只想说，这只是空洞的过度比喻，或者也可以说是不合理的命名滥用。但名称只不过是一个标签，是为区分其他相似的事物贴上去的，不是纲领，不是梗概或定义。比喻只需在一点上涉及本体，在其余点上完全不相干。心理现象是很特别的东西，独特得没有任何比喻能道出它的本质。精神分析工作与化学分析类似,但也同动手术的外科医生、整形外科医生的作用或教育工作者的影响类似。用化学分析作比喻也有局限性,那就是我们在精神生活中面对的是对不得不统一与联合的追求。如果我们能成功分解一个症状,把本能冲动从相互关联中释放出来,那么它不是孤立的,而是马上构成新的关联。[1]

恰恰相反,神经症患者给我们带来的是支离破碎的、因阻抗而分裂的精神生活,当我们对此进行分析、消除阻抗时,这种精神生活又连成了一片,把至今所有被它分离、固定在一旁的本能冲动囊括进我们称之为自我的大单元。于是被分析治疗者的心理整合没有我们干预的情况下就能完成,是自动的,必然发生的,我们通过分解症状以及解除阻抗为此创造了条件。说病人身上有什么东西被拆解成各个成分后静等着我们用什么方法把它们组合起来是不符合事实的。

我们疗法的发展可能要走别的路,特别是走分析师"主动性"的路子,菲兰茨基不久前在其论文《癔病分析的技术难题》(《精神分析国际杂志》,V,1919)中就用了这个概念。

让我们快对如何理解这个主动性达成一致吧。我们曾以两项内容简单扼要地描述我们的治疗工作:使人意识到被压抑的东西并揭示阻抗。当然在这方面我们够主动的了。但我们要不要让患者自己对付给他揭示出来的阻抗呢?除了患者通过移情推动能感受到的,我们不能再向他提供其他帮助吗?我们也可以通过让他置身于那个冲突得到预期解决的最佳心理场合来帮助他,这难道不是显而易见的事吗?疗效毕竟还取决于一些外部构成情结的情况。我们要不要考虑一下通过我们的干预以合适的方法改变这个情结?我认为,分析治疗医生这样的主动性

---

[1] 然而化学分析中也有完全相似的事情发生。化学家刚使材料绝缘。因析出的亲合性与材料的亲合力又非他所愿构成新的混合体。

无可厚非,是完全在理的。

您发现这里为我们打开了分析技术全新的领域,对其研究需要进一步的努力,会给出很明确的准则。我今天不想向各位介绍这个还处于发展中的技术,而是满足于强调一个这一领域的统治可能会遵循的原则,那就是:分析治疗应尽可能地在匮乏(节制)中进行。

证实此做法有多大的可能性留着以后仔细讨论。但节制意思不是不能得到任何满足(这自然是行不通的),也不是人们通常意义上的理解,即节欲,而更多的是与患病及康复力度的关系。

大家还记得吗? 是受挫才使患者得病,他的症状为他提供了替代性满足。大家可以在治疗期间观察到,病人病情一有好转就放慢康复速度,减弱促成治愈的驱动力。但我们不能没有这种驱动力,减少它有损于我们的治愈目的。那么我们不容置疑地得出什么结论呢? 听起来哪怕很残酷,但不管用什么有效疗法,我们都必须设法不让患者的痛苦草草结束。如果痛苦通过分解及消除症状而减轻的话,我们就得在其他什么地方再恢复痛苦,而不是甘于敏感的匮乏,否则就有永远无法彻底治愈的危险,而只是暂时地略微好转。

就我所见,这个危险迫在眉睫,危险尤其来自两个方面:一方面是通过分析影响病情的病人,他竭尽全力寻找新的、没有痛苦的替代满足来取代症状。他用的方法是利用部分释放的力比多绝好的可置换性,好把力比多投注进众多的行为、爱好,还有早先形成的习惯中并把它们提升为替代满足。他总能找到这种能使治疗所需的能量耗尽新转移法,懂得将这些转移法保密一段时间。我们的任务就是找到所有这些迂回之路,每次都要求他有所舍弃,哪怕导致满足的行为本身看上去没什么不好。但康复一半的人也可以走没什么危害的路,比如,一个男人草草成婚。顺便说一下,不幸的婚姻及久病不愈是神经症最常见的接续表征。它们尤其满足负罪感(受罚欲),这让许多病人饱受顽固的神经症。他们通过草率择偶来自罚,把器官长期生病作为命运的惩罚来接受,然后常常放弃神经症的治疗。

碰到所有这些情况,医生的主动性需要表现在积极干预,不让病人过早得到替代满足,但与不可小觑的第二种危险对着干对他来说更容易些,分析的驱动力因此受到威胁。病人甚至主要在对医生移情中寻求治疗过程中的替代满足,甚至可以寻求通过这种办法来弥补所有强加于他的舍弃。有些东西需要给他,或多或少,视病情性质及患者特点而定,但给予太多不好。谁要是作为分析师出于强烈的助人为乐之心把一切都献给患者,病人想要多少就给多少的话,那么他与不从事精神分析的精神病院犯的是同一个经济错误,精神病院只想让患者尽可能地适意,好让他觉得在那里舒适,生活中一遇到困难,乐意再逃到那里,在此过程中精神病院放弃了让患者更坚强地面对生活,更有效地完成自身任务的努力。分析治疗中需避免任何这种纵容。至于与医生的关系,患者应保留许多未满足的愿望,偏偏不满足患者最大且表达最强烈的愿望是合适的。

我不相信用一句"治疗中应维持短缺状"这样的话就可以道尽期望医生采取的主动性。分析主动性的另外一个方向正像您会回忆起的那样,已曾是我们和瑞士学派之间争论的焦点。我们坚决拒绝把到我们这儿寻求帮助的病人变成我们的私有财产,为他打造命运,把我们的理想强加于他,以造物主的傲慢把他打造成和我们一样的人,然后在他身上得到满足感。我今天仍拒绝这么做,我认为,这是医生必须慎重的地方,在其他关系中我们不必这样慎重。我也体会到为治疗目的而对病人采取如此大的主动行为根本没必要，因为我帮助过与我的种族、教育、社会地位和世界观毫无共同点的人而不毁掉他们的特性。当然，当初争论时我就有个印象，我们的代表（我想主要是R.琼斯）提出的异议太粗暴，太绝对。我们免不了也诊治这样的病人，他们动摇不定，无生存能力，以至对他们施加的分析影响不得不与教育影响结合起来，医生在其他大多数病人那里也时常有机会不得不以教育者和顾问的姿态出现，但每次都应尽可能地保护病人，不应把病人教育成与我们相似的人，而是为了解放并完善他自身的本性而教育他。

现居住在与我们为敌的美国那里的可敬朋友J.普特南得原谅我们，因为我们也不能接受他的要求，他要求精神分析服务于某个哲学世界观，并把它强加于病人以使他变得完美。我想说的是，这绝对是暴力，哪怕披着最高尚意图的外衣。

最后一种主动性是完全别样的，它因人们逐渐增强的认识而强加于我们，人们认识到我们治疗的多种多样的疾病形式不能用同一种技术解决。对此细论有些仓促，但我可以用两个例子阐明在多大程度上可以考虑在这个问题上采取新的主动性。我们的技术是在治疗癔病过程中发展成的，仍就以治疗此病为目标。但恐惧症已迫使我们超越我们目前的做法。如果人们等着通过分析来说服病人放弃恐惧症的话，是几乎不能除病的。这样的话病人就永远不会把那个素材拿来分析了，而要想令人信服地解决恐惧症的问题，此素材是必不可少的。我们必须换种做法。以恐旷症患者为例，这种患者分两组：病情对轻和相对重的。第一组虽然每次自己上街都受恐惧之苦，但他们并没因此而放弃独自行走。另外一组不让自己产生恐惧，方法就是不独自行走。治疗后一组只有通过分析的影响而说服他们重新像轻度恐惧症患者一样做才能有疗效，也就是说上街并在尝试过程中与恐惧做斗争。就是说我们首先要把恐惧症减少到这种程度，只有按医生的要求做到这一点，患者才能捕获到那些能治愈恐惧症的念头和回忆搞到手。

强迫症行为严重时被动地等待看还不那么合适，一般来说这种强迫症行为容易有"渐进的"疗程特征，趋于没完没了的治疗，对它的分析总有揭示太多但毫无改变的危险。这里正确的技术只能是等待，在我看来这是毫无疑问的，等到治疗本身成为一种强制，然后用这个反强制强行压制病态强迫症。但大家明白，我只是以这两种病例给您展示了新发展的尝试，我们的疗法正朝此方向发展。

现在我想在结束之际考虑一种属于未来的情况，你们中间许多人会觉得它非常不切实际，但我认为还是值得人们在思想上对它有所准备。要知道，我们的疗效并不是很强烈。我们只是一小部分人，我们每个人再怎么紧张工作，一年内也只能服务一小部分病人。世上有，也许不必有神经症痛苦，与过度的神经症痛苦比，我们能消除的从数量看几乎微不足道。除此之外，受我们的生存条件所限，我们的服务对象只局限于富足的上层社会，他们习惯自己选医生，在择医时所有的偏见使他们远离精神分析。对于众多深受神经症之苦的大众来说，我们目前无能为力。

现在让我们假设一下，通过任何一个组织我们的人数得以大增，以至于我们有足够的人力来治疗广大群众。另外一方面可以预见：有朝一日社会良心苏醒，提醒人们穷人有权享受精神援助，就像现在他们已享有救命的外科救治一样。神经症像肺结核一样威胁大众健康，同样，像对肺结核一样，也不能让大众中的个人束手无策地关照神经症患者。就是说接下来要建医院或诊所，聘请受过精神分析培训的医生，通过他们的分析使人们保持抵抗力与工作效能,否则男人就会沉浸于酒精,妇女几乎会被断念的重负摧垮,孩子们只能在无人管教和神经症之间进行选择。这些治疗将是免费的。等国家觉得这是迫在眉睫的义务还有待时日。目前的状况可能还要推迟此目标的实现之日。个人善行始于创建这些机构是可能的。但有朝一日要做到这一点。

然后就会给我们提出任务,让我们的技术适应新的条件。我不怀疑我们心理学的假设所具有的说服力也能给没受过教育的人留下印象,但我们必须为我们的理论学说寻找最简单最明确的表达法。我们很可能会体验到,穷人比富人更不愿意放弃其神经症,因为等待他的沉重生活对他没有吸引力,生病对他来说意味着可以更多申请社会救助。可能只有当我们按照约瑟夫皇帝的方式把精神救助与物质支援结合在一起时我们才能有所作为。我们也有可能迫不得已在群众中运用我们的疗法时,把精神分析的"纯金"充分地与直接心理暗示的"铜"合成在一起,催眠影响在那里也可能像治疗战争神经症患者一样又找到位置。但不管这种大众精神分析变成什么样,不管它由什么成分组成,其最有效最重要的成分肯定仍是从严格且无倾向性的精神分析那里吸收来的。

十五、关于精神分析技术的来历

　　海文劳克·埃利斯是受人尊敬的性研究学者和精神分析的重要批评家,在他一本题为《战争中的冲突哲学以及其他论文,第二辑》(伦敦,1919)新书中有篇题为《与性有关的精神分析》的文章,该文试图证明,精神分析开创者的著作不应被看作科学论文,而是艺术成就。我们很容易把这一观点看作是阻力的新转向以及对精神分析的拒绝,哪怕它以很客气甚至过于恭维的方式伪装。我们想对这种观点予以坚决的驳斥。

　　然而,这种反驳不是我们探讨海文劳克·埃利斯论文的动机,而是一个事实,即他能以他的博学引用一位作者,此人把自由联想作为一项技巧加以运用并推广(虽然为了其他目的),因而就这点而言有权被称为精神分析的先行者。"1857年,"海文劳克·埃利斯写道,"J.J.葛斯·魏金森博士(与其说作为医生,不如说作为诗人和斯文登柏格流派的神秘主义者更为人知晓)出版了一本富有神秘主义色彩的诗集,是双行押韵,用他称为'印象主义'的所谓新的写作手法创作而成。""人们选好一个主题,"他说,"或者把它写下。一旦写好,可以把写好题目后产生的第一个念头(impression upon the mind)看作处理主题的开端,不管所用的词或句子看上去多么特别或不恰当。""思想的第一个冲动,第一个想到的词是努力深入既定主题的成果。"人们坚持这个做法,葛斯·魏金森说:"我一直觉得,它就像有可靠的直觉,因此能直抵事物内部。"魏金森的意思是,这一技巧等于极端的,就是要求隐藏最深的、潜意识的冲动说出自己的心声。他告诫说,不要顾及意志与思虑,要追随灵感(influx),在此过程中可以发现精神能力会适应未知目标。

"虽然魏金森是医生,人们不应忽略他把这个技巧应用于宗教与文学,但从未应用于医疗或科学目的。但显而易见,它基本上是精神分析技术,在这里这个技术把本人作为对象,这更能证明弗洛伊德的方法是艺术家式的。"

精神分析文献的行家们在这个问题上也许还记得席勒与克尔讷的通信中那个优美的断落,在信中,伟大的诗人与思想家(1788)建议那些想有创造性的人注重自由念头。可以猜想,魏金森所谓的新技巧许多人早已想到,其在精神分析中的系统应用在我们看来不是弗洛伊德艺术资质的证明,也不是他以一种偏见坚守信念的结果,此信念是说一切精神活动普遍受到制约。这样一来自由念头对固定的主题的从属性就是最接近的、概率最大的可能性,这种可能性也经分析的实践得以证实,只要不是超大阻抗让人看不出来,而是猜到的相关性。

但人们肯定可以认为,既不是席勒也不是葛斯·魏金森对精神分析技术的选择产生过影响,更多的个人关系看来是从另外一个方面显示出来。

布达佩斯的胡戈·杜波威茨博士不久前让菲仁斯基博士注意一篇路德维希·伯尔讷的文章,它不长,只有4页半,是1823年写的,收在他全集的第一卷(1862),其标题是"三天之内成为独特作家的艺术",其风格本身具有让·保尔的著名特征,伯尔讷当时对他推崇至极。他以下面的话结尾:"接下来是承诺过的应用。拿出几张纸,连着三天把你们想到的一切都写下来,别作假也别虚伪,写下你们怎么看自己、你们的老婆、土耳其战争、歌德、方克罪行的审理、最新的审判和你们的上级,三天后你们会对曾有那么多闻所未闻的新想法感到十分吃惊。这就是三天成为独特作家的艺术。"

当弗洛伊德教授经人提议读伯尔讷的文章时,他做了一系列陈述,这些陈述对这里涉及的有关精神分析中念头使用的来历问题可能意义重大。他讲道,伯尔讷的作品是他十四岁得到的礼物,五十年后的今天他还有这本书,是青年时期留下的唯一的书。这位作家是第一个让他沉浸在其作品中的作家。他想不起来提到的那篇文章,但时间过了这么久,收到同一卷中的其他作品如"致让·保尔的答谢辞"、"饮食艺术家"、"白天鹅是傻瓜"还无缘由地总在记忆中出现。他很吃惊地发现,指点如何成为独特作家一文说出了他自己曾有并赞同的想法,比如:"可耻的思维胆怯令我们所有人止步不前。比政府更令人压抑的审查是舆论对我们思想作品的审查。"(这里提到的"审查"又在精神分析中作为"梦境审查"出现……)"大部分作家要想比他们实际做得好,缺少的不是思想与性格……真诚是一切天赋之源,假如人们德行更高洁的话则更有才华……"

就是说在我们看来并不排除这样一个事实:这一提示也许揭示出了那段潜在记忆,可以想象,在许多情况下,独创性表面的背后可能隐藏着这段潜在记忆。

十六、关于释梦理论与实践的说明

《释梦》最后几版是平版印刷，这一偶然的情况促使我单独做以下说明，否则它们就得作为修改或插入部分加到本章中。

1

分析过程中释梦有不同的技术方法可选择。

（1）可按时间顺序进行，让梦者按顺序说出他对梦成分的想法，这些成分在述梦时要遵循这个顺序。这是最初的经典做法，如果人们要分析自己的梦，我认为这仍是最佳方法。

（2）或者可以从梦的单个突出的成分着手进行释梦工作，这个成分是从梦境中截取的，比如同一梦境中最明显的片断或最清晰或具有感性力度的片断，或与梦中包含的一段话联系起来，人们期待这段话能让病人回忆起醒时讲的话。

（3）人们可以先完全不管显意，而是先问梦者，昨天发生的哪些事在他联想时与所述梦境相伴。

（4）如果梦者已熟悉释梦技术，人们也完全可以不做任何规定，让梦者自己决定对梦的想法从哪儿开始讲。我说不出这些技术中哪项较好，可以有普遍较好的结果。

2

有一种情况重要得多：要看释梦工作是在大的还是小的阻抗压力下进行，对此分析师从未长久怀疑过。阻抗压力大时也许人们能得知梦见什么事，但猜不出梦对这些事说了什么，这好比人们听远处或小声谈话一样。这时人们就会告诉自己，不可能与梦者很好地合作，然后决定不再自我折磨，不再给予他更多帮助，只满足于给梦者翻译几个自以为可能的象征符号。

多数难以分析的梦都是这种类型的，以至于人们不能从中了解成梦的性质与机制。人们喜欢提的问题是：梦的愿望满足到底何在？可这类梦给出的答案最少。

如果阻抗压力特别大就会出现这样的现象：梦者的联想面广，但不深入。希望对述梦产生的联想没出现，而是总出现本身没有联想的新的梦境片断。只有当阻抗保持中等程度时，释梦工作所熟知的画面才出现：梦者由显性成分产生的联想先是显得相当分散，以至于触及了许多主题和想象范围，然后由这里产生的第二组联想迅速向寻找的梦念会聚。

然后分析师与梦者的合作也有可能了，如果阻抗压力大，这点甚至就不合适。

有些在分析中出现的梦无法翻译，虽然它们并没表现出阻抗。这些梦是对作为基础的隐性梦念的自由加工，好比经过艺术加工的、成功的文学作品，人们虽然在这些作品中还能看出基本母题，但发现使用它们时进行了任意的变换和改动。这样的梦在治疗过程中可以作为梦者想法与记忆的入门而并不考虑梦意本身。

3

如果区分不太严格的话，梦可分为上梦和下梦。下梦是这种梦：被无意识（被压抑的）愿望的强度刺激而做，这个愿望在随便哪个日间残留物中为自己找到代理。它们相当于被压抑的东西闯入醒态。上梦等同于日有所思或日有所图，夜里，这种梦能从脱离于自我的被压抑的事情中找来放大器。这样一来分析一般来说先不管这个潜意识的助手，而是把隐性梦念归入日有所想的结构中。没必要因这种划分而对梦理论加以修改。

4

在有些分析中或分析的某些阶段中，显示出梦态与醒态的分离，就像维系连载故事（白日梦小说）的幻想行为与日有所想分离一样。于是一个梦接着一个梦，把一个在上梦中一带而过的成分作为中心点，诸如此类。但另外一种情形常常更合乎实际，即梦彼此不连着，而是插入日有所思的连续思绪中。

5

释梦分两个阶段：译梦和对梦的评价或利用。第一阶段不要因顾及第二个阶段而受影响，就像打开一个外国作者比如李维的篇章，人们首先想知道李维在这一章里讲了什么，然后才讨论读物是史实报道还是传说还是作者的离题。

但从一个翻译正确的梦中可以得出什么结论呢？我的印象是，在这一点上分析实践不是总能避免失误与过高评价，而且部分是出于对"神秘潜意识"的过度尊重。

人们太容易忘记一点，即梦大多数只是一个想法，和别的想法一样，因审查放松或潜意识的增强而成为梦，因审查的作用及潜意识的加工而走样。

我们举所谓康复梦的例子。如果病人做了这样的梦，梦见好像摆脱了神经症的束缚，比如克服了恐惧症或放弃了情感联系，那么我们就会相信他有很大进步，准备顺应新的生活形势，开始期望他康复等等。常常也是如此，但也很常见的是，这类康复梦只具舒适梦的价值，这类梦意味着最终康复的愿望，这样就可以省去一点进一步的分析工作，他们觉得进一步分析即将来临。这种意义的康复梦是常事，比如当病人要进入令他尴尬的新的移情阶段时。这时他的举止完全像一些神经症患者，他们在几小时分析后就宣称病好了，因为他们想逃避所有在分析时还要提及的不舒服话题。战争神经症患者也是遵循同样的经济条件，他们隐瞒症状，因为觉得军医的疗法会让他们的生病不舒服，还不如在前线从事军务。在这两种情况下都不能彻底痊愈。

6

正确翻译梦的价值何在？对此做普遍的判断一点都不容易。如果病人心理存在矛盾冲突，那么他心中产生的敌意肯定并不意味着持续克制了柔情冲动，也就是说对冲突进行了了断；具有敌对梦意的梦同样也无此意义。在这样一种心理矛盾冲突中常常夜有两梦，每个梦都有不同的立场。于是进展就在于能成功地将两个形成对比的冲动彻底隔开，然后借助潜意识放大把每个冲动追踪至极端状态并能认识它。有时两个相矛盾的梦忘了一个，这时人们不要受骗，以为做了对一方有利的断决。当然忘记一个梦表明一方在瞬间取得了优势，但这只能维持一天，还会变的，接下来的夜晚也许就会有相反的表现位于显著位置。冲突实际如何，只能在考虑所有其他的表述，包括醒态时的表述才能猜出。

7

对梦如何进行评估这个问题与另外一个问题密切相关，即医生"诱导"产生影响的问题。如果提醒分析师说存在这个可能性的话也许他先吓一跳，但进一步思考的话，这种惊吓肯定会让步于一种认识，即对病人的梦施加影响对分析师来说是左右他意识到的想法，不是什么倒霉或丢脸的事。

根本不必证明显性梦意受分析治疗的影响，这早已从一个认识中得知，即日有所想，夜有所梦，梦是对醒时的刺激进行加工。分析治疗中所做的事，自然也属于醒时的印象，不久就变成其最强烈的印象。病人梦到的事情是医生与他谈过的，在他身上唤醒了对这些事的期待，这不是什么奇闻，不管怎么说奇闻顶多包含在"实验"梦已知的事实中。

现在对下面的问题仍兴趣不减，即需通过释梦来查明的隐性梦念能否受分析师的影响与诱导。答案一定还是：当然可以影响，因为这些隐性梦念中的一部分相当于前意识的、完全能构成意识的成念，梦者也许在醒时也会对医生的刺激以这些成念来反应，不管被分析者的答复与这些刺激相同或相反。如把梦用包含在梦中的梦念取代，就会同时有两问：在多大程度上可以对梦进行诱导？更有普遍性的问题是：分析中的病人在多大程度上接受诱导？

对成梦机制本身，对原本的梦工作从来不能施加影响，这一观点人们可以坚持。

刚才说到部分前意识梦念，除这部分外，每个真正的梦都暗示压抑的愿望冲动，梦之所以可以形成就是因为有这些愿望冲动。对此怀疑者可能会说，它们之所以出现在梦中，是因为梦者知道他应带来这些愿望冲动，它们是分析师期待的。分析师自己完全有理由对此有不同看法。

如果梦见的场景能显示梦者以往经历的场面的话，那么下面问题看来尤为重要：这类梦意是否也有医生的影响？这个问题在滞后于分析的所谓证实性梦上变得最紧迫。有些病人只讲这种梦。他们要在分析师把已遗忘的童年经历从症状、念头和暗示中构建出来并告诉病人后才复原这些早年经历，这就有了证实性梦。但怀疑者对此表示反对，说这些梦完全没有证明力，因为它们完全可能是在医生的刺激下幻想出来的，而不是从梦者的潜意识里揭示出来的。分析中不能回避这种有歧义的情况，因为如果分析师不给患者解析、构建并告知的话，那永远也找不到病人身上被压抑的东西。

如果对这些滞后的证实性梦的分析直接勾起对至今遗忘之事的记忆感觉，那情况就有利了。

怀疑者接下来又找别的借口，说这些是记忆错觉。大多数情况下也不存在这种记忆感觉。被压抑的事情只能一件件放行，任何的不完整性都会阻碍或延缓确信的形成。也许这里再现的不是一件遗忘的真事，而是促发潜意识的幻想，对这种幻想永远不能指望有记忆感觉，但可能有那么一次留有主观确信的感觉。

证实性梦真是诱导的结果,也就是讨好梦吗?有些病人只讲证实性梦,他们身上都是怀疑在起主要的阻抗作用。不要试图用权威来压倒这种怀疑论或用论据一棍子把它打死,一定会有这种怀疑,直到在进一步分析过程中得以消除。分析师在各别病例中也可以坚持这种怀疑。最终使他有把握的恰恰是给他提出的任务的复杂性,这个任务好比拼成一种被称为"拼图"的儿童游戏:彩图贴在小块的硬纸板上,恰好装满木框,这幅图被切割成许多碎片,每片形状不一,线条不规则,但彼此恰好能拼成图。每个小纸板都是看不懂的图案,能把一大堆乱七八糟的碎纸板整理得看出图案是什么,碎片拼得对,接口处不留一点缝,整幅画填满木框,如果所有这些条件都满足,那么玩家就知道图拼成了,知道没有别的拼法。

当然,这样一种比喻在分析工作未结束时对被分析者都毫无意义。这里我想起和病人的一次讨论,他极为矛盾的态度表现为最为强烈的强制性怀疑。他不否认对他的梦进行的解析,我说出的猜测与梦境一致对他触动很大。但他问,这些证实性梦有没有可能是他顺从我的表现。我提出理由说,这些梦也包含许多细节,而我是不可能知道这些细节的,他在治疗中的其他行为并不能证明他的顺从。这时他又转向另一理论,问道,他自恋式的痊愈愿望是否能促使他做这些梦,因为我告诉他如能接受我的构建他就会痊愈。我不得不回答说,我对这种成梦机制还一无所知,而是以其他方式做出判断。他回忆做过的梦都是他分析治疗前做的,那时他甚至都没听说过分析治疗,对这些无诱导之嫌的梦进行解析与后来的一致。虽然他的强制性反驳还找别的理由,说以前的梦没有治疗中做的梦清晰,但对我来说一致就够了。我认为,时不时想到人在有精神分析之前就常做梦,就已经很好了。

8

有可能精神分析中的梦比起不分析时做的梦能在更大程度上把被压抑的事物揭示出来，但不能证明这一点，因为两种情况无可比性。分析中的使用是一个意图，这种意图原来和梦没一点关系。与对下面的事实可能无异议，即梦后紧接着对被压抑的东西进行分析比用其他方法揭示得更多。一定有个发动机才能达到这种超额功率，这是一种潜意识力量，在睡眠状态中它能比平时更好地支持分析意图。对此人们除了被分析者对分析师的顺从（源自父母情结）外几乎不需要其他因素，顺从也就是被我们称为移情的正面部分。事实上在许多梦见遗忘或压抑事的梦里找不到其他可作为成梦驱动力的潜意识愿望。也就是说如果有人声称分析中使用的梦大多数是讨好梦，做这梦是诱导的作用，那么精神分析理论对此观点并无任何异议。这样一来我只需指出我在《入门讲座》中的探讨，在那里阐述了移情与诱导的关系，也阐明了承认我们意义上的诱导作用并无损于我们成果的可靠性。

在拙著《超越快乐原则》中我探讨了经济问题：幼儿早期性阶段无论从哪方面都令人尴尬的经历如何做到最终以某种方式复述出来。我在《强迫性重复》中不得不承认它们有极强的推动力，这个推动力战胜了因服务于快乐原则而压在它们身上的压抑，但在"热情的治疗工作使压抑松动前"[1]是做不到的。这里应插一句，是正面的移情助了强制性重复一臂之力。在此过程中治疗与强迫性重复结盟，这一联盟先是针对快乐原则，但最

1　全集第13卷。

终意图是想建立现实原则的统治。正如我在那里阐明的那样，强迫性重复从这种联盟的义务中解脱出来，不满足于被压抑事物以梦像形式再现的情况太常见了。

9

就我目前所见，在圆梦倾向中，创伤性神经症的梦是唯一真正的例外，受罚梦是唯一表面的例外，在受罚梦中有一个奇怪的情况，即隐性梦念根本没在显性梦意中显现，而是用完全不同的内容取而代之，对这些不同的内容得做如下描述：他们构成对梦念的反作用，是拒绝及对梦念的彻底反驳。相信只有批判性的自我主审机构才能有这种干预梦的能力，所以只能设想，这个被潜意识愿望满足激发的主审机构在睡眠时也暂时"复职"了，它本可以对这种不受欢迎的梦意也用梦醒进行反应，但在受罚梦形成中找到了路子以避免睡觉受到干扰。

比如我在《释梦》[1]中提到的诗人霍瑟格尔的著名梦境，完全可以猜想是一个被抑制了的、含有傲气与标榜内容的文本，可真正做的梦却责备他："你是个无能的裁缝师傅。"如果寻找被压抑的愿望冲动作为这个显性梦的驱动力自然毫无意义，知道这是自我批评的愿望满足就够了。

如果人们想一想，服务于审查的梦变形很会把一个单个的梦成分换成某种意义上正好相反或对立的内容，那么对梦的这种构造产生的惊讶就会减少了。从这里到以防御性的反驳来替换一段独特的梦意之路就很短了，再进一步就会导致把有失体统的梦意替换成受罚梦。我想给大家讲述一两个篡改显性梦意

1　全集第2、3卷。

这个中间阶段的典型例子。

　　一个很恋父的小女孩在分析时很难开口，她做的梦是这样的：她和一个女性朋友坐在房间里，只穿着和服，一个先生走进来，在他面前她很害羞，但先生说道："这不就是我们曾见过的穿得很漂亮的小姑娘嘛。"——这个先生就是我，在进一步追溯梦境时是父亲。但如果我们不决定把先生话中的最重要的成分换成反话的话，那么我们拿这个梦一点没办法，反话是："这不是我曾见过裸体而且很漂亮的姑娘嘛。"她在三四岁时有段时间与父亲同睡一个房间，所有迹象都表明，当时她在睡觉时常蹬被，好让父亲喜欢。自此她的暴露欲被压抑，导致她今天在治疗中封闭，没兴趣毫不掩饰地裸露自己。

　　同一个梦中另一个场景：她在读她印刷中的患病故事，里面写着：一个年轻男子杀了他的情人，即可可，这属于肛门性爱。后者是她在梦中提到可可时的一个念头。对这个梦片段进行阐释比前一个还要难。最后才得知，她入睡前读了《幼儿神经症的病史》（论文集第五辑），病史主要讲看了父母性交，观看可能是真实的也可能是幻想出来的。这个病例她以前曾与自己联系起来，这不是唯一的迹象表明她也有过这样的观看行为。杀死情人的年轻男子就明显地指涉性交场景的施虐般的触摸，但下一个成分"可可"离此题甚远。她对可可只知道联想起她母亲常说可可喝多会头痛，从其他女人那她也声称听到过类似的话。此外，有段时间她因同样的头痛而与母亲同病相怜。我在两个梦成分中间找不到其他联系点，只能设想，她想转移从观看性交中得出的结论。不，这和生孩子没一点关系，孩子是人们吃出来的（像童话中一样）。至于提及的肛门性爱，看上去像梦中阐释尝试，对提及它是要通过肛门生产的补充来完善作为支撑而找来的幼儿理论。

10

人们有时听到对下面现象的惊讶之辞：梦者的自我两次或多次出现在显性梦中，一次以自己的身份，其他时候隐藏在他人后面。成梦时的第二次加工显然力求去除自我的多元性，它不适合任何事件场面，但通过阐释工作多元性又恢复了。它本身比下面的情况奇怪不到哪去：自我多次在活跃念头中出现，特别是在此过程中自我分裂成主客体，作为观察与批评主审与另一部分相对，或把它目前的自我与一个回忆起来的、以往的，也就是曾经的自我进行对比，比如在这些话中就可以看出："如果想到我对这个人做了什么。"或"如果我想到我也曾是孩子。"但如果说所有在梦中出现的人都应视为本来自我的分裂和替代的话，我想对此予以驳斥，这种观点是空洞的、站不住脚的臆断。坚持一点对我们来说就行了，即自我脱离观察的、批评的、惩罚的主审（典范自我）也应在释梦时予以考虑。

十七、外行分析问题

引　言

　　这篇短文的标题并不是轻而易举就能理解的,所以我要解释一下:这里的外行是指不是医生的那些人。而问题则是:能不能允许不是医生的人给别人做分析呢? 这一问题受时间上和地点上的制约。

　　时间上是指:迄今为止还没有人关心过由谁来做心理分析的问题。是的,我们对这个问题关心甚少,我们只是一致希望,不要让那些出于各种原因让人反感的人做分析。这就是说,现在提出来的只有医生才能做分析的要求,是符合新的、看上去也更友好的对待心理分析的态度。其条件是,如果这一态度不受到以下的质疑,即新态度仅仅只是老态度的一种变换形式而已。现在人们已经承认,在一定的情况下是可以做分析治疗的,但只能由医生来做。那么为什么要有这样的限制呢? 这一点必须探讨。

　　地点上的限制,指的是这个问题对不同国家所产生的意义不同。在德国和美国,这是学术界讨论的问题,因为在这两个国家,每个病人可以自行决定如何进行治疗以及由谁来做治疗。每个人只要愿意,都可以作为江湖郎中治疗任何病人,只要他为自己的行为承担责任。只要不出现病人因为受到损害而提出赔偿要求的话,法律不会进行干涉。但在我工作的奥地利(这篇文章也是为这里写的)法律是起预防作用的,法律不允许不是医生的人治疗病人,而且不管治疗结果如何。所以在这里,是否允许外行,即非医生进行心理分析治疗这个问题具有实际意义。但这个问题提出后,看起来也已通过法律条文得到了解决。患有神经性精神疾病的病人是病人,外行是非医生,心理分析是一种治疗或改善神经精神疾病造成的痛苦,所以这样的治疗只能由医生来进行。当然也就不会允许外行来对这些病人进行分析,如果真有人这么做,也是要受法律制裁的。在这么一种十分清楚的情况下,人们几乎不敢去想外行从事分析的问题。但现在出现了一些复杂的情况,同时也是法律不感兴趣的情况,因此也是需要我们考虑的情况。也许会出现这样的事情:病人不是通常意义上的病人,外行实际上不是外行,而医生也不是我们通常所期待的医生,所以医生也就没有理由提出只有自己才能做治疗的要求。如果这一点被证明了,那么下面的要求也就是合情合理了,即在法律没有改动的情况下,在这个问题上不能使用法律。

1

是否会出现这一情况,取决于那些没有义务非要了解分析治疗特点的人。我们的任务就是要对这些具有中间立场的人说明情况,当然这些人在我们看来是不了解情况的。我们很遗憾,不能让他们做治疗的旁听者。"分析治疗"不允许第三方在场。再说,以小时为单位的治疗效果也很不相同,如果这样一个未被授权的旁听者随意去旁听治疗,在大多数情况下会得出无法做出判断的印象,他会陷入不理解分析师和病人之间在谈什么东西的状况，或者他会感到无聊。所以他不得不满足于从我们这里得到信息，我们要尽可能以一种信任的态度来提供这些信息。

病人很可能会因为自己无法掌握的情绪波动而受苦，或者是因为怯懦的沮丧而受苦，由于这种沮丧，他感受到自己的能量都被冻结了，因为他不相信自己能做什么正确的事情。病人也有可能因为自己在陌生人当中感到恐惧的而受拘束之苦。他也许会在毫不理解的状况下发现，行使自己的职责会给自己带来困难，而且很难做出每一个比较严肃的决定和每一个行动。他有一天（不知什么缘故）会因为恐惧感而尴尬地发病，而这次发作以后，他如果不克服自己，就无法穿过马路或坐火车，也许就必须放弃这两件事。或者，令人奇怪的是，他的思想会走自己的道，而不被他的意志所控制。他会关注那些对他来说是无所谓的问题，可他却无法摆脱这样的问题。而且他还必须完成一些非常可笑的任务，例如要去数一数房子临街的窗户一共有多少扇。在做一些简单的事情时，例如把信扔在信筒里或把煤气关掉，他在一刹那会怀疑自己是否真做了这些事。这些事情也许只是令人生气或烦恼，但如果他突然无法摆脱这样的念头，即他把一个孩子推到了车轮底下，把一个不认识的人从桥上推倒水里，或他不得不问自己：自己是否就是警察找的今天刚被发现的凶手呢？这样的状况就会变得难以忍受了。当然这些都是无稽之谈，他自己也知道，他也从来没有对任何人做过坏事。但即使他真的是那个被通缉的杀人犯，那种感觉、那种负罪感也不会比现在更强。

但如果我们的病人，例如一个女病人是以另外一种方式，在另外一个层面上受苦。她是一个钢琴演奏家，但她的手指抽搐，无法弹琴。她只要一想到，她要是去参加一个社交活动，她马上就想上厕所，满足这一要求同无拘无束地交际完全不协调。所以她就放弃了参加聚会、舞会、看戏和听音乐会。如果偶尔参加了一次,她就会感到强烈的头痛和其他的疼痛。有时候,她只要一吃饭就会呕吐,长期下去会损害身体。还有其他值得抱怨的事,例如她无法忍受激动,而在生活中这是不可避免的。在遇到这样的情况时,她会晕过去,肌肉常常还会痉挛,让人想起那些可怕的疾病。

有的病人在一个特殊的层面会感到混乱,也就是当感情生活同对身体的要求碰撞在一起的时候。如果是男人,他们感到不能用身体来表达对女性最温柔的感受,而当他们面对不是很爱的对象时,却会产生所有的反应。或者是他们的性欲把他们同憎恨的人联系在一起,他们想摆脱这些人,或者他们向这些人提出自己都觉得恶心的条件。如果是妇女,她们给予提出恐惧和恶心,或其他不清楚的障碍而觉得自己无法满足性生活的要求。或者如果她们在爱情面前让步了,她们就会觉得自己没有得到享受而受骗了,而人的本质本是把这种享受作为服从的奖赏。

所有这些人都认识到自己生病了,并寻找医生,让医生来消除这些神经症造成的痛苦。医生也会根据病人的痛苦对疾病进行分类。医生根据他们自己的立场进行诊断,得出的疾病名称也很不一样:神经衰弱、心理衰弱、恐怖症、强迫症和癔病。他们检查有症状的器官:心脏、胃、肠、生殖器官,发现这些器官很正常。他们建议要中断维持某些习惯的生活方式,要进行疗养,要加强身体锻炼,吃一些养生的药品,以此也取得暂时的效果——或者是什么效果也没有。终于病人们听说又有一些人专门治疗这样的痛苦,所以就去找他们做心理分析。

我想象的持有中间立场的人,在我们讨论神经精神疾病的病状时,会表现出不耐烦,可此刻他们会非常注意,非常紧张,并会说："这就是说，现在我们就能知道，分析师会同病人做什么医生无法做到的事情了。"

分析师和病人所做的不是别的，就是两个人进行谈话。分析师既不使用器械，不做什么检查，也不会开药。如果可能的话，分析师在治疗病人期间，可以让病人继续在自己的环境和人际关系中生活。这当然不是条件，也不可能永远都这么做。分析师让病人每天来就诊一个小时，听病人说，然后对病人说，让病人听。

这时，我们持有中间立场的人的表情显露出十分明显的放松，但同时也表露出某种轻视。似乎他是在想：就这些吗？就是说话、说话、说话，就像哈姆雷特说过的台词。他肯定也想到了梅非斯特的讽刺话：可以通过说话做好多事情。这样的台词是德国人永远不会忘记的。

他居然说出来了："这就是……这是一种魔法。您一说话，就会把他的痛苦吹跑了。"

这种说法完全正确，如果能马上奏效的话，那就是一种魔法。魔法一定会有快的特点，也就是成功的突然性。但心理分析治疗需要几个月和几年的时间，这么慢的魔法就会失去神奇的特点。此外我们不能轻视话语。这是一种十分强大的工具，是我们相互之间表达情感的手段，是对别人产生影响的途径。话语可以使他人感到说不出来的舒服，也能对他人产生可怕的伤害。当然，万物之始是行动，话语是后来出现的，如果行动减弱为话语，在某些关系下话语就是文化的进步。但话语一开始就是一种魔力，一种具有魔法的行为，话语还保留了许多它过去的力量。

那个持有中间立场的人继续道："我们设想一下，病人并不比我更了解分析治疗，那么您怎么才能使他相信话语的魔力，相信会把他从痛苦中解救出来的谈话魔力呢？"

我们当然必须要让病人有所准备，有一条简单的途径可以做到这点。我们要求病人，要非常真诚地对待他的心理分析师，不要有目的地隐瞒他想到的东西，此外还要避免所有不想把自己的某些想法或回忆说出来的做法。每个人都知道，自己身上有些东西是不愿意告诉别人的，或绝对不能告知别人的。这些东西就是他的"隐私"。他也预感到（这意味着心理自我认识的一个很大的进步），还有一些东西是自己都不承认的，所以很想在自己面前隐藏这些东西，而当这些东西出现的时候，他就会中断谈话，并把这些东西从自己的思绪中赶出去。也许病人会就此发现一个非常奇怪的心理过程的开始，也就是必须在自己面前掩盖一个自己的想法。这就好像，自我不是一个统一体了，而他以前一直以为自己是一个统一体。就好像他内心还有一些东西，这些东西是与自我对立的。在自我和心灵生活之间有一种较大意义的对立，他模模糊糊地感到这种对立。如果病人接受分析师让他说出一切的要求，他就很容易有这样的期待，即在这样的不平常的先决条件下，进行交流和交换思想也会产生特殊的作用。

"我理解，"我们的持中间立场的旁听者说道，"您的设想是，每一个患有神经精神疾病的病人都有某种使他感到压力的东西，一个秘密，而您通过让他说出来，就会让他摆脱压力，让他感到舒服。这是忏悔的原则，天主教会为了保障他们对人的情绪的控制一直在使用这一原则。"

"是，也不是。"我们必须这么回答。也许忏悔也进入分析，仅从它的引入来看。但忏悔远不能说明分析的本质或分析的效果。作恶者在忏悔的时候说出来他所知道的东西。而在分析中神经症病人要说更多的东西。再说我们也不知道，忏悔是否能产生直接消除症状的力量。

"那我就不明白了，"他回答道，"说得比他自己知道的还要多，这是什么意思？但我能够想象，您作为分析师对病人产生的影响要比神父对忏悔的人的影响大，因为您和病人打交道的时间更长、更多也更个人化，您可以利用这个提高了的影响，让病人摆脱患病的想法，并劝他不要有恐惧等等。依靠这种方式能控制纯粹是身体上的现象，如呕吐、腹泻和抽搐，这已经令人奇怪了。但我知道，如果能使一个人进入催眠的状态，就有可能产生这样的影响。很可能您是通过对病人的工作达到一种这样的催眠关系，建立同病人的暗示联系，即使您本人并不是有意这么做，这样您的治疗奇迹就是催眠暗示的效果。但据我所知，催眠治疗比您的分析要快得多，您自己说的，分析需要数月和数年的时间。"

我们的持中间立场的人并不像我们一开始所估计的那样，既不是一无所知，也不是一筹莫展。很清楚，他试图借助于他过去的知识，努力理解心理分析，想把心理分析同他已经知道的东西联系在一起。我们现在艰巨的任务就是要向他说明，把分析方法看作一般的方法是不对的，分析方法是一种新的东西，一种很独特的东西，只能借助新的认识（或新的假设）得以理解。但我们现在还没有回答他最后的那些问题。

刚刚提到了分析师对病人的特殊影响的那些话，很值得重视。这样的影响在心理分析中是存在的，而且起到很大的作用。但这样的作用不同于在催眠时的作用。我们应该能证明，分析的情况完全不同于催眠的情况。也许下面那句话就能说明这点，即我们使用个人的影响（"暗示"的因素）不是为了去压制那些痛苦的症状，如在催眠暗示中所发生的那样。此外，如果以为这一因素就是治疗的主要部分和促进部分，那就完全错了。

一开始也许是这样,但后来这一因素会抵抗我们的分析目的,并需要我们采取厉害的反对措施。我也想通过一个例子来说明,转移和劝说是多么远离分析技术。如果我们的病人因为一种负罪感而痛苦,就好像他真的是犯下严重的罪行,这时我们不劝说他,要通过强调自己真的没有犯罪来忘掉这个良心上的折磨。他自己已经试着这么做了,但没有效果。我们应当提醒他,这样一种强烈的、持久的感受肯定有实际的东西作为依据,也许可以找出这些东西来。

那位持中间立场的人说:"如果您能通过这样的提醒,减轻病人的负罪感的话,那我真的会大吃一惊。但究竟什么是您的分析目的? 您同病人是怎么做的呢?"

2

如果我要对您讲些可以理解的东西,那我首先必须告诉您一种心理学理论的一部分,这种心理学理论在分析圈子外是不被大家熟悉的,或是不被看好的。从这一理论中很容易就可以引申出,我们想让病人做什么以及我们是以什么方式做到这点的。我将把这一理论以教条的方式告诉您,就好像这一理论是一座完工的理论大厦。但您不要以为,这种理论的产生类似一种哲学体系的出现。我们花了很长时间发展这一理论,为了每一个观点都费尽努力,一直到这一理论有了一种形式,通过这一形式,这一理论看起来就足够为我们的目的服务了。几年前,我很可能必须要用其他的表达去说明这一理论。当然我今天也不能向您承认,今天的表达形式将会是最终的形式。您知道,科学不是神的启示,科学在经历最初阶段后,还会长久地缺乏确定性、不可改变性和不容置疑性的特点,而人的思维就是渴望获得这些特点。不过，既然科学是这样，这也就是我们拥有的一切了。此外，您还要接受，我们的科学是非常年轻的，几乎不比一个世纪长，而且是同人类研究最困难的材料打交道，这样的话，您就会以一种正确的态度听我的介绍。但如果您跟不上，或您需要我做进一步的说明，您可以随时打断我。

"在您还没有开始介绍以前，我就要打断您了。您说了，您要给我介绍一种新的心理学。但如我所说，心理学不是什么新科学。过去就有，而且有足够的心理学家。我在上学的时候，就听说过心理学家在这方面的巨大贡献。"

我不想否认这点。但如果您仔细看一下，您就会把这些贡献算在感官生理学上。而有关心灵生活的理论却无法发展，因为被一种根本的错误认识所阻挡。这种理论的内容是什么？在学校里教什么？除了那些有价值的感官生理学的观点外，还有一系列有关我们的心灵过程的分类和定义，这些东西借助语言都成了受教育者的共同财富。但这些东西很明显不足以让我们理解心灵生活。您难道没有发现，每一位哲学家、诗人、历史学家和自传作者都给自己设定了他认为是合适的心理学，提出他对心灵活动的关系和目标的特殊先决条件，所有的观点或多或少会有点吸引力，但所有的观点都不可靠呢？很明显，缺乏一种共同的基础。所以也会出现下列情况，即在心理学的范畴谈不上有什么尊重和权威。每个人都能按其自己的意愿"任意设想"。如果您提出一个物理或化学的问题，那些没有掌握"专业"知识的人都会沉默。但如果您敢于提出一个心理学的看法，您必须准备好应付每个人的判断和反驳。极有可能的是，在这个领域没有"专业知识"。每个人都有其自己的心灵生活，所有人都把自己看作心理学家。但在我看来这样的称谓是不对的。有人说过这样的故事：一个想当"保姆"的女人被人问起，她是否会同小孩子打交道,她的回答是:"那还用说?我自己也曾经当过小孩。"

"这就是说,您想通过对病人的观察来发现被所有的心理学家都忽视的心灵生活的'共同基础'?"

我不认为,这样的做法会贬低我们所找到的东西的价值。例如,如果胚胎学不能很清楚地说明为什么会出现怪胎的话,胚胎学就不可能得到大家的信赖。但我刚才已经告诉您,有些人的思想是完全按照自己的途径走的,所以他们被迫去思考那些他们毫不在意的问题。您真的以为,学院派的心理学能对解释这么一个反常现象做出贡献?我们所有的人都经历过:我们的思绪在晚上会走自己的路,会制造一些我们不理解的东西,让我们感到陌生的东西,让我们想起病状的东西。我指的是我们的梦。老百姓始终坚信,梦是有意义的,有价值的,是意味着什么东西。学院派心理学从来就没有提到过梦的这种意义。它无法去理解梦。即使它试图加以说明,也是一些非心理学的说明,例如归结到感官受到的刺激是因为脑的各种不同的部位或睡觉不同的深度等等。但我们也能说,一种不能说明梦的心理学是不能理解人的心灵生活,是不能提出自己是一门科学的要求。

"您变得有点好斗了,这就是说,您触及了一个敏感的部位。我听说过,在分析时人们非常重视梦,解释梦,并在梦背后寻找对真实事件的回忆等等。但释梦也是完全听凭分析师的说法,而这些分析师还在为释梦的方式和是否能从梦中得出结论等问题争吵不休。如果情况是这样的话,您就不能如此过分地赞美心理分析高于学院心理学的优点。"

您确实说了不少正确的话。释梦无论对分析的理论和实践来说都获得了一种不可比拟的重要性,这一点也不错。如果我看上去有点好斗,对我来说,这只是自卫的道路。但如果我想到有些分析师利用释梦做了那么多的坏事,我会变得沮丧,会赞同我们伟大的讽刺家内斯特洛的名言,那就是"每一个进步仅仅只会是看起来的一半伟大"。但另一方面您也知道,人们会把到手的东西都弄得很乱,并歪曲这些东西。只有小心和自律能避免释梦时的大多数危险。不过,您不认为,如果我们老是跑题的话,我就永远无法说我要说的话了吗?

"是的,如果我没有理解错的话,您想谈一下新心理学的基础?"

我不想一开始就谈这个问题。我的意图是让您听一下,我们在心理分析的研究中是如何形成对心灵系统结构的看法。

"我能不能问一下,什么叫心灵系统,这一系统是怎么组成的?"

心灵系统的问题您很快就能明白,至于是由什么材料组成的,我请求您不要提这个问题。这涉及不到心理学方面,心理学完全可以不关注这点,就好像在光学范畴中提出望远镜的壁是用金属还是用纸板做的问题。我们要把材料的问题完全放在一边,而是要探讨空间的问题。我们确实是把不了解的心灵系统、为心灵活动服务的系统想象成一个工具,是由许多部分组成的工具(我们把这些部分称为主管部分),每一个部分都有自己的特殊功能,相互之间有一种固定的空间关系,也就是说空间关系,即"前","后","表面"和"深层",对我们来说一开始只有各种作用先后程序的意义。您能理解我的话吗?

"几乎不能,也许我过一会能明白,但不管怎么说,这也是对心灵的一种特殊解剖,而在自然研究者那里根本就没有这种东西了。"

您想要什么,这是一种辅助设想,在科学里有很多这样的设想。最早的设想总是很粗糙的。在这种情况下,可以说:是需要修正的。我想,在这里援引通常大家喜欢说的"似乎是"这样的话是多余的。这样的一种设想(哲学家会把这称为是"虚构")取决于人们可以用这个来做什么。

好了,现在我们继续说。我们站在日常生活的智慧土地上,并承认人的内部有一种心灵组织,这一组织活动于两者之间:一方面是人的感官刺激以及被感觉到的身体需要;另一方面是人的运动行为,并以一定的目的在这两方面传递。我们把这一组织称为是人的"自我"。这不是什么新鲜事,我们每个人,即使不是哲学家,都会做出这一假设,我们中的一些哲学家也做出这样的假设。但我们并不认为,就此就描绘了心灵系统。除了这个"自我"以外,我们还认识了另外一个心灵领域,这比"自我"的范围要广得多、大得多,也要黑暗得多,我们把它称为是"本我"。我们首先要来看看这两者的关系。

您很可能会提出异议,认为我们选择了简单的代词来称号我们的两种心灵部分或心灵分类,而不是使用真正的希腊词汇。这仅仅是因为,我们在心理分析方面喜欢用通常的思维来工作,并要从科学的角度来使用这种思维概念,而不是抵制这些概念。这并不是我们的功绩,我们必须这么做,因为我们的理论必须要被我们的病人所理解。我们的病人常常很有智慧,但不是所有的人都很有学问。非个人化的"本我"同普通人的一些表达方式直接相连。人们说:它刺激了我一下。我内心有一些东西在此刻要比我强大。这种感觉比我要强。

在心理学中,我们只能通过比较来描写。这不是什么特殊的事情,在其他方面也是如此。但我们也必须替换这些比较,没有一个比较能长期留住我们。这就是说,如果我想清楚地表明自我和本我之间的关系,那我就要请求您设想一下,自我是本我的一种表面,是表面部分,是外部的东西,是树皮层。我们可以留住最后一个比较。我们都知道，树皮层的特点要归功于它所遇到的外部环境不断变化的影响。所以我们就设想，自我就是通过外部世界（现实）被改变了的心灵系统，即本我的层面。您可以看出来，我们在心理分析中是以什么样的方式来严肃地看待空间观点的。

"但我根本不想问您，这一切是怎么来的。您还是先告诉我，区分自我和本我是为了什么，是什么让您必须这么做？"

您的提问给我指出了继续谈下去的途径，必须了解重要的和有价值的东西。自我和本我在许多点上是有差别的。在自我中，心灵活动中的许多规律不同于本我中的规律。自我遵循其他的目的并使用其他的手段。在这方面可以说很多。但您同意不同意用新的比较和例子来说明这个问题呢？您想一想在战争期间形成的前线和后方的区别。前线有的事情与后方不同，对这一点我们并不感到奇怪，有些前线禁止做的事情在后方是允许的。决定的因素是敌人距离有多远。对心灵生活来说就是距离外部世界有多远。外面、陌生和敌对，这些曾经是相同的概念。现在我要举例子了：在本我中没有冲突，矛盾和对立毫无疑问是并存的，而且通过让步相互调整。自我在这样的情况下感受到一种冲突，这一冲突必须解决，解决的方法就是要放弃有利于他方的努力。自我是一个组织，其奇怪的特点是要追求统一、合并。而本我没有这个特点，它是分裂的，其每种努力都遵循自己的目的，相互之间没有关联，也不用考虑别的努力。

"如果确实存在着这么一个重要的心灵后方，那么您如何才能让我理解，这个本我在心理分析出现以前一直是被忽略的呢？"

这样我们又回到了您前面提到的问题。心理学阻碍了人们发现本我的领域，是因为心理学坚持了一个先决条件，这个先决条件似乎很有道理，但又站不住脚。这一先决条件就是：所有的心灵活动都能被我们所意识到，而能意识到就是心灵的标志，如果在我们的头脑中出现了没有意识到的过程，这些过程不能被看作心灵行为，与心理学也没有什么干系。

"在我看来，就是这么回事。"

是的，心理学家也是这么想的，但很容易说明这是错误的，是一种不正确的分类。最不费劲的自我观察告诉我们，人是可以产生想法的，这些想法的出现不是毫无准备的。但您对您的想法的前期准备是一无所知的，而这些准备肯定也是属于心灵本质的东西。在您的意识中出现的只是完成了的结果。在偶尔的情况下，您过后能意识到这些准备的情况，就像是在复制这些情况。

"也许是因为注意力被转移了，所以没有发现这些准备情况。"

借口！您无法因此而回避一个事实，即您内心的心灵活动常常是非常复杂的，您的意识对此一无所知，您完全不知道。还是说，假设您或多或少的注意力足以把非心灵的行为变成心灵行为？再说，为什么要争吵？有些催眠试验已经表明了，每个愿意学习的人都能看到这种无意识思想的存在。

"我并不想否认，但我想，我终于理解您了。您所称为的自我，就是意识，您的本我就是所谓的下意识，现在这是个热门话题。但为什么要用新名字来装扮呢？"

这不是装扮。其他的名字是不能用的。您不要试图，给我说文学而不是科学。如果有人提到下意识，我不明白的是，这个人指的是地域，也就是指心灵中意识底下的东西，还是质量上的东西，即一种新的意识，一种类似地底下的意识。也许他自己都说不清楚。唯一可靠的对立是意识和无意识之间的对立。但如果以为，这一对立就是区别自我和本我的话，就是一个后果严重的错误。但如果真是这样，那就太棒了，我们的理论就会是一种轻松的游戏，但情况不是那么简单。正确的只是，在本我中发生的一切是无意识的，也一直会无意识，在自我中发生的过程是能被意识到的，只有这些过程能被意识到。但这不是所有的过程，也不会永远这样，更不是非这样不可，自我的大部分能持久地处于无意识状态。

意识到一个心灵过程是很复杂的事情。我还是想告诉您（又会很教条）我们对此有什么设想。您能想起来：自我是本我的外面，即外围的一层。现在让我们相信，在自我的最外层有一种特殊的、直接面对外面世界的一个机构、一个系统、一个组织，通过刺激这样的系统，就会产生我们所说的意识这一现象。这一系统也能通过外部受到刺激，也就是通过五官接受外部世界的刺激。也能接受内部的刺激，这样首先就能看到本我中发生的让人惊奇的事情，然后又看到自我中的过程。

"这越来越烦人了，越来越让人不懂了。您邀请我来谈外行，即非医生是否也能给人做心理分析的问题。那为什么要讨论那些大胆设想和含糊不清的理论，并且您还没有说服我相信这些理论呢？"

我知道，我无法说服您相信。这是完全不可能的，所以我也并没有这个打算。如果我们给我们的学生上心理分析的理论课，我们可以观察到，我们一开始给他们留下的印象是多么少。他们勇敢地接受心理分析的理论，就像接受所有他们需要的抽象东西。有几个人也许是被说服了，但看不出来他们真的是那样。我们也要求，每个要给别人做心理分析的人首先要给自己做心理分析。只有在这种"自我分析"（这样的称呼并不对）过程中，当他们在自己身上，更准确地说是在自己的心灵上，确实经历了分析所称的那些过程,他们就会相信,这样的信念就会支配他们后来当分析师的工作。我怎么能期待说服您这个持中间立场的人相信我们理论的正确性呢? 我能给予您的只是不完整的、简单的,所以也会是模糊的理论介绍,而且完全没有您自己的亲身体验。

我这么做有其他的目的。我们之间不存在分析是聪明的还是没有意义,分析的理论是正确还是充满错误的问题。我在您面前展示我们的理论,是因为我要想让您明白,分析有些什么内容,每个病人做分析需要哪些先决条件,分析给病人带来什么。这样也可以说明外行分析的问题。此外,我也请求您不要着急,您听我说了那么多,您已经克服最困难的部分,接下来的会容易得多。但现在您得让我休息一下。

3

"我期待着,您能通过心理分析的理论告诉我,神经症痛苦是如何产生的。"

我想试了一下。但为了能做到这点,我们必须从一个新的角度来研究我们的自我和本我,也就是说要考虑到在它们内部和它们之间产生的力量。前面我们已经对心灵系统进行了足够的描绘。

"但愿现在讲的不会像刚才那样听不懂! "

我希望不会那样。您很快就会明白我的意思。这就是说,我们设想,促使心灵系统活动的力量是由身体的器官造成的,以表达身体大的需求。请您想一想我们的诗人哲学家的话: 饥饿和爱情。这是一对值得尊重的力量! 只要这两样东西刺激我们的心灵活动,我们就把它们称作内驱力,许多现代语言因为这个词而嫉妒我们。这些内驱力充满本我,我们可以简短地说,本我中的所有能力都来自内驱力。自我中的力量也没有别的出处,都是从本我的力量中引申出来的。那么内驱力想干什么呢? 满足,也就是说,建立身体要求可以消失的情况。减轻身体要求的压力会被我们的意识器官感觉为是快乐的,但不久压力加大又会感到不快乐。从这样的摇摆中就会产生一系列快乐和不快乐的感觉,整个心灵机构就根据这样的感觉来调节其活动,所以我们就提出了"快乐原则统治"的说法。

如果本我的内驱力要求得不到满足的话,就会出现不可忍受的状态。经验很快就表明,这样的满足状态只能借助于外部世界才能建立起来。这样,本我面向外面世界的一面:自我就会起作用。如果本我把所有让车子启动的力量都耗尽的话,自我就会接过驾驭的任务,如果自我没有做,就会达不到目的。本我内的内驱力迫切需要立刻得到满足,并毫无顾忌地得到满足,但在这样的情况下什么也达不到,或者会造成自己能感觉到的伤害。所以,自我的任务就是要避免这样的失败,在本我的要求同现实的外部世界的异议之间进行调节。这时,自我就会朝两个方向行事。一方面,自我借助其感官和意识来观察外部世界,以找到能达到满足的最好时机。另一方面,自我影响本我,控制本我的"热情",并推迟内驱力的满足。是的,当自我认为有必要的时候,会改变自己的目的,或在得到补偿的情况下放弃目的。自我以这样的方式来制服本我的冲动,自我就用所谓的现实原则来取代过去起主要作用的快乐原则,现实原则可以取得同样的最终目的,但会考虑外部世界决定的条件。后来,自我就学会了,除了上面描绘的符合外部世界的道路外,还有另一条可以保障满足的道路。我们可以通过干预改变外部世界,有目的地在外部世界建立能实现满足的条件。这一行为就成为自我的最高成就。什么时候更适合控制热情、屈服于现实或采取现实的立场，抵御外部世界，所有这样的决定都是全部的生活智慧。

"那么本我接受不接受自我的控制呢？因为，如果我没有理解错的话，本我不是更强的那部分吗？"

是的，如果自我拥有完美的组织和能力，能通往本我的所有部分，并能对本我产生影响，就会很好。在自我和本我之间并不存在天然的对立，在健康状态下实际上也不能区分两者。

"这听起来很不错，但我看不到在这种理想的状态下还会有疾病干扰的空间。"

您说得很对。只要自我和自我同本我的关系能满足这些理想条件的话，也不会有神经方面的干扰。疾病是出现在一个没有想到的地方，尽管一个了解一般病理学的人并不会因为证实了他们的观点而感到吃惊，即恰恰是最重要的发展和区别孕育了生病和功能失效的种子。

"您讲的话太学术了，我听不明白。"

我必须从比较远的地方讲起。一个小生命面对庞大的世界，面对充满破坏作用的世界是一个特别可怜无助的小家伙，对不对？一个低级的生命，一个还没有开发出足够的自我组织的生命，要面对所有的"心灵创伤"。这一生命要经历其内驱力要求的"盲目"满足，并经常因为这个而完蛋。一个自我的分化首先就是迈开保存生命的一步。尽管不能从沉沦中学到什么东西，但如果我们幸运地经受住了这一创伤，就会注意到类似情况的出现，并通过简单回忆受到创伤时的印象，通过一种恐惧效应发出危险到来的信号。这一觉察危险的反应会引来逃跑行为，这一行为会起保护生命的作用，一直到人强大到足以以一种积极的方式，或者也许是愤怒来对付外部世界。

"您讲的东西离您承诺要讲的东西实在是太远了。"

您不懂,我离我承诺要讲的东西非常近了。就是那些后来拥有能行事的自我组织的生命体,他们的自我在儿童时代也是很弱的,同本我没有什么区别。现在请您想象一下,如果这一没有力量的自我经历了来自本我的一种内驱力要求的话,会发生什么情况。这个自我要抗拒内驱力的要求,因为它猜到,满足这一要求是危险的,是会引起一种创伤、一次同外部世界的冲突,而这些情况是自我无法控制的,因为自我还没有控制这些情况的力量。自我处理内驱力危险的时候,就好像把这种危险当作一种外部危险。自我开始逃跑,远远脱离本我的这一部分。在自我拒绝本我提出的满足内驱力的要求后,就让本我自己去处理。我们说,自我是在排斥内驱力冲动。在这个瞬间能成功地避免危险,但是如果人把内部同外部进行交换,就不会有好结果。人不能躲离自己。在排斥的时候,自我遵循的是快乐原则,而自我在别的时候都是试图要纠正这一原则,所以自我要承受有害的结果。这个有害的结果就是:自我会持久地限制自己的实力范围。被排斥的内驱力冲动被孤立开来,只能依靠自己,无法接近,也无法被影响。它自己走自己的路。当自我足够强大的时候,在大多数情况下也是在很晚的时候,自我也无法取消这些排斥,自我的合成被破坏了,对自我来说,本我的一部分始终是被禁止的土地。但被孤立的内驱力冲动也并没有闲着,它知道它已经无法得到正常的满足,它得到的补偿就是会产生心理衍生物,这些衍生物会代表它自己。本我会同其他的由于衍生物的影响而脱离自我的过程发生联系,最终本我会以一种看不清的扭曲的取代形式进入自我,并变成意识,制造人们称之为病状的东西。突然,我们在我们面前看到神经混乱的事实:一个受到干扰而无法合成的自我,对本我的部分无法产生影响的自我,必须放弃它的某些行为,以避免同排斥产生新的冲突。自我在抵御病状、抵御被排斥的冲动的衍生物时,在大多数情况下是徒劳的,而且会筋疲力尽。而本我呢,本我中的每种内驱力会变得独立起来,在不考虑整个人的利益的情况下,遵循自己的目标,仅仅听从低级心理规律,这种低级心理潜伏在本我的深处。如果我们环顾全部的情况,我们可以看到一种产生神经症的简单公式,即自我试图以一种不恰当的方式来克服本我的某些部分,然后失败了,这时本我就会采取报复。也就是说,神经症是自我和本我之间的一种冲突的后果。自我进入了这一冲突,正如深入研究所表明的那样,自我想坚持自己对外部世界的服从。矛盾是发生在外部世界和本我之间,正因为自我遵循自己最深的本质,采取支持外部世界的立场,所以就会陷入同本我的冲突。但您要注意的是,不是冲突这一事实会造成疾病(因为本我同现实之间的矛盾是不可避免的,并且自我的一个常态的任务就是干预这些矛盾)造成疾病的情况是,自我为了解决冲突,使用了排斥这一力度不够的手段。但这也是有原因的,那就是当自我接受这一任务时,还没有成熟,而且非常无助。起决定性作用的排斥都发生在儿童时代的早期。

"真是太奇怪的途径了!我遵循您的建议,不进行批评,但是您要告诉我,心理分析是如何看待神经症的产生的,然后还要说明,分析为了治疗神经症会怎么做。我还是有很多问题要问的,但有些问题我会在后面问。我现在也想试一试,在您的思路的基础上,继续发展自己的看法,并大胆提出自己的理论。您提出了外部世界—自我—本我之间的关系的看法,并把这看作产生神经症的条件,即自我由于依赖外部世界会反对本我。是否也能想象另外一种情况,即自我在这样的一种冲突中,会继续跟着本我走,并否认自己对外部世界的依赖呢?在这种情况下,会发生什么样的事情呢?根据我对精神病本质的外行想象,自我的这一决定很可能是产生精神病的条件。这样的脱离现实看起来是精神病最本质的东西。"

是的，我也想过这个问题，并认为这样的说法很恰当，虽然要证实这一猜测需要讨论非常复杂的关系。神经症和精神病很明显有其相通的地方，但在一个根本点上是必须区别开来的。这一点也许可能是自我在冲突中的立场。而本我在这两种情况下都会坚持自己盲目的不妥协态度。

"请您继续讲下去。您的理论给予治疗神经症有什么提示？"

我们现在很容易改写一下我们的治疗目的。我们要建立起自我，把自我从限制中解放出来，重新给自我掌控本我的能力，自我是因为过去的排斥失去了这种掌控能力。就为了这一目的，我们做心理分析，我们所有的技巧都是针对这一目的。我们必须找到过去的排斥，要促使自我，在我们的帮助下纠正这些排斥，更好地处理冲突，而不是采取逃跑的方法。正因为这些排斥是在儿童时代早期发生的，分析工作也把我们带入当时的年代。病人的症状、梦和自由联想会给我们指出进入大多数被遗忘的冲突的途径，我们要在病人的记忆中恢复这些冲突情况。但我们首先必须对病人的症状、梦和自由想法进行解释和翻译，因为在本我的心理影响下，这些东西采取了对我们的理解来说陌生的表达方式。从病人不情愿告诉我们的突发的想法、思考和回忆中，我们可以猜测，这些东西以某种状态是同被排斥的东西联系在一起，或者它们本身就是被排斥的东西的衍生物。通过我们激励病人在告知时要克服阻碍，我们纠正了他的自我克服逃跑的倾向，并能忍受被排斥的东西的来临。最后，如果我们成功地在病人的记忆中重新制造了被排斥的东西，病人的服从会得到大大的奖赏。时间的巨大差距会产生有利的作用。病人幼稚的自我所害怕的东西,为之逃跑的东西,对一个成熟和强大的自我来说仅仅是儿戏罢了。

4

"您刚刚给我讲的都是心理学。听起来有点陌生、粗糙和模糊。但是,如果允许我说,总是很纯粹。我尽管迄今为止对您的心理分析了解甚少,但却听到了这样的谣言:心理分析主要是和一些东西打交道,但这些东西又不能要求得到这样的称谓。给我留下的印象是:您要故意不让我知道,您过去并没有接触过类似的东西。此外,我也无法克服另一种怀疑。正如您自己所说,神经症是心灵生活的混乱。那么那些重要的东西,如我们的伦理、我们的良心、我们的理想在遇到这种深度混乱时难道不起作用吗?"

这就是说,您在我们刚才进行的谈话中,对没有考虑到最低级和最高级的东西表示遗憾。但原因是,我们还没有谈到心灵生活的内容。现在让我来扮演一下中断谈话的角色,也就是不继续谈话。我对您讲了许多有关心理学的东西,是因为我希望,您可以得到这样的印象,即心理分析是实用心理学的一部分,而这种心理学又是在心理分析之外所不被人了解的。所以,分析师首先要学会这种心理学、深层心理学或无意识心理学,至少是我们今天讲的内容。我们需要了解这些,才能得出后来的结论。但现在我想知道,您暗示的纯粹是什么意思?

"大家都在说,在分析中,性生活最私密的和最恶心的细节都会说出来。如果是这种情况的话——从您的心理学探讨中我并没有看到这点——而且必须是这种情况,那么这样的治疗只能由医生来做,这是一个很站得住脚的观点。我们无法设想,给予其他的人如此危险的自由，我们不了解这些人是否能保密，我们也不能担保这些人的性格。"

医生们在性领域享有一定的特权，确实是这样。他们也能检查性器官。尽管在东方医生不能这么做，还有一些改良理想主义者——您知道我指的是哪些人——也反对这样的特权。但您是不是先要知道，在分析中是否也这样，而且为什么必须这样？是的，就是这样。

必须这样的理由是，第一分析是建立在完全真诚的基础之上。例如，在分析时，分析师也以同样的认真和坦率的态度来对待财产关系，分析师说的有些话是不会对其他的人说的，尽管那些人并不是竞争对手或税务官。我不否认并会特别强调这一点，即真诚的义务也会让分析师承担非常重的责任。第二个必须是这样的原因是，因为在引起神经症的诸多原因和起因中，性生活的因素起到特别重要和突出的作用，也许本身就起特殊作用。分析除了要依赖于病人自己带来的素材外，还能做什么呢？分析师永远不会引诱病人进入性领域，永远不会提前对病人说：这里涉及您性生活的隐私！分析师一开始让病人说他愿意说的东西，并耐心地等着，一直到病人自己提起性生活的事情。我总是这样提醒我的学生们：我们的反对者向我们宣布，我们一定会遇到性因素不起作用的病例。即使我们避免把这一因素引入分析的话，也绝不会失去找到这种病例的机会。到现在为止，我们所有人还没有遇不到这样病例的运气。

我当然知道，我们对性的认知——不管是承认还是不承认——已经成为其他人反对分析最强大的动机。但这会使我们感到混乱吗？它只会让我们看到，我们整个的文化生活就是如此地神经症，因为所谓的正常人的态度同神经症病人没有什么不同。当德国的学术协会庄严地审判心理分析的时候——今天他们已经不那么热心了——一个发言者要求自己拥有特殊的权威,因为根据他本人的说法,他要求病人也发表看法。很明显这是出于治疗的目的,以及为了检验分析师本人的观点。但他又补充道,如果病人开始谈性方面的事情,他就要封住他们的嘴。您怎么看这种求证做法?学术协会给予发言者以热烈的掌声,而不是为这个人感到脸红。只有这种高呼胜利的自信,只有这种传递共同偏见的自信,才能说明这位发言者能如此大言不惭。几年后,我的几个当时的学生也有了要把人类从性枷锁中解放出来的请求。有一个人声明道,性的根本不意味着性,而是其他的东西,是抽象的、神秘的东西。另一个人甚至认为,性生活只是人证明自己追求权力和统治欲的一个领域。至少在后来的几年,这些人得到了很多人的捧场。

"那我现在又允许自己提出自己的看法了。在我看来,认为性不是生命的一种自然和原始的要求,而是表示别的东西,是一种大胆的看法。我们只需要看一下动物的行为。"

没有关系。还没有社会不会自愿吞下混合物,甚至荒诞的混合物,只要这种混合物的出现是为了反对所担心的性的超能力。

此外,我要向您承认,您流露出来的把性因素看作造成神经症的重要原因的反感,在我看来是不符合您作为中立者的立场。您难道不担心,您的这种反感会影响您要做出的判断吗?

"我很遗憾,您会这么说。看起来您对我的信任已经动摇。那您为什么不选择另外一个持中立立场的人呢?"

因为另一个人的想法也不会跟您有什么两样。如果他从一开始就准备承认性生活的意义,那全世界都会喊:"他不是持中立立场的人,他是您的追随者。"不,我不会放弃影响您观点的期许。但我承认,这一情况对我来说不同于上面的那种情况。

在讨论心理学问题的时候，如果您的印象是，这里讨论的是纯粹心理学问题，那我只想知道，您是相信我还是不相信我。但在性问题上，我是要让您认识到，您的最强反对动机就来自您身上的敌对性，这也是您与很多人共有的。

"但我缺少使您那么坚信不疑的经验。"

好吧。我现在要继续介绍我的看法。性生活不仅不是不正经的东西，也是一个严肃的科学问题。需要了解许多新的东西，需要说明许多特殊的东西。我已经对您说过，心理分析必须要深入病人的幼年，因为在那段时间和自我很弱的时间，会出现决定性的排斥。但在童年时代肯定没有性生活，性生活不是从青春期开始的吗？恰恰相反，我们发现，性的内驱力冲动从人一生下来就伴随着人，恰恰是年幼的我为了抵御这种冲动而采取排斥的做法。一种奇怪的相遇，对不对？很小的孩子就反对性的力量，正如后来学术协会的那个发言者和我学生提出的理论一样？那这是怎么进行的呢？一种普遍的说法是，我们的社会就是建立在牺牲性的基础上，但对此还有很多其他的话要说。

发现孩子的性，是让人们感觉羞愧的发现之一。有些儿科大夫一直知道这点，还有一些照顾孩子的女人和自称为儿童心理学家的男人也都提到过"儿童时代的羞耻性"。人们总是用情绪来取代观点！在我们的政治团体中，这样的情况屡见不鲜。反对派的一个人突然站起来，提出管理部门、军队和司法部门等经营不善的情况。然后另外一个人，最好是执政党的一个人就说：这样的断言是污蔑国家、军队、君主制度或甚至是民族的荣誉感。这样的断言不是真的。这样的感受忍无可忍。

孩子们的性生活当然同大人的性生活不同。性功能从开始到熟悉的最后阶段要经历一个复杂的发展过程。性功能是从许多带有特殊目的的部分内驱力成长而来，要经历好几个组织阶段，一直到能为传宗接代服务。不是所有部分的内驱力都能运用于最后的结果，它们必须被转移、有变化，甚至一部分要被压制。这样的一种范围很大的发展不可能永远都是毫无瑕疵的，会出现发展障碍、部分地停留在早期的发展阶段，这些情况都会使性功能的发挥受到阻碍，性努力——我们称之为力比多——就很喜欢退回到早期的固定阶段。对儿童的性欲及其一直到成熟期的变化的研究，也给了我们理解所谓的性变态的钥匙，人们总是以厌恶的姿态来描绘这些性变态，却不能说明这些性变态是怎么出现的。这个领域非常有意思，但如果我继续谈论这方面的内容，对我们谈话的目的没有多大意义。为了使自己能了解这方面的情况，当然需要解剖学和生理学的知识，但这些知识很遗憾通过医学还无法全部获得，但了解文化史和神话学也是必不可少的。

"您说了那么多，我还是对儿童的性生活还是不了解。"

这样，我就可以继续谈这个话题了，对我来说不谈这个问题也很难。您听好了：在我看来，儿童性生活最奇怪的一点是，儿童在他最初的五年经历了很大发展。从五岁开始到青春期，是所谓的潜伏期，在潜伏期里——一般来说——性欲没有什么进步；相反，性方面的努力也减弱了，许多孩子曾经练习过或知道的东西被放弃了或忘记了。在生命的这一阶段，在性生活早期的花朵枯萎了以后，就形成了自我的态度，如羞愧、厌恶和道德性，这些东西都是为了抵御后来的青春期风暴，并为新成长的性要求开辟舞台。这种所谓的第二阶段的性生活的萌芽同神经症的产生有很大的关系。这种现象只能在人的身上找到。也许患有神经症，就是人的特权的条件之一。在心理分析出现以前，早期的性生活被忽视，正如在另外一个领域，自觉的心灵生活的背景被忽视那样。您完全有权利猜测，这两者具有内在联系。

大家对性欲早期的内容、变化和作用肯定有很多话可说，但人们对这些东西的期待是没有准备的。例如：当您听到小男孩常常会害怕自己被父亲吃掉时，您会感到很吃惊。（您对我把这种害怕称为是性生活的表达，是不是也感到吃惊呢？）但我可以让您想一想那个神秘的故事，也许您没有忘记您在上学的时候听到的这个故事：克罗诺斯也吃掉他的孩子。您第一次听到这个故事的时候，这一神话肯定让您感觉到非常奇怪！但我相信，那时我们什么也没有多想。今天，我们还能回忆起一些童话，在这些童话里会出现一个吃人的动物，像狼一样，它们装扮成父亲的样子。我要趁这个机会向您保证，神话学和童话世界只有通过对儿童时代性生活的认识才能读懂。这也是心理分析的一个副成果。

　　当您听到下面的事情时，您的吃惊程度也不会比刚才小：男孩因担心父亲会把自己的生殖器拿掉，所以被阉割的恐惧对男孩的性格形成以及他的性取向的决定产生极大的影响。这里，神话学也会给您带来相信心理分析的勇气，就是这个吃掉自己孩子的克罗诺斯也使自己的父亲乌拉诺斯失去了男性生殖器。他受到了报复，那就是在母亲的计谋帮助下逃生的儿子宙斯后来也使他失去了男性生殖器。如果您现在倾向于这样的假设，即心理分析关于儿童早期的性欲所说的一切，都是来自心理分析师的疯狂想象，但您起码要承认，这一想象制造了同样的产品，如原始人类的想象活动，神话和童话也是这一现象活动的见证。另外一个更平和、也许也是更恰当的观点是，在儿童的心灵生活中，一直到今天还可以证明存在着古老因素，这些东西在人类文化的原始年代是很普遍的。孩子在其心灵发展中，很可能以缩短的方式重复人类的诞生史，就像胚胎学早就认识到人体发展的东西那样。

儿童早期性欲的另一个特点是,女性生殖器在这方面不起任何作用——还没有被孩子所发现。所有的关注都集中在男性生殖器上,所有的兴趣也都放在生殖器究竟存在还是不存在这个问题上。我们对小姑娘性生活的了解少于对小男孩性生活。我们不能因为这个差别而感到羞愧,对心理学来说,成熟女性的性生活不也是一个黑洞吗?但我们认识到,小姑娘难以接受自己的生殖器,因为她们认为没有小男孩的生殖器有价值,从而觉得自己低人一等。我们也认识到,这一"对男性生殖器的嫉妒"就是一系列女性反应的原因。

孩子还有一个特点就是,两种排泄要求都是和性兴趣连在一起的。后来,教育贯彻了一个严格的区分,但在笑话中取消了这种区分。这也许会使我们倒胃口,但正如大家所知,孩子需要很长时间,才觉得恶心。就是那些赞同孩子心灵天使般纯洁的人也不会否认这一点。

孩子会定期地把自己的性意愿放在他最亲近的人身上,也就是说,首先是父亲和母亲,然后是自己的兄弟姐妹,这一事实比任何其他的事实都要引起我们的注意。对小男孩来说,母亲是他第一个恋爱对象;对小女孩来说,则是父亲,只有天生的双性会同时造成对立的态度。这样,父母的另一半就成了产生干扰的对手,并常常受到充满敌意的对待。请您正确地理解我,我不是说,孩子只希望得到所爱的父母一方的温柔感情,我们这些成年人那么喜欢从这种温柔的感情中,看到父母—儿女关系的本质。不,分析毫不怀疑以下的一点,即孩子除了这一温柔的感情外,还追求所有被我们理解为是感官满足的东西,只要孩子的想象力能这么做。很容易理解的是,孩子从来就没有猜到过性别结合的真正事实,他是用其他的从他的经验和感觉得来的想象来取而代之。一般来说,他的最高愿望是生出一个孩子,或者（以一种不确定的方式）生孩子。就是男孩也因为无知会不排除生一个孩子的愿望。我们把这种心灵结构称为俄狄浦斯情结。一般来说，这一情结要在性早期结束的时候离开、彻底地取消和变化，而这种变化的结果在后来的心灵生活中制造出成就。但一般来说，不会彻底消失，青春期会重新唤起这一情结，造成严重后果。

我非常吃惊的是您一直保持沉默。这不会意味着是同意——如果心理分析认为，孩子的第一个对象选择是乱伦，这里用的是技术名称，心理分析肯定又会伤害人类最神圣的感情，并要面对相应程度的不信、反对和抗议。心理分析也大大遭受了这种待遇。提出俄狄浦斯情结，把这看作具有普遍性、与命运连在一起的人的结构，这比任何其他的观点都给心理分析带来更多的伤害，这出于当代人的恩惠。希腊神话肯定是这个意思，但今天的大多数人，无论有学问或者没有学问，都宁可相信，天性以一种天生的反感来保护人们免遭乱伦的可能。

首先让下面的故事帮助我们。当恺撒大帝进入埃及的时候，发现美丽的克丽奥帕特拉女王是同自己的弟弟托勒密结为夫妇。这在埃及王朝并不是什么特殊的事情。原来希腊的王朝成员只是继承了这种风俗而已，而这一风俗是他们的前辈，即古老的法老几千年来沿用的。但这只是兄弟姐妹之间的乱伦，就是在现在对这种乱伦的谴责也比较温和。所以我们现在必须请教我们的首席证人，即神话学，以了解原始时代的情况。神话学告诉我们，所有民族的神话，不仅仅是古希腊的神话，充满了有关父亲和女儿，甚至是母亲和儿子之间爱情关系的内容。王室的起源和家族史就是建立在乱伦的基础上。您认为，出现这样的神话是出于什么目的？是为了谴责诸神和国王为罪犯，把人类的厌恶转嫁到他们身上？更多的是因为乱伦的愿望是人类继承的最老的东西，而且一直都没有完全被克服，以至于当大多数普通人必须放弃这点时，就允许神和他们的后代实现这种愿望。同历史和神话的教诲完全一致，我们发现一直到今天，乱伦愿望还能在每个人的儿童时代找到，而且这一愿望仍然有效。

"我完全可以责怪您，说您曾想要在我面前隐瞒有关儿童性欲的情况。而我觉得这种情况非常有意识，恰恰是因为它同人类原始历史的关系。"

我担心，这样会离我们原先的目的太远。但也许也会有其有利的一面。

"但现在请您告诉我，分析得出的有关儿童性欲的结论，对这一结论的正确性，您有多大的把握？难道您的坚信不疑仅仅是建立在同神话和历史的一致上吗？"

不是这样的。是建立在直接的观察上。情况是这样的：我们首先是从对成年人的分析中，也就是在二十岁到四十岁之后，才得出有关儿童性时代的内容。然后我们也对孩子们进行了分析，当所有的一切在孩子们的身上得到证实，也就是尽管时间的间距造成的重叠和扭曲，我们仍然还是猜了出来，这样的胜利确实不小。

"什么，您还给小孩子做分析，六岁以前的小孩？这行不行？对孩子好不好啊？"

一切都进行得非常好。四岁或五岁的小孩身上发生了这么多的事情，简直令人难以置信。在这个年龄段，孩子的精神活动非常活跃，他们的性早期岁月也是他们智慧成长的高峰期。我的印象是，随着孩子们进入潜伏期，他们的精神活动也减弱了、变笨了。许多孩子也从那时起就失去了身体的魅力。至于对孩子进行分析的害处，我可以告诉您的是，我们大约在二十年前大胆地给第一个孩子做了分析，现在这孩子已经成为一个健康的、有能力的年轻人了。这位年轻男子尽管受到严重的心理创伤，但平和地度过了青春期。但愿早期分析的另一个"牺牲者"情况也不会糟。做这样的儿童分析是同某些兴趣联系在一起的。很可能，这样的分析在将来会产生更大的意义。这些分析对理论的价值是不容置疑的。给孩子做的分析给一些问题以清楚的回答，而这些问题在成年人的分析中是没有解决的，这样就避免了分析师不再犯后果严重的错误。分析师会立即发现引起神经症的因素，不会搞错。但出于孩子的利益，分析的影响必须同教育措施结合在一起，这一技术还有待发展。但通过观察还唤起了我们很有实际意义的兴趣，那就是我们大多数的孩子都在其发展中经历过一个神经症的阶段。自从我们学会更尖锐地看问题，我们试图说，儿童神经症不是个别的例子，而是规律，似乎是儿童从幼稚的本质发展到社会文化几乎不可避免的事情。在大多数情况下，这种童年的神经症变化会得到自动的克服。但这种神经症不也是定期地会在一般健康人的身上留下痕迹吗？相反，我们在任何后来的神经性精神疾病的人身上，都找到同孩提时代疾病的联系，儿童时代的疾病也并不非常明显。我想，今天的内科医生也以同样的方式声称，每一个人在儿童时代都得过肺结核。但对神经症患者来说，不可能考虑打预防针的问题，只能关注体质是否过于敏感。

我想回到您有关可靠性的问题上来。我们通过对孩子的观察得到一般的确信，即我们正确地解释了成年病人对儿童时代说的那些话。在一系列情况下，我们还可以做出另外一种形式的确认。我们从分析的材料中复制出一些外部的过程、童年时代印象深刻的事件，而病人有意识的记忆并没有保留这些过程和事件。幸运的巧合是：从父母和仆人那里得到的信息，给我们提供了不容反驳的证明，那就是后来被病人想出来的事实确实发生过。当然这种情况不是很多,但只要发生,就会留下巨大的印象。您必须知道,正确地复制被遗忘的童年经历,总会产生很大的治疗效果,不管这些经历是否能得到客观的证实。当然这些事件的意义归功于下面的情况,即这些事件发生得如此之早,以致那时还能对软弱的自我产生创伤性影响。

"通过分析找到的事件是什么样的事件呢?"

各种不同的东西。首先是印象,这些印象能持久地影响孩子的性萌芽,例如看到过成年人之间的性交,或者是自己同一个成年人或另外一个孩子的性经验(这种情况并不鲜见),还有听到谈话,这些谈话孩子当时或后来才理解,孩子以为,从这些谈话中可以得出有关秘密的或可怕的事情的结论。此外,还有孩子自己的话和行为,这些话和行为表现了对其他人的温柔的态度或是敌对态度。在分析中,特别重要的一点是要让病人回忆起儿时被遗忘的自己的性活动,还有就是成年人对此的干预,这一干预就是要结束这一性活动。

"现在我就有理由提一个问题了——我早就想提了。儿童在很早的时候的性活动,也就是在分析前被忽视的性活动表现在什么地方?"

奇怪的是,人们并没有忽视这一性活动的定期性和本质的东西,也就是说,这一点也不奇怪,也没有被忽视。儿童的性冲动最主要的表现是,通过摩擦自己的性器官得到满足,实际上就是男性的那部分。成年人是一直知道儿童的这种"原始方式"的广为传播,把这看作严重的罪孽,并进行严厉镇压。那么如何把观察到的孩子的这种有伤风化的倾向——儿童之所以这么做,正如他们所说,会给他们带来快乐——同儿童生下来就具有的纯洁性和非感官性放到一起呢?您并没有问我这个问题。您可以从相反的角度来澄清这个谜。对我们来说,还产生一个更重要的问题。如何来面对儿童早期的性活动？我们熟悉镇压性活动的这种责任心，但又做不到毫无限制地让这种责任心起作用。在低级文化的民族中，和文化民族处于低级的阶层中，孩子的性欲是被允许的。很可能，这么做能避免后来出现的神经症疾病，但这是不是同时又会大大减弱掌握文化成就的能力呢？很多事情表明我们在这里又遇到了一个新的危险关口。

但通过研究神经性精神疾病患者的性生活所引起的兴趣，会不会营造一种会唤起性欲的有利气氛，我想完全可以将这个问题的判断留给您。

5

"我想，我理解您的意图。您想让我看到，做心理分析的人需要哪些知识，从而能使我判断，是否只有医生才有权利做分析。但到这里，我们很少谈到医生的事情，我们谈了很多心理学的东西，还有生物学或性学的东西。但也许我们还没有看到尽头？"

肯定没有看到尽头，还需要填满缺口。我可以请求您做一件事吗？您能不能向我描绘一下，您现在是如何想象心理分析的？就好像，您现在正准备给人做一个分析。

"行，这么做会不错。我确实没有打算通过这样一个试验来结束我们的争论。但我希望满足您的愿望，责任反正由您来负。我设想，病人来找我，并抱怨他的痛苦。如果他按照我的指示去做，我答应他会治愈或减轻病情。我要求他，以完全真诚的态度把他知道的和想起来的一切都说出来，而且不要保留，即使有的东西说出来对他来说是很不舒服的事情。我对这个要求记得很清楚吗？"

是的,您只需要再补充,即使他认为他想到的事情很不重要或很没有意义。

"是的,还有这个。然后他就开始讲述,而我听着。是的,然后呢?从他的告知里面,我猜到了他排斥了什么印象、经历和希望实现的冲动,因为这些东西发生的时候,是他的自我还很弱的时候,是非常害怕这些东西的时候,而不是与这些东西打交道。如果他从我这里知道了这点,他就会回到当时的情景当中去,借助我的帮助会继续得更顺利。然后那些限制就会消失,他的自我就是这样的限制之一,他就重新建立起来了。是这样吧?"

太棒了!太棒了!我看,人们又会指责我,把一个不是医生的人培养成了分析师。您掌握得非常好。

"我只是重复了,我从您这里听到的东西,就好像是说背出来的东西。我还是不能想象我该怎么做,我并完全不理解,为什么这样一项工作要持续几个月,每天一个小时。一个普通人一般来说也没有经历很多的事情,而在童年时代被排斥的东西,很可能在所有的情况下都是一样的。"

在真的做分析时,会学到很多东西。例如,您会觉得,从病人的告知得出病人遗忘的经历和他排斥的内驱力冲动,不是一件简单的事情。病人对您说了什么,这些话一开始对您和对他来说,都意义不大。您必须下决心,要以一种特殊的方式去理解病人在服从的情况下告诉您的素材。就像是矿砂,要获得里面的贵金属是需要一定程序的。您当然也做好准备,要加工几吨矿砂,这些矿砂里也许含有您所寻找的很少的珍贵材料。这也许就是治疗需要这么长时间的第一个理由。

"继续使用这个比喻,那就要问,我该如何加工这些原材料呢?"

通过估计病人的告知和突然想到的东西仅仅是被寻找的

东西的扭曲呈现,还有就是那些暗示,您从这些暗示中猜到了后面隐藏的东西。简而言之,您必须首先要解释这些素材,不管是回忆、突然的想法还是梦境。这么做的方向就是您的期待,这些期待是您听病人说话的时候,由于您的专业知识在您的内心形成的。

"解释!这是一个令人讨厌的字眼。我不喜欢听,您这样就让我失去了所有信心。如果一切都取决于我的解释,那谁能替我保证我解释的都是对的。这就是说,一切都能让我随心所欲的处理。"

不要急,情况没那么糟。您为什么要把自己的心理过程脱离规律性,脱离那些您面对他人心理过程承认的规律性呢?如果您获得了一定的自我纪律,并拥有一定的知识,您的解释会完全不受您个人性格的影响,并采取正确的做法。我的意思不是说,在分析师完成这部分的任务时,分析师的人格是无足轻重的。要对一种对无意识排除的东西具有一定的敏感性,每个人的这种敏感性的程度是不一样的。特别对分析师来说,有责任通过自己对分析材料的没有偏见的深入处理来使自己发挥作用。当然剩下的就是同天文观察中"人为误差"同样的东西。个人因素在心理分析中要比在其他地方扮演更重要的角色。一个不正常的人也许会成为一位不错的物理学家,但由于他自己的不正常,也就是不能正常地理解自己心灵生活的图像,他永远不能当心理分析师。但因为没有人能证明他的不正常,所以在深层心理学中,很难达到一种看法。有些心理学家甚至认为,这是没有出路的,每个傻子都有同样的权利把自己的傻当作智慧。我承认,我在这个问题上的态度更为乐观。但我们的经验表明,就是在心理学上,也必须取得能令人相当满足的一致看法。每个研究领域有其自己的特殊困难,我们必须努力克服这一困难。

此外,在分析的解释艺术方面,对待有些东西要像一个新材料来学习,例如,什么东西是同独特的象征表达联系在一起。

"现在我已经没有兴趣,只在思想中进行心理分析。谁知道,还有什么惊奇的东西会等着我呢?"

您放弃这一目的做得很对。您已经发现,还需要学习和练习很多东西。要是您找到了正确的解释,又会出现一个新的任务。您必须等待正确的时机,告诉病人您自己的解释并有希望成功。

"那如何才能知道什么时候是正确的时机呢?"

这是一个把握分寸的事情,经验会使这种把握变得非常细腻。如果您为了缩短分析的时间,把您刚刚找到的解释一股脑儿地扔给病人,您就犯了一个很大的错误。您这样只能对病人造成他的抵抗、拒绝、生气,但不能使他的自我来掌握被排斥的东西。规定是要等待,要等到接近这样的状况,也就是他在您的解释建议的指引下,只需要迈出几步就行了。

"我想,我永远也学不会这个。如果我遵循了在解释时要十分小心的做法后会怎么样呢?"

然后,您肯定会有一个意想不到的发现。

"是什么发现呢?"

您发现,您没有了解您的病人,您根本不应该期待病人的帮助和服从。您发现,病人准备好要给一般的工作增添所有可能出现的困难,简而言之:他根本就不想重新健康起来。

"不,这可是您到现在为止对我说的最疯狂的话了! 我也不信。那个饱受痛苦的病人,那个抱怨疾病痛苦的人,那个为治疗做出那么大牺牲的人,他会不想健康起来! 您肯定也不会这么想。"

您听好了,我就是这么想的。我说的是真相,当然不是全部的真相,但肯定是很大一部分的真相。当然病人想重新获得健康,但他又不想。他的自我失去了统一性,所以他也不会表达统一的愿望。如果他不是这样,他也就不会是神经性精神病患者了。

"如果我是深思熟虑的人,我就不叫泰尔了!"(选自席勒的剧本《威廉海姆·泰尔》,意思是如果我是深思熟虑的人,我就不是我了。)

被排斥的东西的衍生物在他的自我里发作,站住脚,自我无法掌控这些东西的努力,也无法掌控被排斥的东西,一般来说自我对这些东西毫无了解。这样的病人本来就是另外一种类型的病人,并会制造对我们来说无法预计的困难。我们所有的社会机构都是面向那些具有统一性的正常自我,人们把这样的自我分成好或坏,自我要么完成自己的功能,要么由于受到过大的影响而无法完成。所以法律上的两者选择就是:负责或不负责。对患有神经性精神疾病的人来说,这两者都不合适。我们必须承认,很难做到让社会要求适应人类的心理状态。在上次大战中,我们对这方面已经了解甚多。那些可以不去服役的神经性精神病患者是装病还是本身就患病?他们两者都是。如果把他们当装病人来对待,并使他们的病让他们感到更不舒服的话,他们会变得健康起来;如果我们把看上去健康了的病人送去服役,他们马上就会进入生病状态。其他人没有办法对付他们。这种状况同和平年代的神经性精神病患者状况一样。这些病人抱怨他们的疾病,但同时又竭力利用他们的疾病,当人们要把他们的疾病拿去的时候,他们保护疾病的做法,正如众所周知的母狮保护自己的孩子一样,所以责骂他们的这一矛盾是没有任何意义的。

"这么说来,是不是不去治疗这些难以对付的人,让他们自己管自己的事,是最好的办法呢?我不认为,值得用这么多的努力放在每个这样的病人身上,我从您的暗示中只能得出这样的结论。"

我不赞同您的建议。接受生命的复杂性,而不是去抗拒这种复杂性,当然是更正确的。不是我们治疗的每一个神经性精神疾病患者都看重我们付出的分析努力,但这些病人当中有很高价值的人。我们必须树立下列目标:要做到让尽可能少的心灵不健全的个人与文化生活对立,为此,我们要收集很多经验,要学会理解很多东西。每位分析都可能有教益,可以带给我们新启示,更不用说对每个病人的个人价值所起的作用了。

"如果病人的自我中形成一种要保留疾病的意志,这一意志也要援引理由和动机,以为自己辩护。但我怎么也不明白,为什么一个人愿意生病,他又能得到什么呢?"

肯定有这样的人,理由也不难找。请您想想那些战争中的神经性精神病患者,他们不需要服役,因为他们有病。在市民生活中,疾病也可以用来保护自己,以掩饰他职业上以及同他人竞争的不足之处,在家庭中是强迫其他人做出牺牲和证明爱的手段,或可以把自己的意志强加于其他人身上。这些都是很表面的现象,我们把这些总结为"生病的好处"。只有一点很奇怪,那就是病人和他的自我完全不了解自己的动机以及肯定会带来的后果。可以通过要求自我了解这些,来克服病人所作所为的影响。但还有其他的坚守疾病的深度原因,对付这些原因是不容易的。但如果不去了解心理学的理论,也无法理解这些原因。

"那您就多谈一点这方面的理由,现在再多谈一点理论也没有什么关系了。"

当我和您探讨自我和本我的关系时,我没有告诉您有关心灵系统理论的很重要的一部分。那就是我们被迫估计,在自我

219

中分出另一个特殊的主管部分,我们把它称为超我。这个超我在自我和本我之间拥有特殊地位。它属于自我,分享自我很多的心理组织,但同本我又有一种特别紧密的关系。超我实际上是本我最先的客体对象,按照对俄狄浦斯情结的理解,它是这一情结的继承人。这个超我能面对自我,把自我作为一个客体来对待,而且常常对自我非常苛刻。对自我来说,正如同本我一样,保持与超我的一致也很重要。自我和超我分成两部分对心灵生活有很大的意义。您已经猜到,超我支撑着被我们称为良心的现象。对心灵的健康来说,很重要的是,超我的构成是正常的,也就是有足够的客观性。但恰恰是这一点在神经性精神病患者身上不是这种情况,这样的患者的俄狄浦斯情结没有得到正确的变化。他的超我同自我的关系,还是像严厉的父亲面对孩子,他的道德观以原始的方式表现为:自我让超我惩罚自己。疾病是作为"自我惩罚的手段",神经性精神病患者必须具有的态度就是,似乎有一种负罪感控制了自己,这种负罪感需要把疾病作为惩罚使他得到满足。

"这听起来确实非常有神秘感。最奇怪的是,病人无法意识到自己良心的威力。"

是的,我们现在才开始去重视这些重要关系的意义。所以我刚才的说明才会那么不清楚。我现在才能继续下去。我们把所有抵御治疗工作的力量,称为"阻抗"。生病就是一个这样的阻抗的源泉,"无意识的负罪感"代表了超我的阻抗,这是最强大的和我们最害怕的因素。我们在治疗过程中还会遇到其他的阻抗。如果自我在很早的时候出于恐惧有了一次排斥,那么这种恐惧会继续存在下去。如果自我必须接近这个排斥,这一恐惧就会表现为阻抗。我们终于可以想象,如果一个几十年走一条特定路的内驱力冲动过程,突然要走一天人们给它铺设的新道路时,肯定不会是没有困难的。我们可以把这叫作本我的阻抗。在分析治疗时,反对所有这样的阻抗是我们的主要工作;相反,解释的任务就消失了。通过这样的反对和克服阻抗,病人的自我也会变好变强大,以至于我们可以在治疗结束后非常平静地对待他以后的表现。此外,您现在也理解了,为什么我们需要这么长的治疗时间。发展道路的长度和素材的丰富性不是决定性的东西。更重要的是,这条道路是否没有阻碍。和平时期坐几个小时火车的路程,相较而言当一支军队必须在那里抵御敌人的话,可以几星期驻扎在那里。这样的斗争在心灵生活中也可以需要很长时间。遗憾的是我必须断言,所有要大大加快分析治疗的努力,迄今为止都失败了。看起来缩短时间的最好方法就是要正确地进行治疗。

"如果我有兴趣干预您的本行,并要对另外一个人做分析的话,您关于阻抗的那些话会阻止我这么做。您自己也承认的分析师个人的特殊影响的情况是怎么样的呢?这种影响会不会反对阻抗呢?"

您现在这个问题问得好。这种个人影响是我们最强大的、具有活力的武器。这种影响是我们最近才引入的,并想通过这个来促进分析。我们所说的话的智慧达不到这点,因为病人同周围的世界一样也分担了偏见,对我们的信赖犹如我们的科学批评家。神经性精神病患者开始配合,是因为他相信分析师。患者之所以相信他,是因为患者对分析师这个人怀有一种情感上的态度。孩子也只相信自己依赖的人。我已经对您说过,我们为什么要使用这种特别大的"暗示"影响。不是为了克服症状,——这是心理分析方法同其他的心理治疗方法不同的地方——而是作为一种推动力,为了能使病人的自我克服他的阻抗。

"那就是说,如果能做到这一点,后来的治疗就会一帆风顺了？"

是的，本应该是这样。但又出现了一个没有想到的麻烦。对分析师来说，最令他吃惊的一点是，病人与他的感情关系有一种特殊的本质。第一个做分析的医生，（不是我）就遇到了这种现象，并因为这种现象而感到迷乱。为了清楚地表达这种关系，可以这么说，这种感情关系具有爱的本质。很奇怪，是不是？如果您再想一想，分析师本人并没有做什么来鼓励这种爱，相反，分析师更多的是与病人保持距离，用一种保留态度把自己裹起来。此外，如果您得知，这种特殊的爱情关系并没有什么实际的有利目的，而且超越个人魅力、年龄、性别和地位的各种限制。这种爱是直接的、不可避免的，自发爱情的这种特点不会令人感到陌生。您知道，相反的情况也常常会出现，但在分析过程中，这样的情况会定期地出现，但却找不到一个理性的解释。有人就认为，从病人对分析师的关系中可以得出，病人对分析师有一定程度的尊重、信赖和好感。但不是这些，却是爱，这本身就给人一种病态的印象。

"那现在，我应该认为，这对您的分析工作有利啊。恋爱的人总是很听话，出于爱他们会做对方所要求的一切。"

是的，一开始很有利，但到后来，当这种爱深入的时候，其本质就暴露无遗了，本质中的许多东西是与分析相左的。病人的爱并不满足于只是服从，这种爱变得要求很高，要求温柔和感官上的满足，提出专一的要求，自己则产生妒忌，越来越表现出其反面，就是当他们的目的得不到满足时，会倾向产生敌意和报复。同时与其他的爱一样，这种爱也把其他的心灵活动排挤到后面，会破坏对分析和恢复健康的兴趣。简而言之，我们毫不怀疑的是，这种爱取代了神经症的位置，而我们工作的成果就是用另外一种疾病形式来代替原来的疾病形式。

"这听起来很绝望。那怎么办呢？难道要放弃分析吗？不过，正如您所说，这样的一个结果总会出现的，那就不能做任何分析了。"

我们首先要利用这种状况，以从中学到东西。我们获得的东西就能帮助我们去控制局面。我们能成功地把任何一种内容的神经症变成一种病态的恋爱，这难道不是值得特别关注的事情吗？

我们的一个信念，即神经症的基础是一种没有正常投入的爱情生活，这一信念通过这种经验肯定是得到最大程度的巩固了。有了这种看法，我们又有了坚定的基础，我们也允许自己把这样的恋爱作为分析的对象。我们还观察到了另外一面。分析引起的爱不是在所有的病例中，都似乎像我描绘的那样清楚和明显。为什么情况不是这样？很快就能找到原因。当这种爱的最感性和最敌意的一面要表现出来的时候，病人抵御这些东西的努力也以同样的程度显露出来。病人反对这些东西，试图去排斥这些东西，这一切都发生在我们眼皮底下。这样我们就理解了这个过程。病人通过对分析师的爱这一形式，重复了过去他已经经历过的心灵过程，他把他内心已经有的心灵态度（这些态度也是同他的神经症的产生有紧密关系）转移到分析师身上。他也在我们眼前重复他当年的抵御反应，特别想把那段已经被遗忘的爱情阶段的所有命运，通过同分析师的关系得到重复。也就是说，他展示给我们的是他最私密的生活核心，他把核心复制得如此形象、如此逼真，而不是去回忆这些东西。这样就解答了转移这个谜，而分析就可以借助新情况（对分析来说看上去是那么咄咄逼人）继续进行下去。

"这太狡猾了。那么病人就那么容易相信您的话，也就是说他没有恋爱，而只是被迫重复过去的那一段生活？"

现在所有的事情都取决于这点,掌握"转移"的所有技巧就是为了达到这点。您看到,对分析技巧的要求在这点上有了最大的提高。在这方面,可以期待医师犯最大的错误,或者是保证自己得到最大的成功。试图通过克服转移或者忽视转移来避免困难的做法是毫无意义的。不管你做什么,都不能叫作是分析了。一旦出现了转移神经症令人难堪的一面,就把病人送走,也不比上面的做法更好,而且也是一种胆怯行为。就好像你招来了鬼神,可一旦鬼神出现,你就落荒而逃。尽管有的时候还真得这样。也有这样的病例:分析师无法掌控被释放的转移,不得不中断分析,但至少要努力地同凶恶的鬼神搏斗一下吧。屈服转移的要求,满足病人对温柔情感和感官要求,毫无疑问不仅会因为道德方面的顾虑而失败,而且也完全不符合利用这一技术手段达到分析目的的初衷。如果分析师让神经性精神病患者照原样去重复一种他内心已有的、无意识的老一套,是不能治好病人的病的。如果分析师向病人妥协,也就是部分地满足了他的要求,交换条件是能继续进行分析工作,这时必须注意的是,分析师不要陷入同神职人员一样可笑的境地,这个神职人员是要劝说生病的保险工作人员信教。而病人没有信教,离去的神职人员却上了保险。跳脱转移局面唯一可能的出路是回到病人的过去,病人是如何经历过去的或者病人是如何通过他的能让他满足的想象建立起这一过去。这就要求分析师要有很大的灵活性、耐心、安稳和自我否定。

"那您认为,神经性精神病患者是在什么地方经历了转移爱情的早期模式呢?"

在他的童年时代,一般来说是他同父母一方的关系。您回想一下,我们对最早的情感关系赋予了什么样的重要性。到此,这个圆就画完整了。

"您真的说完了吗？您对我讲得太多的内容使我有点混乱。您现在只要告诉我，如何和在什么地方可以学到分析所要求的东西？"

现在有两个教授心理分析的学院：一个是柏林协会的马克斯·艾廷贡在柏林成立的学院；第二个是"维也纳心理分析学会"用自己的资金，在做出很大牺牲的情况下建立的。目前，政府机构的参与只是给这个年轻机构制造一些困难。据说，由E·约纳斯领导的伦敦心理分析协会正准备开办第三所这样的学院。在这些学院里，老师要给学生们做分析，学生们会通过各种重要课题的讲座，得到理论方面的知识。如果他们被允许对简单的病例进行最初处理时，他们会享受到一些年长的、更有经验的分析师的辅导。这样的培训大概需要两年的时间。当然两年后他们也仍然是初学者，尚不是大师，还缺少的东西，必须通过练习和心理分析协会内的思想交流获得。在这些协会里，较年轻的成员会同较年长的成员见面。心理分析工作前所要经历的准备阶段很不容易也很不简单，工作本身很难，责任也很大。但如果谁按这个要求做了，自己也被做了心理分析，了解了无意识心理学目前所教授的东西，非常熟悉性生活的学说并学会了心理分析很复杂的技巧，掌握了解释艺术，战胜了阻抗并能应付转移，那这个人就不再是心理分析领域的外行了。他就有能力对神经症产生的紊乱情况进行治疗，并随着时间能应用所有分析所要求的东西。

6

"您费了很大的功夫告诉我什么是心理分析，需要什么样的知识才能成功地做心理分析。这很好，听您说话对我也没有什么害处。但我不知道,您期待您的话会对我的判断做出什么样的影响。我看到一种情况,这种情况本身没有什么特别。神经症是一种特殊的疾病,分析是治疗这种疾病的特殊方法,是医学的一门专科。一般的规律也是,当一个医生选中了他的专科后,也不会满足于被考试证实的那些学到的知识,特别是如果这个医生在一个比较大的城市开诊所,而这个城市本身就能养活各种专家。那些想当外科医生的人,试图在外科医院干上几年,眼科大夫和喉科大夫等也是如此,就是精神病大夫也许一辈子也不会脱离一个国家医院或一个疗养所。心理分析家也是这种情况。那些决定学医学新学科的人,在上完大学以后,要在学院里学习两年,就是您刚才提到的,如果确实是需要这么长时间的话。然后这些人也会发现,在一个心理分析协会中,能同同行保持接触也是一个长处,一切都会很顺利的发展。我不明白的是,哪里有外行分析问题的位置。"

如果一名医生做了您所说的事情的话,我们大家都会欢迎他。我所承认的我的学生中,五分之四都是医生。但请您允许我告诫您,医生同分析的关系是如何发展起来的,而且预计今后会如何发展。医生并不拥有获得分析权的原始权利,相反他们一直到不久前还使用一切手段:从比较温和的嘲弄到严重的污蔑来破坏心理分析。您肯定会理直气壮地回答:这些都是过去的事情了,不会影响未来了。我同意,但我担心未来不会是您预计的那个样子。

请允许我对"江湖郎中"有一个新的定义以取代过去的意思。对法律来说,如果一个没有国家医学学位的人治疗病人,那他就是江湖郎中。我更喜欢用另外一个定义:如果没有必要的知识和能力的人去治疗病人,那这个人就是江湖郎中。以这一定义为基础,我敢说(不仅在欧洲国家)在做分析的人当中很大一部分的医生是江湖郎中。这些人常常给人做心理分析，但他们既没有学过，也没有理解心理分析。

您会说，这是毫无良心的做法，您不可能想象医生会这么做，可您这样的反驳无济于事。您还会说，医生肯定明白，一个医学学位不是什么特许证，病人也不会失去法律保护；人们应该相信，医生的意图是好的，尽管他也许会搞错。

事实是存在的，我们希望，事实就像您所说的那样能得到澄清。我试图让您明白，怎么才能做到，医生对心理分析这件事情上所持的态度，是他在其他领域中会小心避免的。

这里首先要考虑到，医生在医学院受到的教育，大概是他需要为心理分析所做准备的反面。在医学院，他的注意力要放在客观上可以确定的解剖学、物理和化学的各种事实，医学的成功与否取决于是否正确地理解这些东西并受到合适的影响。生命的问题进入了他的视野，只要这一问题是通过力量的较量得到解释的，而这些力量在无机自然中也得到了证实。没有唤起对生命问题心灵领域的兴趣，对更高的精神成果的研究与医学没有关系，这是另外一个学科的范畴。只有精神病科才应同心灵作用的混乱现象打交道，但人们知道，精神病科是以什么样的方式和什么样的目的行事的。他们寻找心灵混乱的身体条件，而且对待这些条件与对待其他的疾病原因一样。

精神病科的观点没有错，很明显大学的教育也非常好。如果我们说，这一学科是片面的，那我们就必须先找出一个立场，从这个立场出发，这一结论才能成为批评。实际上，每种科学都是片面的，而且必须是这样，因为它都是受到一定的内容、观点和方法的限制。拿一种科学来反对另一种科学是荒谬的，是我不会参与的事情。物理怎么会贬低化学？物理不能代替化学，也不能让化学来代表自己。心理分析肯定是特别片面的，是作为心灵的无意识科学。不应该否认医学的这种片面性权利。

我们只有把科学的医学转移到实际的治疗，才能找到我们所寻找的立场。病人具有复杂的本质，他可以提醒我们，就是最难以理解的心灵现象也不能脱离生活的图像。而神经性精神病患者更具有一种不受欢迎的复杂性，是临床医学的困惑，其困惑程度不亚于对法律和军队的困惑。但这种病人存在，而且离医学还特别近。但医学既不重视他，也不对他进行治疗，真的什么也没有做。当被我们区分为身体和灵魂的东西紧密结合的时候，我们可以预测，那一天终究会到来，到那时认识的道路，也希望器官生物学和化学的道路都会朝神经症的现象领域打开。但这一天看起来还比较远，目前医学角度还没有注意这类疾病的状况。

如果医学教学仅仅无法给医生指出神经症领域的方向，这还能够忍受。但这种教学所做的事情更多，它给予医生一种错误和有害的态度。那些对生命的心理因素不感兴趣的医生，太喜欢轻视这些因素，并讽刺这些因素是非科学的。所以他们就无法认真对待与心理因素有关的所有一切，感觉不到由此产生的责任。所以他们对待心理分析就会有一种外行般的不尊重态度，并认为这样的工作轻而易举。我们必须治疗神经性精神病患者，因为他们是病人，而且求助于医生；我们必须总要尝试新东西。那为什么需要一个很长时间的准备呢？不准备也行，谁知道什么东西有价值，在分析学院里又学些什么呢？他们对心理分析知道得越少，他们自己的行为就越多。只有真正有知识的人才能区分，因为他知道自己的知识是多么不够。

您为了安慰我，提出要把分析这一学科同其他的医学专业相比，可结论就是：不能进行这样的比较。对外科和眼科等来说，学科提供了继续培训的可能性。传授心理分析的学院数量

228

很小，时间很短，又没有权威。医学没有承认这些学院，年轻的医生不得不相信老师们的很多话，以至于只有很少的东西能使他形成自己的判断，所以他很愿意利用机会，在一个还没有权威的领域终于也当一名批评者。

还有一些其他的情况有利于他成为心理分析的江湖郎中。如果他在没有足够的准备下做眼科手术的话，取出白内障和虹膜切除术的失败，以及病人的离开都会使他结束他的冒险行为。但做心理分析对他来说相对不怎么危险。公众已经习惯于眼科手术的平均成功概率，期待主刀医生的成功。但如果"神经症大夫"不能使病人恢复，没有人会对此感到奇怪。人们对治疗癔症患者的成功也没有很大的期待。至少神经科大夫"为病人做出了很多努力"。这种病本来就不能治疗，要么就靠人的本质，要么就是靠时间。也就是说：女性一开始是来月经，然后就结婚，后来就出现更年期，最后也就是死亡了。分析师对癔症病人所做的事情是那么不引人注目，以至于提不出什么指责。分析师没有使用器械和药品，只是同病人谈话，并试图说服他做什么或不做什么。这没有什么坏处，特别是如果在治疗中还避免谈及尴尬或让人激动的事情。那些不听从指示做分析的分析师，肯定会试图改进分析，要拔掉分析的毒牙，并使病人感到舒服。如果分析师停留在这个阶段上就好了，因为如果他真的敢唤起阻抗，然后又不知道如何面对这些阻抗，这样的话，他会使自己得不到病人的喜爱了。

正义感要求我们承认下面这一点，即没有得到训练的分析师对病人来说也要比那些不高明的外科大夫更无害。可能出现的伤害仅限于，让病人做出不必要的牺牲以及失去治愈的机会或错用这一机会。此外就是会降低分析治疗的声誉。这一切当然不是我们愿意看到的，但不能同外科的江湖郎中手术刀产生的危险相比。根据我的判断，在进行不恰当的分析时，也不必担心会出现病状恶化的严重状况。令人不快的反应过了一段时间后就会消失。与疾病造成的创伤相比，医生不成功的治疗可以不予考虑。只是，不恰当的治疗试验没有给病人带来什么好处。

"我听了您对做心理分析的那些江湖郎中的讲述，我并没有打断您，但我的印象是，您对医学界怀有很深的敌意，您自己也对这种历史的变化做了说明。但我要向您承认一点：如果要做分析的话，必须要由得到非常好的训练的医生来做。难道您不相信，那些愿意做分析的医生，随着时间会做一切，以便获得最好的培训吗？"

我担心，情况不是这样。只要医学界同教授分析的学院的关系不变，医生就会受到很大的诱惑，那就是让自己省心。

"但看起来您一直在坚决回避直接就外行的问题发表看法。我现在来猜一猜，您的建议是：正因为无法控制那些想做分析的医生，我们应该为了惩罚他们，当然也出于小小的报复，要夺走他们的垄断权，也让外行参与到分析工作中来。"

我不知道您是否猜对了我的动机。也许我以后可以向您提出不是那么中立立场的证据。但我的重点是提出下列要求，那就是没有受到过一定培训且并没有得到许可的人不能做心理分析工作。至于这个人是医生还不是医生，这个问题在我看来是次要的。

"那您有什么具体建议呢？"

我还没有到提建议的地步，也不知道是否会这么做。我想与您探讨另外一个问题，是作为引言，同时也涉及一个特别的点。有人说，批准行医的政府部门由于医生们的建议，不同意由外行来从事心理分析。这一禁令也涉及分析协会里那些不是医生的成员，这些人得到特别好的培训，而且通过练习已经非常完美了。如果颁布这样的禁令，就会出现以下情况，即会阻止一些人从事一项活动，但人们确信这些人能很好地完成这项工作，而现在只能把这项工作交给那些没有把握的人做。这不是一项立法所要取得的成果。在这期间，这个特殊问题既不重要，也不难解决。因为只涉及一些人，这些人不会得到很大的伤害。他们非常可能去往德国，在那里没有法律会阻止他们，他们的能力很快就会得到承认。如果人们想减少他们的麻烦，并为他们降低法律的严厉性，只要按大家都知道的先例就很容易做到。在君主制的奥地利已经发生了多次这样的情况：人们给予那些声名狼藉的江湖郎中在一些领域的行医权，因为人们深信他们的能力。这些情况首先是指农民当中的治疗艺术家，过去许多女公爵之一定期地决定他们的权利，这么说也可以给予城里人这种权利，基于其他的基础，基于这些人是懂行的基础。这样一个禁令对维也纳传授分析的学院会重要得多，因为该学院就不能吸收不是来自医生圈子里的报名者了。这样在我们祖国又会发生一种精神活动方向被镇压的情况，而这一精神活动在别的地方是能展开的。我是最不能判断法律和法令之人。但我看到了那么多的东西，我看到了我们所强调的江湖郎中法律与德国状况不符，可今天很明显努力要做到与德国相符。我看到把这个法律用在心理分析这件事上具有某种与时代不符的东西，因为当颁布这项法律时，还没有心理分析，人们还没有认识到神经精神疾病的本质。

我现在要谈一个问题，讨论这个问题在我看来更重要。从事心理分析是不是一件必须要服从官方干预的事呢？还是说让其自然发展更有实用意义呢？我在这里肯定做不了决定，但我允许我自己，提出这个问题供您考虑。在我们祖国，自古以来就存在着一种真正狂热的禁止权（furor prohibendi），一种管教、干预和禁止的倾向，正如我们所知的那样，这种倾向没有带来好结果。看起来在新的奥地利民主共和国也没有太多的改变。我估计，您在决定心理分析这个问题上，可以提出很重要的看法。我不知道，您是否有兴趣或有能力来抵御官僚主义的倾向。不管怎么说，我还是要把我对这个问题非权威性的想法告诉您。我认为，过多的法令和禁令会损害法律的权威。我们看到，凡是法令比较少的地方，人们会认真地遵守这些法令。而如果禁令步步为营，人们就会感到自己试图不顾这些禁令。此外，我们也不是什么无政府主义者，如果我们认识到，法律和法令从其出处来看，没有理由提出自己是神圣和不可侵犯的要求，从内容上来它们都有缺陷，现在或过一段时间会伤害我们的法律感受。当领导社会的那些人非常笨拙的时候，是没有手段能对这些不切实际的法律进行修改，而只能快乐地逾越这些法律。此外，还值得提醒的是，如果人们想保留对法律和法令的尊重，就不要颁布难以检查是否遵守的法律和法令。我们上面说过的有关医生做心理分析的有些话，在这里可以重复，以说明法律想镇压的外行分析。分析的过程是一个非常不起眼的过程，既不使用药品，也不使用器械，只是由谈话和双方的交流所组成。告诉一个外行该怎么做分析是不容易的，当这个人声称，自己在做"分析"，实际上他只是给予安慰，给予说明，并试图能对灵魂上需要帮助的人给予人性的影响。我们不能因此而禁止他，仅仅只是因为医生自己有时也这么做。在说英语的国家，"基督科学"的实践活动十分受推崇，那是生活中通过援引基督教义否认恶的一种辩证形式。我并不想说，这是人的精神错乱产生的令人遗憾的做法。但在美国或英国，谁会想到要禁止这种做法和惩罚这种做法呢？难道我们这里的权力机构对通往幸福的道路是那么肯定，以至于他们一定要阻止，每个人可根据"自己的需要来幸福"呢？我承认，很多人因为依靠自己而陷入了危险，受到了损失，那当局更好的做法不就是要把那些被视为不能进入的领域都小心地限制起来，而在其他的部分，如果可能的话，让人类的孩子们通过经验和相互影响来教育自己呢？心理分析在世界上是全新的事情，大多数人对心理分析了解甚少，官方科学对此的态度也是摇摆不定，所以我觉得，现在用法律规定来干预发展还为时过早。我们还是要让病人自己发现，找那些没有受到过分析培训的人求助是有害的。如果我们让病人明白这一点，并提醒他们不要这么做，我们就没有必要再禁止。在意大利的公路上，电线杆上写有非常简洁和令人印象深刻的字眼：Chi tocca, muore（接触有生命危险）。这一行字足够让路人小心那些垂落下来的电线。而德国相应的警示牌的内容则多余而且啰唆：严格禁止触摸电线，因为有生命危险。为什么要禁止呢？那些热爱生命的人，自己会告诫自己。而那些想在这条路上自杀的人，是不会询问是否被允许的。

"但也有这样的例子，人们把这样的例子作为判决先例来说明外行分析的问题。我指的是禁止外行催眠，最近还公布了不许举行精神感应学的会议和成立这样的协会的禁令。"

我不能说，我很欣赏这样的措施。禁止成立协会的措施毫无疑问是警察监管的行为，这会伤害知识分子的自由。我绝不会给予所谓的精神感应学现象很多信任，或甚至渴望他们被得到承认。然而，这样的禁令不会扼杀人们对这一所谓的秘密世界的兴趣。也许相反，这么做还会造成非常有害的后果。这么做会关闭中立求知者的道路，使他们无法就这些令人窒息的可能性做出有解放效应的判断。但这又是针对奥地利而言。在别的国家，就是"通灵学"研究也不会遇到法律的阻碍。催眠的情况与分析有点不同，催眠是要唤起一种非正常的心灵状态，今天只是给外行提供观察的手段。如果一开始充满希望的催眠治疗真的保持下来的话，也会出现类似心理分析的状况。此外，催眠历史给向另一个方向发展的心理分析命运开创了先例。当我还是神经病理学的一名年轻讲师时，医生们非常起劲地反对催眠，他们把催眠说成欺骗，说成魔鬼的幻觉，是充满危险的干预。今天他催眠占据了垄断地位，他们毫不羞耻地利用催眠作为实验手段，对有些神经科大夫来说，催眠仍然是治疗的主要手段。

但我已经对您说过，我不想提有关下面内容的建议，即应让法律来处理心理分析还是让它自行其是。我知道，这是一个原则问题，在解决这个问题时，重要人物的倾向要比观点更有影响。我赞同放任政策的理由，上面已经总结过了。如果有人做出不同的结论，同意积极干预的政策，那我就会觉得，毫无理由地禁止非医生做心理分析，这样一个不合理的做法，是不能令人满意的。如果真的这样，人们就必须操心更多的事：要为所有做心理分析的人规定实施心理分析的条件；要建立一种权威，人们可以在这样的权威里寻求帮助；要知道什么是心理分析，要做好什么样的准备才能给人做心理分析；并要改善传授心理分析的可能性。也就是说要么不要管它，要么就是制造秩序和有一定之规，但绝不是进入一个被禁止的复杂境地，而这种禁令的出处是从一个变得不合适的规定中引申出来的。

7

"是的，但医生啊！我无法让您集中到我们这次谈话的真正话题。您总是回避我。但关键的问题是，我们是否应该把做分析的优先权交给医生呢？按我的意思，如果他们满足了一些条件的话，大部分的医生在做分析时，肯定不会像您描绘的是那种江湖郎中。您自己说过,您的大部分学生和支持者都是医生。有人偷偷告诉我,这些人并不赞同您在外行分析这一问题上的立场。我当然能猜到,您的学生同意您提出的要有足够准备和其他的要求,但这些学生不同意允许外行做心理分析。是这样吗? 如果是,您如何解释这点?"

我看到您的消息很灵通,情况确实是这样。尽管不是所有的人,但是我的很大一部分的医生同行在这个问题上不同意我的看法,他们主张只有医生才能对神经精神病患者做心理分析。从中您可以看到,我们的阵营也允许有意见分歧。我的立场为大家所知,在外行分析这一问题上的矛盾并不能把我们一致的看法一笔勾销。我怎么才能向您解释我的学生们的态度呢?我没有很确定的看法,但我想是地位意识造成的。他们发展的道路与我不一样,他们在被自己的同行孤立时,仍然会感到不舒服,他们都希望被自己的行业所接纳,为此他们也准备做出牺牲,当然是在一个他们所看不到生命重要性的地方。也许也有另外的原因。如果把他们的动机称为竞争的话,那不仅是指责他们人品低下,也认为他们有一种特殊的短见。他们也准备让其他的医生了解心理分析。他们是否必须要同同行或外行分享他们的病人,对他们的经济状况来说也无足轻重,或许还要看到别的情况。我的学生受到一些因素的影响,这些因素保证了做心理分析的医生会比外行获得不容置疑的优先权。

"保证优先? 现在我们有答案了。您终于承认这一优先了。这样问题就清楚了。"

承认这一点对我来说并不难。您也许已经看到,我并不像您所猜测的那样,被热情冲昏头脑。我之所以推迟提出这一点,是因为对这些问题的讨论需要理论上的说明。

"您指的是什么?"

首先是诊断问题。如果我们要对一个所谓的神经质的病人做心理分析的话，首先必须确定（只要能做到的话）他是否适合做这样的治疗，也就是可以在这条路上帮助他。但只有一种情况，那就是这个病人确实有一种神经症。

"那我的看法就是，可以通过病人自己讲述的现象和症状来确认这点。"

这恰恰是出现一个新的复杂情况的地方。这样的做法不是永远有把握。病人能表现出一种神经症的外部现象，但他患的也许是别的病，是一种无法治愈的精神病的开始，是大脑破坏过程的准备阶段。区别（诊断区别）不是永远都很简单的，也不是在每个阶段马上都能做到的。当然只有医生能承担做出这样一个决定的责任。正如上面所说过的那样，医生做出这样的决定也很不容易。病人可以在较长的阶段呈现一种无害的表现，一直到病人的凶恶本质被暴露出来。这也是那些神经症病人定期担心的事情：那就是他们是否患有精神错乱的疾病。如果医生在一段时间看错了这么一个病例或者弄不清楚病情，那么情况不会很糟，也不会有什么损害，更不会出现其他多余的东西。给这样的病人做心理分析尽管不会造成什么损害，但肯定会被称为白费心血。此外，还会有不少人把不好的结果归咎为分析。当然，这么做完全没有道理，但要避免给人有这样的机会。

"这听起来很绝望。这使您对我说的有关神经症本质和产生过程的话都失去了依据。"

完全不是这样。这只是又一次重申，那些神经性精神病患者是多么令人烦恼和尴尬，这针对所有派别的人，也包括心理分析师。但如果我用具体的表达来解释我的新观点，也许就能消除您的疑虑。也许更正确的做法是：我们要从我们现在的病例出发来提出看法。这些病人确实患有一种神经症，但这种神经症不是心理的,而是身心的,没有心理原因,只是身体上的原因。您能理解我吗?

"能理解,但我无法把这种东西同心理的东西结合在一起。"

如果我们考虑到了生命本质的复杂性,这就可以做到。我们在哪里能看到一种神经症的本质? 就是在自我中,这种通过外部世界的影响而生成的更高级的心灵机器的组织,没有能力完成它在本我和现实之间的调节作用; 因为自我很弱,所以在本我的内驱力面前退缩,为此我们必须忍受这一放弃的后果,而后果的形式必定是病状和不成功的反应。

自我的这种虚弱状态在我们所有人的童年都曾定期出现过,所以最早的童年的经历对后来的生活产生很大的意义。当这个童年受到特殊压力的情况下——我们在几年当中必须经历从石器时代的原始到参与今日文化发展的距离,特别是要抵御性早期阶段的内驱力冲动——自我就采取排斥的逃避方式,就会面对一种儿童神经症。自我会把这一神经症的表现作为后来神经症的意象带到生命的成熟阶段。现在一切的关键就是:命运是如何对待这个成长起来的本质。如果生活太艰难了,内驱力的要求同现实的要求之间的距离过大,那自我可能在使两种要求和平相处的努力中遭遇失败。自我被自己带来的幼稚倾向阻碍得越厉害,这种情况就会出现得越早。这样就会重复排斥过程,内驱力会摆脱自我的统治,在倒退的路上找到其他的满足,可怜的自我无助地变成神经症患者。

现在我们要坚持下面的观点:整个情感的连接和旋转点是自我组织比较强大的一面。这样我们就可以容易地概括病原学。我们已经认识神经症的所谓的正常原因是童年时代自我的软弱、放弃克服早期冲动,以及更多的是童年偶然经历造成的影响。但有没有可能,其他的因素也起到作用呢? 这些因素产生于童年生活以前的阶段？例如，本我的内驱力天生的强大和无法控制，这种强大和无法控制从一开始就对自我提出太大的任务。或许是自我的一种原因不详的特殊发展的弱点。当然这些因素必须产生病原性的意义，在一些病例中甚至产生特别重要的意义。我们每次都要估计到本我强大的内驱力。如果这种强大的内驱力特别厉害，我们的治疗前景就很差。我们对自我的发展受到阻碍这方面的认识还太少。这些神经症的病例很可能是出于体质上的原因。没有这样的体质以及这种先天性的倾向，几乎就不能出现神经症。

如果自我比较弱是产生神经症的关键性因素，那肯定也会出现下面的可能性，即后来身体上的一种疾病会产生神经症，只要这种疾病会引来自我的一种软弱。这样的情况非常之多。一种身体上的混乱状况能够涉及本我中的内驱力生活，并能使内驱力的强度超越自我能够承担的界限。这样的过程最普遍的例子对女人来说就是月经期和更年期产生的混乱。或者是一种身体上的一般病痛。是的，神经中心组织的一种器官性疾病会侵犯心灵系统的营养条件，强迫心灵系统要降低自己的功能和停止最精细的活动，维持自我组织也属于这类活动。在所有这些病例中，会产生神经症同样的图像。神经症总是有同样的心理机制，但正如我们所认识的，这具有最多种多样、常常是组合在一起的病原。

"我现在更喜欢您现在这个样子。您终于像医生那样说话了。现在我期待的是，您会承认，像神经症这样如此复杂的医学病例，只能由医生来处理。"

我担心，您的目的会落空。我们刚刚所说的是病理学方面的内容，而分析涉及的是一种治疗方法。我承认，准确来说是我要求，首先医生要确诊每一个可能要做心理分析的病例。需要我们帮助的大部分神经症幸亏是心理性的，而不是病理性的。如果医生确定了这点，就完全可以让外行分析师给病人做分析。在我们的分析学会中一直也是这么做的。由于我们协会的医生和非医生成员的紧密联系，所以一直得以避免所担心的那种混乱情况。还有另外一种情况，那就是分析师会求助于医生。在分析过程中，病人会出现症状（更多的是身体上的），这时，分析师就会犹豫：是把这些症状看作神经症的一部分，还是把这些症状归结为一种与神经症无关、表现为功能紊乱的器官上的疾病呢？而只有医生才能做出这样的决定。

"那就是说，那些外行分析师在给病人做心理分析的时候，也不能缺少医生，这可是反对外行分析师的又一个新观点。"

不，不能因为这种可能性就得出反对外行分析师的观点，因为做心理分析的医生，在同样的情况下也需要帮助。

"这我就不明白了。"

因为存在着技术上的规定：如果在分析的过程中出现了这样模糊不清的症状，分析师不能对这样的症状做出判断，而是要让一个远离分析的医生，例如一个内科大夫来鉴定，即使分析师自己也是医生，同时也相信自己的医学知识。

"为什么要对在我看来是多余的东西进行规定呢？"

这一点也不多余，甚至有好几个理由。首先，当器官的治疗和心理的治疗联系在一起的时候，光让一个人来处理是不妥的。第二，由于移情的关系，不建议医生对病人的身体进行检查。第三，分析师有所有的理由怀疑自己是否完全没有偏见，因为他的兴趣完全放在心理因素上了。

"我现在清楚您对外行分析的态度了。您坚持必须要有外行分析师，但又因为您不能否认他们做分析有短处这一点，您就把所有能原谅他们和为他们说话的观点都收集在一起。但我完全不明白的是，为什么要有外行分析师？这些人最多只能成为二级治疗者。从我的角度来看，我完全可以忽略那几个已经培养成功的外行，但不应该再培养新的外行，那些传授分析的学院必须要保证，不再收取新的外行进行培训。"

如果通过这一限制能满足所有涉及的利益的话，我会同意您的看法。请您承认，这是三类人的利益：病人的利益、医生的利益以及最后但并非不重要的科学的利益，这一利益也包括所有后来病人的利益。我们要不要把这三点联系在一起探讨一下呢？

对病人来说，分析师是医生或不是医生无关紧要，只要医生鉴定在治疗开始以前和治疗期间，能避免认错病例的危险。对病人来说特别重要的是，分析师具有能让病人信任自己的个人特点，而且分析师获得了所有的认识、观点和经验，使他有能力胜任任务。我们甚至可以认为，如果病人知道，分析师不是医生，在有些情况下，病人又不能减轻对医生的依赖，这样就必定会损害分析师的权威。我们当然从来没有不告知病人分析师的能力，并看到分析师是何等地位的偏见对病人并不产生影响，病人也准备接受治愈，不管是哪方面提供的治疗。此外医生组织对这点也早已知晓，尽管还会感到伤心。今天做心理分析的那些外行分析师，也不是随便挑选、自告奋勇的人，而是受过高等教育的人，是哲学博士、教育家以及一些有丰富生活经验和杰出人格的女性。心理分析学院的所有学生自己也必须要被别人做过心理分析，这一心理分析同时也是最好的途径，以便知道自己是否有能力胜任这个高要求的工作。

现在我们来谈谈医生的利益。我不认为，把心理分析归入医学的范畴可以获利。现在，学医要学五年，第六年要完成考试。每隔几年都会给学医的学生提出新要求，不完成这些要求就会说他们无法完成未来的任务。得到行医执照也非常艰难，当上了医生既不会令自己满意，也没有什么有利之处。如果还要满足又一个肯定是合理的要求，即医生必须也要了解疾病灵魂的一面，因此就要加大医学教育的内容，以便为将来给病人做心理分析做好准备，这就意味着要学习更多的教材，并相应地延长学习时间。我不知道医生们是否愿意为了学习心理分析要承受这样的后果，这样的后果也几乎是不可避免的。而且这一切又发生在一个时间段，在这一时间段中，产生医生阶层的物质条件大大恶化了，以至于年轻一代迫切需要尽早地养活自己。

但您可能也许不赞同学医期间要增加为心理分析准备的课程，而认为更实用的做法是，未来的分析师是在上完医科大学以后，再考虑是不是去接受心理分析的培训。您也可以说，对所造成的时间损失可以不予考虑，因为反正一个三十岁以前的年轻医师是得不到病人信赖的，而信赖是帮助心灵的一个条件。尽管我可以这么回答：就是治疗身体疾病的年轻大夫也很难得到病人的信任，而年轻的分析师可以利用他的时间，在一个心理分析诊所，在有经验的分析师的监护下进行工作。

但我认为更重要的是，您的这个建议是赞同浪费力气，而在艰难时期，从经济角度来看也没有理由这么做。心理分析的培训尽管也触及医学的准备阶段，但不包括这些内容，也不被医学所包括。如果有人想成立一所心理分析大学（今天听起来这只是一种幻想），在这样的大学要学习许多东西，也包括医科大学要学的东西。除了主要的课程深层心理学外，还要学习生物学，要大范围地学习性生活知识，要了解精神病的病症。此外，心理分析课程还包括一些专业，这些专业不是医生要学的，与医生的工作也没有关系，包括文化史、神话学、宗教心理学和文学。不很好地精通这些领域，分析师会不理解病人的很大一部分素材。

而他学到的医学知识也不会帮助他完成自己的目的。跗骨的知识，以及碳氢化合物的结构和脑神经纤维的发展过程，所有医学教授的有关细菌的疾病以及如何克服这些疾病，有关血清反应和组织重新生成的知识，所有这些知识就其本身来说是特别珍贵，但对分析师却没有用，与他无关，既不能直接帮助他理解和治愈神经症，也不能加强他知识方面的能力，而他的工作对这方面的能力提出了最高的要求。人们不会对此提出异议，这种情况就像一名别的学科的医生要去研究牙科一样。这个医生过去学过的有些东西会没用，虽然他通过了考试，但还必须学很多新东西，学他以前的学科没有的东西。但这两个例子不能同日而语。对牙科来说，病理学、炎症、化脓、麻醉的知识，身体器官的相互影响的知识都是有意义的。但分析师的经验会把分析师带入另外一个拥有其他现象和规律的世界。虽然哲学一直想超越身体和心灵之间的裂缝，但对我们的经验来说这种裂缝是存在的，甚至对我们的实践努力也说是如此。

如果一个人想把另外一个人从他的恐惧和强迫想象中解放出来，而我们又强迫这个人必须走学习医学的弯路，这么做是不对的，也是不实事求是的。如果没有把分析成功进行的话，这也不会有好结果。您可以想象一幅风景画面，在那里，两条路通往一个观景。一条路很短也很直。另一条路弯曲又不好走。您在短的那条路上，竖了一块写有"禁止通行"的牌子，也许是因为这条路的旁边有几个花坛，您不想弄坏您的花。如果那条短路很陡且非常难走，而那条长路不那么陡，您就会看到，人们会尊重您的"禁止通行"的牌子。如果情况恰恰相反，再加上绕道更困难的话，您很容易猜得出来，您的牌子的作用以及您的花坛的命运。我担心，您也无法强迫那些外行去学习医学。就好像我也不能强迫医生去学习心理分析一样。

"如果您是对的话,即心理分析需要特殊的培训,但是学医无法再承受学习心理分析的负担,医学的大部分知识对分析师来说又是多余的,那么在这种情况下,我们为了培养最理想的、能胜任所有任务的分析师会走向什么样的方向呢?"

我无法预料哪条道路是摆脱这些困难的出路,我也不负有指出这条道路的使命。我只看到两点:第一,对您来说,分析是一件令人尴尬的事情,最好不存在,就是患有神经性精神病的人也令人尴尬;第二,如果医生决定容忍一组治疗人员,这些人能取代他们治疗这么多的心理神经症病人,并能帮助那些始终感觉病症的病人,这样的话,就考虑了方方面面的利益了。

"这是您在这件事情上要说的最后的话吗?还是说,您还有话要说?"

当然有话要说。我还想考虑第三方的利益,科学的利益。我要说的话您不会听进去,所以对我来说就更重要了。

实际上,我们并不希望,心理分析被医学所吞没,以及把心理分析放入精神病学科中,放在治疗的篇幅里,放在那些治疗法的旁边,如催眠暗示、自我性暗示、诱导法,这些出自我们无知的方法,其短暂效应归功于大众的懒惰和怯懦。心理分析应该有一个更好的命运,也希望能有更好的命运。作为"深层心理学",作为有关人的无意识学说的心理分析,是所有研究人类文化的诞生历史及其主要的门类:如艺术、宗教和社会制度的科学所不能缺少的部分。我的意思是,心理分析迄今为止对这些科学解决自己的问题做了很大的帮助,但与希望达到的目的相比,这些都是小贡献,而目的就是艺术理论家、宗教心理学家、语言研究者能使用提供给他们的新的研究手段。用心理分析来治疗神经症只是一种运用,也许未来会让我们看到,这种运用不是最重要的。不管怎么样,为了一种运用而牺牲其他的运用是不恰当的,只因为这一运用同医生的利益发生关系。

因为这里还涉及另一种关联,干预这种关联不会没有损失。如果精神科学的代表应该学习心理分析,并把心理分析的方法和观点运用到自己的素材上,但如果他们只坚守心理分析文献中的结果是不够的。他们必须通过唯一的途径学会理解心理分析,这条途径是开放的,那就是他们自己要去做一个心理分析。除了那些需要做心理分析的神经性精神病患者外,还有第二组人员是出于知识分子的动机来做心理分析的。此外,这些人会对自己工作能力的提高而感到满意。为了进行这样的心理分析,需要很多分析师,对这些分析师来说,医学知识并不重要。但这些教育分析师(我们想这么称呼他们)必须得到特别认真的培训。如果我们不想让他们失去活力,就必须给予他们机会,让他们通过富有教学意义和有证明性的病例来收集经验。正因为健康人(这些人也没有求知的渴望)不会去做分析,所以教育分析师只有通过神经性精神病患者(在非常认真的监管下),为他们未来的非医学工作受到培训。但所有这一切都要求有一定的活动余地,不能有最细微的限制。

您也许不相信心理分析的这种纯粹是理论上的兴趣,也不希望理论对外行分析的实际问题产生影响。那我要提醒您,心理分析还有另一个运用阵地,这一阵地不属于江湖郎中的法律范畴,医生也几乎不能要求占有这个阵地。我指的是心理分析在教育学中的运用。如果一个孩子开始呈现出不是如人所愿的发展迹象:情绪很坏、思维混乱、注意力不集中,而儿科大夫,甚至学校里的医生都不起作用。当孩子出现了很明显的神经症现象,如恐惧、厌食、呕吐、不好好睡觉,对这些症状,医生也无济于事。这时,就需要一种把心理分析的影响同教育措施结合在一起的治疗,由那些不蔑视且了解儿童生活环境的人,并能打开通往儿童心灵通道的人来做这样一个治疗。这时就会产生两个结果，一是消除神经性病症，二是消除已经开始的性格变化。我们认为，常常是看起来不起眼的儿童神经症是后来严重疾病的表现，这一认识向我们指出了儿童心理分析是最好的预防道路。不能否认的是还存在着反对心理分析的人，我不知道他们会用什么手段来破坏这些教育分析师或分析教育家的工作，我也认为这么做并不容易。不过，我们也不能这么自信。

此外，让我们回到成年神经症病人的分析治疗上，我们还没有把所有的观点都说出来。我们的文化给我们制造了几乎是不能忍受的压力，它要求我们做出调整。尽管有很多困难，心理分析还是有使命，让人们对这样的调整有所准备，那么做出这样的期待是不是过于理想化了呢？也许有一天，一个美国人突然产生这样的念头：愿意出钱，为他的国家培养能做心理分析的社会工作者，并从中选出一批帮手来战胜文化神经症。

"啊，一支新的救世军。"

为什么不？我们的幻想总是按照一定的模式。然后，要到欧洲学习的大量人群必定会从维也纳绕行，因为在维也纳，心理分析的早期发展曾经历被禁的命运。您在微笑？我说这个，不是想收买您，让您做出有利于我们的判断，肯定不是。我知道，您不相信我，我也不能向担保未来会这样。但有一点我知道，您在外行分析问题上做出什么样的决定根本不重要，这会有地方效应。但是关键的一点是，法令和禁令不会触及心理分析内部发展的可能性。

"外行分析"后记

写这篇短文——下面就要讨论这篇短文——的直接起因

是维也纳官方起诉我们的非医生同行特·莱尔克博士，说他是江湖郎中。现在大家已经知道，在法院完成了先期调查后以及进行了许多鉴定后，这一起诉被取消了。我不认为，这是我写的这本小书的功劳。这个案子的情况也许很不利于起诉，而那个说自己受到损失而提出起诉的人，也被证明为不可信之人。停止对莱尔克博士的起诉，很可能不具有以下意义，即维也纳法院对外行分析问题做出了具有原则性的决定。当我在我的具有倾向性的文章里，虚构一个具有"中立立场"的人时，眼前出现的是我们高官之一的形象，这个人态度友好，而且具有不一般的正直，我同他就莱尔克的案子进行过一次谈话，并应他的要求把我个人对此案的鉴定给了他。我知道，我没有说服他同意我的观点，所以我同那个持中间立场的人的谈话也没有以达成一致而告终。

我也没有期待，我能成功地使那些分析师对外行分析问题也达成一致的态度。那些把匈牙利协会的看法同纽约小组的看法放在一起的分析师也许会认为，我的这篇文章什么效果也没有，每个人还会坚守自己以前的立场，这点我也不相信。我认为，许多同行改变了他们特别极端的立场，大多数人接受了我的观点，即外行分析问题不能按过去的习惯做法得出决定，而是要符合新的情况，所以就要求做出全新的判断。

我给这个问题提出的方向看起来也获得了大家的共鸣。我把下面的一句话作为重点，即关键不是分析师有没有医生的学位，而是他有没有获得特殊的培训，一种进行心理分析所需要的培训。然后才可以探讨同行们讨论得十分热烈的话题：对分析师来说，什么样的培训是最合适的培训。过去和现在我们都认为，这种培训不同于大学给未来的医生规定的培训。所谓的培养医生为分析师的做法，在我看来是培养分析师的一条艰难的迂回之路。这样的培养虽然会带给分析师许多不可缺少的东西，但又给他装了许多他永远都不会用的东西，而且还会带来一种危险，那就是他的兴趣和思维方式会偏离心理现象。先要做一个培养分析师的课程计划，这个计划要包括精神科学的内容、心理的、文化历史的、社会学的内容，同样也要有解剖学的、生物学的、发展历史等方面的内容。正因为要教授的东西太多了，所以我们就有权在课堂上把一切与心理分析工作没有直接联系的东西去掉。还有就是同其他的大学课程一样，把一切只是间接地培养智力和感官观察的东西去掉。反对这一建议是非常容易的，人们可以说，现在还没有这样的分析大学，这只是一种理想型的要求。是的，是一种理想，但这一理想是能实现的，而且必须要实现。我们传授心理分析的学院尽管年轻，并有不尽人意的地方，但已经是实现的开端。

我的读者们不会不注意到，我在文章中提出了一些不言而喻的看法，在讨论中对这些看法进行了激烈的争论。我的看法是：心理分析并不是医学的一门特殊学科。我不明白，为什么人们不愿意认识这一点。心理分析是一部分心理学，但不是过去意义上的医学心理学或者是疾病发展过程的心理学，肯定不是心理学的全部，而是它的根基，也许就是它的基础。我们不要因为有用于医学目的的可能性而使自己感到迷惑。电和X光线在医学中也得到了运用，但这两者的科学是物理学。就是历史依据的观点也不能改变它们的属性。电学的知识来自对神经肌肉标本的观察，但现在没有人会说，电是生理学的一部分。对心理分析来说，有人会说，这不就是一位医生在帮助病人时的发明吗？但这一点对判断心理分析来说很明显是无关紧要的。就是在这里历史依据的观点也非常危险。从历史观点的过程来看，人们也许会回忆起，医生一开始就对心理分析抱有不友好的态度,或者说,是非常恶劣的拒绝态度。从中也许可以得出这样的结论:医生这个团体并不拥有心理分析的权利。事实上(尽管我拒绝这样的结论)我今天还在怀疑,争取医生们同意心理分析,从力比多的理论来看,是否应归结为亚伯拉罕式低年级中的第一级或第二级,是否这里涉及的是占有者的行为,目的是为了破坏或保留客体。

在历史依据方面还可以再谈一下:因为这里涉及我——我可以对那些对此感兴趣的人介绍一下我的动机。在行医四十一年以后,我的自我认识告诉我,我实际上不是真正的医生。我之所以成为医生,是通过强迫转移我原先的目标。而我生命的成果在于,经过了一段弯路后,我又重新找到原来的方向。在我早期的生活中,我并没有帮助痛苦之人的需求,我的虐待欲并不很强,所以这种虐待欲的衍生物也不会得到发展。我也从来没有扮演过“大夫”,我童年的欲望走的是另外的道路。在青年时代,我的要求是要了解这个世界的谜,并为解开这些谜而做出自己的贡献。进入医科在我看来是达到这一目的的最好道路,但我后来试图研究动物学和化学(没有成功),一直到后来在布鲁克斯的影响下(他是影响我的最大权威),我开始坚持研究生理学,当时生理学当然是限制于历史方面的内容。那时我已经通过了医学的所有考试,但没有对医学哪门学科产生兴趣,一直到一位令人尊敬的老师对我说了一句提醒我的话:在很差的物质条件下,你必须避免搞理论研究工作。这样我就从研究神经系统的历史转向搞神经病理学了,并在新启示的基础上努力研究神经症。但我认为,我对医学缺少真正的偏爱并没有对我的病人造成不利影响。因为,如果医生从情绪上过分强调自己的治疗兴趣,对病人来说也是没有什么益处的。对病人来说,医生最好的状态是表现得非常冷静并尽可能正确地工作。

上面的文章肯定对说明外行分析的问题没有太多的帮助。正因为我赞同心理分析本身的价值和其脱离医学治疗的独立性，所以这篇文章只是要重申一下我个人这么做的合法性。但人们会提出反驳的意见，认为心理分析是否是医学或心理学的一部分，这只是博士论文的一个题目，并没有实用性。他们还会说，文章实际上是另外的意思，如果心理分析提出要治疗病人，那心理分析必须要接受自己是医学的特殊学科的说法，如同 X 光，因此也要服从于为治疗方法制定的所有规定。我认同也承认这点，我只是不想知道治疗会打死科学。比较令人遗憾的是只能在很短的时间得以成立，然后就会到一个点，这时被比较的两样东西会分道扬镳。心理分析的情况和 X 光的情况不同。物理学家并不需要病人，就可以研究 X 光射线的原理。但心理分析只把人的心灵过程作为素材，只能通过人得到研究。出于特别容易理解的关系，患有神经症的人比正常人更具有价值，从他们身上更容易得到素材。如果我们让一个想学习和使用心理分析的人失去这些素材，那他就失去了他学习的一半可能性。我当然也不愿意要求，为了上课和研究的利益牺牲患有神经症的人的利益。我的有关外行分析的短文努力地要表现，在观察到某些附加条件的情况下，完全可以把这两方面的利益一致起来，而且这样的解决方法也有助于被正确理解的医生利益。

　　我已经提出了所有的附加条件：我可以说，有关的讨论并没有带来新东西。我还要让大家注意的是，这样的讨论常常会呈现一种散布不符合实际声音的方式。有关鉴别诊断的困难，在许多病例中出现的判断身体病状时的不肯定，所有与此有关的话都很对，这些话也证明医生的知识或医生的加入是必要的。但是，那些没有出现这样怀疑的病例，不需要医生的病例，从数字上来看要更多。这些病例从科学的角度来看，也许并没有什么意义。但在生活中,这些病例起到一个很大的作用,以证明那些能应付病例的外行分析师的工作是必要的。我在前一段时间给一名同行做了心理分析,他强烈反对不是医生的人行医。我问他:我们俩已经工作了三个多月,我在分析中是否遇到必须利用医学知识的时候呢? 他承认,没有这样的时候。

另外一个观点:正因为外行必须做好去咨询医生的打算,所以就不会成为病人的权威,其声望也不会超过医生助手、按摩师或类似这样的人,我也不认为这样的观点有很高的价值。这样的比较也没有什么道理,更不用说病人总是根据自己的移情来决定谁是权威,拥有医学学位对病人来说并不像医生以为的会令他振奋。职业的外行分析师并不难获得"尘世心灵关心者"的声誉。用"尘世心灵关心者"的说法,能描写分析师(不管他是医生还是外行)面对病人必须起的作用。我们的新教神职朋友,最近也包括天主教的神职朋友能把信徒从生活的干扰中解放出来,他们的做法就是向这些人分析和说明他们的冲突,从而重新建立他们的信仰。我们的对手——阿德勒派的个人心理学家,努力地使那些变得无所依靠和没有能力的人也有这样的变化,他们的做法是通过照亮他们心灵的唯一一角,并给他们指出,他们自己的自私和怀疑的冲动是如何造成他们的疾病的。这两种方法的力量要归功于他们同心理分析的靠近,在心理治疗方面他们也拥有位置。但我们这些分析师的目的是要对病人进行尽可能全面和深层的分析,我们并不想通过让他们重新加入天主教、新教或社会团体来减轻他们的压力,而是要出于他们自己的利益来丰富他们,也就是让他们的自我增加能量,那些能量是通过排斥留在无意识里的,因而无法得到,还有一些能量是自我为了能保持排斥,以一种没有成果的方式必须浪费的能量。我们所做的是最好意义上的"心灵关怀"。

我们是否给自己定了一个过高的目标呢？是否我们病人的大多数值得我们付出这么大的努力呢？是否从外部来支撑这些缺陷，而不是从内部来改变这些缺陷会更经济呢？对这些，我没有什么好说的，但我知道别的东西。在心理分析中，从一开始就在治疗和研究中间存在着一系列建议。认识需要成果，人们不可能光治疗而没有新的认识，如果没有体验启发的有利效果，就不能赢得启发。我们的分析方法是唯一能持续地取得双重成果的方法。如果我们进行"心灵关怀"，我们就能加深我们对人类心灵生活的刚刚开始生成的认识。这种能在科学上获得成果的远景是分析工作最体面和最令人高兴的特点。那么我们能不能为了一些具体的考虑而牺牲分析工作呢？

这场讨论中的有些看法唤醒了我内心的怀疑，似乎我的有关外行问题的文章在一点上得到了误解。如果我真的把医生大体上看不适合做心理分析的人群时，并发出要阻止医生这么做的口号的话，很多人就会为医生辩护并反对我。但这并不是我的目的。之所以产生这样的印象，也许是因为我在要引发争论的文章中把没有受过培训的医生分析师看作比外行还要危险。我只要复制在《讽刺周刊》中谈论妇女时出现的玩世不恭，就可以清楚地表达我在这个问题上的真正看法。两个男伙伴中的一个喋喋不休地抱怨更美的性别弱点和困难，另一个就说："但女人却是我们拥有的最好东西。"我承认，只要没有出现我们所希望的培养分析师的过程，那么受过医学教育的人是未来分析师最好的人选。但是，我们应该要求，不能把他们先前受到的教育来取代分析师的培训，他们要克服医学教育给他们带来的片面性，他们要抵御取悦内分泌科和自治的神经系统的诱惑，在这些方面关键是通过心理的辅助观点来获得心理事实。此外，我也期待，所有牵涉到心理现象与其组织、解剖、化学基础之间关系的问题只能由学过两样东西的人，也就是由学过医学的分析师来解决。但我们还是不应该忘记，这不是心理分析的全部问题，我们为了分析工作的另一面，也永远不能缺少同学过精神科学的人的合作。出于实际操作的原因，我们也为我们的出版物采取了一种习惯的做法，就是把医生做的分析同运用分析区别开来。这么做并不正确。实际上，科学的心理分析同其运用的区分线是在医学和非医学领域中的。

在这些讨论中，最坚决拒绝外行分析的观点是我们的美国同行提出的。我并不认为通过一些观点来回答他们是多余的。如果我表达这样的看法，即他们的反对只是出于实际操作的因素，我想这不会把分析滥用到争论的目的上去。他们在自己的国家里看到，一些外行分析师利用心理分析做了不好的事情和滥用分析，他们既损害了病人，也损害了分析的名声。所以就可以理解，他们出于气愤完全要同这些没有良心的破坏者划清界限，并想完全排除外行的参与。但这一事实已经足够降低他们态度的意义。因为外行分析问题不能只从实际的考虑出发，而美国当地的情况对我们来说并不起关键作用。

我们的美国同行主要从实际情况出发反对外行分析的决定，在我看来是不切实际的，因为这一决定不能改变所有控制局面因素中的任何一个。这一决定的价值就是试图进行排斥。如果不能阻止外行分析师的工作，如果在反对他们的斗争中得不到公众的支持，那有效的做法不就应该是要考虑他们存在的事实，也就是通过给他们提供培训的机会，对他们产生影响，并给予他们被医生团体接纳的可能性以及为了鼓励他们给予合作的机会，从而让这些外行分析师有兴趣提高他们的道德和专业水平呢？

十八、未了结及了结的分析

1

精神分析疗法是消除人的神经症症状、障碍及性格异常，经验告诉我们，这是一项长期工作。所以从一开始就做了缩短分析疗程的努力，这种努力不需要理由，可以以最容易理解、最合适的动机为依据。但这其中起作用的可能也有不耐烦的轻视态度的残余，医学早期阶段就以这种轻视态度看待神经症的，认为它是隐性损害的多余结果。当人们现在不得不与神经症打交道时，只想尽快了结它们，这方面的大胆尝试是O. 朗克出版了他的著作《生育的精神创伤》(1924)后紧接着做的。他认为，生育行为是神经症的病因，因它随带着这样一种可能性，即对母亲的"最初依恋"没克服，作为"最初压抑"继续存在。O. 朗克希望通过事后的分析终结最初的精神创伤以祛除全部的神经症，这样一来做一点分析就可省去剩下的分析工作。达到这种疗效几个月就够了。不可否认，朗克式的思路大胆，富有见解，但经不起批判性的检验。此外，朗克的尝试是在欧洲战后的贫困与美国的"繁荣"形成对比的时代产生的，尝试是在这个对比印象下构思出来的，它注定要让分析疗法的速度适应美国的忙碌生活。朗克式治病计划的实施到底有多大成效，对此没听到多少消息，也许最多是消防队做的工作，当房子因煤油灯翻倒而失火时，只把灯拿出失火的房间就行了，以这种方式自然大大简化了救火行动。今天朗克尝试的理论与实践以属过去——和美国的"繁荣"本身一样。

另外一条加快分析疗程的路我自己在战前就走了。当时我接手诊治一个年轻的俄罗斯人，他因富足而娇生惯养，完全无助，由贴身医生与护工陪同来到维也纳。[1]用了几年时间成功地帮他找回很大一部分独立性，唤起了他对生活的乐趣，使他与对他来说最重要的人物之间的关系正常化，但接下来则停止不前了。童年神经症是后来患病的病根，查明这个童年神经症进行不下去了，能清楚地看出病人觉得他目前的状况很惬意，不想再走下一步，而这一步是能让他更接近治疗终点的。这是一个治疗中自我阻碍的病例，治疗面临恰恰因取得（部分）疗效而失败的危险。在这种情况下我采取了规定日期的英雄手段，在工作旺季一开始就向病人宣布，来年将是治疗的最后一年，不管他在剩下的规定时间里是否好转。他最初不相信我的话，但确信我的意图绝对认真后，他身上发生了希冀的转变，阻抗退缩了，在这最后的几个月里他能复制所有的记忆，找到所有关联性，这些回忆与关联性看上去对理解他以前的神经症，对除祛眼下的神经症很有必要。当他1914年盛夏离开我时，我认为他彻底、永远地痊愈了（像我们所有人一样对即将发生的事一无所知）。

在一篇对《疾病史》（1923）的补充文章中我已经说过，这是不准确的。当他在战争快结束时作为一无所有的难民重返维也纳时，我不得不帮他克服一段未了的移情，几个月内成功了，我当时可以宣告一个事实来结束增补文章："被战争夺走了故乡、财

---

1 见经患者允许发表的论文《幼儿神经症的病史》，1918年。论文中没细论年轻男子后来得病过程，而只是在有必要涉及与童年神经病相关情况时顺便提及了一下。

产和所有的家庭关系的病人，他从此感觉正常，行为无可指责。"
如今十五年过去了，岁月证明这一判断并非谎言，但对此必须做
些保留。病人留在了维也纳，在一个哪怕不高的社会地位中过得
不错。但在这段时间里，他的健康状况多次因偶然发病而中断，
只能把这些偶发疾病理解为其终生神经症的末梢。我一个学生，
路德·马克·布龙斯维奇博士女士凭她的医技每次都能在短暂
治疗后结束这种状况。我希望不久她自己来汇报她的这些经验。
病情几次发作仍是移情的残余部分在作怪，虽然发病短暂，但明
显显出偏执狂特征，但在其他时候的病情发作，致病性原材料是
他童年历史的片断，在我这儿分析时它们没表现出来，现在（总
也无法避免比喻）像术后的手术线或坏死的碎骨一样事后剥离。
我觉得这个病人的病愈史和他的患病史同样有意思。

后来我在其他病例中也运用过规定日期的方法，也听到过
其他分析师的经验。对这种勒索式手段的价值所做的判断是毋
庸置疑的，手段是有效的，前提是得把握正确的时间。但它并不
保证任务的圆满结束，相反人们可以肯定的是：因威逼能得到
一部分材料的同时另外一部分则仍旧隐瞒住了，因而就像被掩
埋了一样，错过了治疗的努力。一旦日期定下，就不能延期，否
则以后再定日期就失信了。在另外分析师那里继续进行治疗是
下一个出路，人们当然知道换医生意味着再次浪费时间，放弃付
出的劳动所得。也不能普遍有效地说什么时候动用这种武力技
术手段正当时，要看节奏。失误是不能再弥补的。"狮子只跳一
次"这个谚语一定有道理。

2

现在对如何加速分析缓慢的进程这一技术问题的探讨将我

们引向另外一个意义更深远的问题,即分析是否能自然结束,到底能不能把分析进行到底。分析师中使用的语言好像有助于这样一个前提成立,因为常听见认识到自己不足的人不无遗憾或道歉般地表示:他的分析没完成或他没被分析完。

先得对下面问题统一一下意见:多义的惯用语"分析结束"指的是什么? 实际上说来很简单,当分析师和病人不再在分析门诊时间见面了,分析则告终。如果两个条件基本满足他们才这样做,第一,病人不再受病状的折磨,克服了恐惧与障碍。第二,分析师做出判断:已让病人意识到这么多被压抑的东西,这些不明白的事都得到了阐明,内心阻抗也得以消除,以至于人们不必担心病程重复。如果外部困难妨碍了这个目标的实现,那么最好说分析不完整,而不说分析未了结。

分析结束的另外一个意义更加宏大。以它的名义进行追问:对病人施加的影响是否足够大,以至于再分析下去也不会再有改变? 就是说似乎通过分析能达到心理绝对正常的水平,可以相信这个水平有能力保持稳定,比如当成功地消解了所有发生的压抑、填补了记忆所有空白时。人们要先问实践这种事是否出现,然后再问理论,这到底是否可能。

每个分析师可能都治过一些有喜人结果的病例,成功地排除了现有的神经症紊乱,没再犯病,也没再出别的紊乱。也不是没看到这种疗效的条件。病人的自我没明显改变,紊乱的病源基本上是创伤性的。所有神经症紊乱的病源是混合型的,要么是超强的,就是不受自我约束的抗拒本能,要么是早先的,就是说过早创伤的影响,未成熟的自我无法控制它们,一般来说是两种因素(体质上的与偶发的)共同作用。前者越强,创伤就会越早固着,留下发育紊乱;创伤越大,越肯定哪怕在正常的本能关系中也会有损害。毋庸置疑,创伤性病源给分析提供了有利得多的机会。只有在创伤性为主的病例中分析才能卓有成效，可以因自我的强大用正确的解决办法取代早期不如意的决策。只有在这种情况下才可以说分析最终结束了，在此分析尽了责，不必再继续了。如果这样康复的病人永不再产生需被分析治疗的紊乱，那么人们自然不知道这种免疫力里有多少成分是命运的恩赐，让他可以免去太大的负重考验。

体质上的本能强度和自我在抵御战中获得的不利的改变（扭曲及限制意义上的）是对分析作用不利的因素，能使分析无限期延长。人们想把另外一个因素的形成，即自我转变归咎于第一个因素——本能的强大，但看上去自我转变也有自己的病源，实际上人们不得不承认，这些关系还知道得不够多，现在才成为分析研究的课题。我觉得在这个领域里分析师的兴趣根本没找准方向。不应研究如何通过分析痊愈，这点我认为阐明得足够了，而提的问题应是还有哪些障碍影响了通过分析治疗除病。

接下来我想谈两个直接从分析实践中产生的问题，下面的例子将加以说明。一个自己很成功实施精神分析的人断定，他与男人的关系跟与女人关系一样（男人们是他的竞争对手，女人是他的所爱）并非完全摆脱了神经症的障碍，因此让另外一个他认为强于自己的人对他进行分析。这种对自己本人批判性的审视让他大获成功，娶了所爱的女人，一变而成为假想情敌的朋友与老师。许多年过去了，与以前的分析师也仍保持着良好的关系。但也没什么有据可查的外因又引发了紊乱，被分析者与分析师反目了，指责他没给自己做完整的分析。他本该知道并考虑到移情关系永远不可能只是正面的，他本应关照一下负面移情的可能性。分析师极力辩解说，分析期内没发现任何负面移情。但就算他忽略了这种移情的细微迹象（这在分析初期因视野狭窄而不能排除），有一点仍存有疑虑，即他是否有权力只通过他简单的指点就能激活一个当前病人身上并没显现出来的主题，或像人们所说的"情结"，真要那样做的话肯定需针对病人做出真正意义上的不友好举动。除此之外，不管在分析中还是分析后，不能把分析师与被分析者之间的每个友好关系都看作是移情，也有真正站得住脚、有生命力的友情。

我马上说第二个例子，这个例子中的问题是同一个问题。一个老姑娘因严重的腿疾无法行走，自青春期起就被排除在生活外，状况明显是癔病性质，几经诊治无效，九个月的分析疗法排除了这种状况，重给一个能干、品行高尚的人参与生活的权利。病愈后的岁月没有任何幸事儿发生：家难，财产损失，随着年龄的增长失去任何幸福爱情与婚姻的希望。但这个以前的病人勇敢地挺过了一切，在艰难岁月中是家里的顶梁柱。我不知道治疗结束后过了十二年还是十四年，她因大量出血而必须进行妇科检查，发现是肌瘤，不得不做整个子宫切除术，从做手术开始，女孩又生病了。她爱上了手术医生，沉浸在受虐狂的幻觉中，幻想着内心起了可怕的变化，她给自己的爱情故事蒙上了这些幻觉色彩，证明她已不适合再做分析治疗了，直到死她都没再正常。成功的治疗过了那么多年，不能过高地要求它了。这次治疗是在我分析工作的最初几年。不管怎么说第二次患的病与第一次幸运得以治愈的病有可能是同一个病根，是同一个被压抑冲动的别样表现，这些冲动在分析中并未得以解决。但我还是相信，如果没有新的精神创伤，神经症不会再次发作。

这两起病例是有意从众多类似病例中筛选出来的，足以引起对我们课题展开讨论了。怀疑论者、乐观主义者及雄心大志者会以完全不同的方式使用它们。前两者会说，已表明成功的治疗并不能保证目前病愈的人以后不患别的神经症，甚至患同一个本能病根的神经症，其实就是旧病复发。另外一些人则认为并不能证明此事，他们反驳说这两个经历都是分析早期的，是二三十年前的事儿了，自那以后我们的认识加深了、拓展了，我们的技术顺应了新成果而改进了，今天可以要求并期待分析后的痊愈经受得住长期维持，或至少新病不是以前的本能紊乱以新的表现形式复活。经验没迫使我们以如此敏感的方式限制对我们的疗法提出的要求。

我之所以选出这两例观察，自然是因为它们过去多年。疗效时间离我们越近，我们对此的思考理所当然越不能用，因为我们没有手段预见愈后的命运。乐观主义者的期望显然以某些东西为前提，但这并不是自然而然成立的，第一，完全可能解决本能冲突（更好的表达就是自我与本能的冲突）；第二，在治疗一个人的本能冲突时，能让他对所有其他这类可能的冲突有所谓的免疫力；第三，人们有权力为预防性治疗目的而唤醒这样一个目前没显露任何迹象的致病冲突，人们在此问题上聪明行事。我提出这些问题，并不想现在回答，也许目前我们也根本不可能给出肯定的答案。

理论上的思考完全有可能允许我们有所作为以引起人们对它的重视，但别的事情现在我们已经很清楚了：满足对分析疗法更高的要求之路不会引起疗程的缩短或改变。

3

我从事分析已几十年，工作的方式方法也有所转变，这都给了我试着答复所提问题的勇气。早年我打交道的众多病人大部分都急着快点结束，这很好理解。最近几年教学分析占了主导位置,数量相对较少的重病患者仍在我这儿继续治疗,虽然其间或长或短地中断过。治疗最后这组人目标变了,不再考虑缩短疗程,意图是彻底根除疾病的可能性,彻底改变病人。

我们认为有三个因素对分析疗法的机遇有决定性作用:精神创伤的影响、体质上的本能强度、自我改变,对我们来说这里重要的是中间项——本能强度。进一步思考让我们产生了怀疑,是不是非用体质的(或天生的)这个形容词来限定。体质因素就算从一开始就起着决定作用,但还是可以想象生活中后来出现的本能加强可以表现出同样的作用,这样一来公式应稍作修改:眼下的本能强度取代体质上的。我们的第一个问题就是:本能与自我的冲突或对自我提出的病原性质的本能要求是否能通过分析疗法永远地、彻底地进行了结? 为避免误解,可能有必要进一步阐明"永久地了结本能要求"指的是什么。肯定不是指让它消失得无影无踪,这一般也不可能,我们甚至不希冀。不是的,而是指别的东西,大致可称为"制服"本能,意思是本能完全与自我和谐,也能受自我其他追求的所有影响,不再走它自己的满足之路。要问通过什么途径,用什么手段才能做到,不是那么好回答的。得告诉自己:"这里一定有女巫插手。"女巫即心灵学。没有心灵学的臆想和空谈理论(我都差点说幻想),在这问题上是无法前进一步的。遗憾的是这次女巫给的答案同样既不清楚也不详细。我们只有一个线索(自然异常珍贵)——是在原发与继发过程的对立上,我也想在此指出这一对立。

如果我们现在回到我们的第一个问题,那么就会发现我们的新观点促使我们做出某种决断。这个问题是:本能冲突是否能长久地、永远地了结? 也就是以这种方式"制服"本能要求。在提这个问题时根本没提及本能强度,但结果恰恰取决于它。

我们假设，分析在神经症患者身上所取得的效果也就是健康人没这种帮助也能自愈的疗效。但每天的经验告诉我们，对健康人的本能冲突做出的每一个决断只适用于某一本能强度，更正确地说，只在本能强度与自我强度的一定的比例内。[1]如果自我的力度减弱，比如因疾病或劳累等，那么至今所有被成功制服的本能再次提出要求，通过非正常途径追求替代满足。[2]夜梦已无可辩驳地证明了这一断语，梦以本能要求的苏醒对自我的睡眠态度进行反应。

同样无可置疑的是另外一方面的素材。个体发展过程中某种本能会两次变得很强盛，在青春期及妇女绝经期。如果以前非神经症的人在这两个阶段变成这样，我们一点都不会感到吃惊。本能不太强时他们能制服它，但本能强大时就不行了。压抑就像大堤抵御涌来的洪水。这两种生理上的本能强化所做的事同样会因突发事件的影响而引发，在每个其他生命阶段以非正常的方式发生，会因新的创伤、强行的舍弃及本能彼此之间伴随的影响而使本能加强。结果每次都是一样的：它强化了病因中数量因素难以抵御的力量。

在这个问题上我有个印象，好像我得为这些慢条斯理的阐述而羞愧，因为所述之事儿大家早已知道，是不言而喻的事。确实，我们总是表现得好像我们知道的样子。只是我们在做理论设想时，较之动力观与图式观，对于经济观大多考虑得不够，我在此提醒这一疏忽算作我的道歉吧。

但在我们决定对我们的问题予以答复前，我们应听听反驳

---

[1] 更认真地加以纠正：适用于这一比例的某种幅度。

[2] 这一点验证了非特定因素如过度劳累，受惊吓等病因要求的正确性，这些因素总是能得到普遍认同，恰恰不得不被精神分析置于次要地位。健康恰恰只能用心灵玄学描述，关系到被我们认识到的，如果想这么说，被我们发掘出的、猜中的精神系统审查机构之间的力量对比。

意见,其力度就在于很可能从一开始就能赢得我们对它的赞同,这个意见是:我们的论点都是从自我与本能之间自发的过程推导出的,假定如果在有利的正常情况下没能自愈,那么分析疗法也无力为之。但真是这样吗?有一种状态从来不是自然而然存在于自我中的,重新恢复这种状态是被分析与没被分析人之间的根本区别,不正是我们的理论提出要求恢复这一种状态吗?让我们把这一要求所依据的事实摆出来:所有的压抑发生在童年早期;是不成熟的、软弱的自我用以防御的原始手段。在后来的年月里没有新的压抑发生,但旧的还保留着,自我继续需要它们的服务来控制本能。像我们所说的那样,新的冲突通过"再压抑"得以解决。就这些幼儿的压抑而言,我们的普遍论断可能也适用,即它们完全取决于相对的关系力量对比,不能承受本能强度的提升。但分析让成熟了的、变得强壮的自我审查这些旧压抑,有些去除,其他的承认,但用更结实的材料重新塑造。这些新堤的牢固性和以前的完全不同,人们完全可以相信它们在本能升高的洪水面前不会轻易退缩。事后对原本压抑过程加以修正可以结束数量因素的绝对优势,这种修正就是分析疗法的根本功效吧。

我们的理论就这些,除非迫不得已,否则我们不可能放弃它。那么经验对此会怎么说?它也许还不够全面,还不能做肯定的决断。它常常证明我们的期待是对的,但并非每次如此。人们的印象是,如果最终表明没被分析的人与被分析者的后来行为之间的区别并不像我们追求、期待与断言的那样那么大的话,人们不应感到吃惊。所以,虽然分析有时能排除本能增强的影响,但不是有规律的。或它的作用只限于提高阻碍的抵抗力,这样一来与分析前或没分析比,分析后它能满足强烈得多的要求。这里我真不敢下判断,也不知道目前下判断是否可行。

但也可以从另外一个方面来理解分析疗效的不稳定性。我们知道，对我们所处的周围世界进行智力把握的第一步就是我们找出变混乱为有序的普遍性、规则和法则，通过这项工作我们就简化了现象世界，但也不可避免仿造它，特别当涉及发展与变化的过程时。对我们来说重要的是抓住质变，在此过程中我们一般忽略量的要素，至少初始时。现实中过渡与中间阶段远远多于界限分明的对立状态。在发展与转变时我们只注重结果，乐意忽略这样的事实，即这些过程一般来说或多或少进行得不彻底，基本上也就是部分改变。旧奥地利的辛辣讽刺家J. 奈斯特曾说道："每前进一步实际上总比它看上去的少一半。"都想承认这句歹话有相当普遍的适用性了。几乎总有残余现象，部分保持原状。如果大方的赞助者因个别的吝啬一招让我们吃惊，平常的大好人突然在敌对行为中表现失控的话，那么这种"残余现象"对基因研究异常珍贵，它们告诉我们，那些值得赞许的宝贵特征是建在补偿与超额补偿之上的，正像可以预料的那样，不是全部，不是根据全额补偿的。我们对力比多发展第一个描述是这样的：最初的口欲期让位于施虐淫—肛欲期，后者让位于男根——性欲期，后来的研究并没驳倒这一描述，而是为修正进行了补充，认为这种取代不是突然，而是逐渐发生的，结果任何时候除新组织外，都有早先组织的成分继续存在，甚至正常发展时转变也绝非全部，结果早期力比多固着的残余还可以保留在最终形态中。在完全不同的领域中我们看到的是同一个现象。人类宣称战胜了异教思想与迷信，但没有一种异教思想与迷信的余孽今天没在我们中间继续存活，存在于文化民族较低的阶层中，甚至存在于文化社会的最高阶层。什么东西一旦获得生命，就懂得坚忍地保存自己。有时都怀疑，原始时期的龙是否真的灭绝了。

为了应用到我们的病例上，我认为对"我们的分析疗法不稳定如何解释"这一问题的回答可能很简单，我们的意图（用可靠的、适于自我的应对来取代密封不严的压抑）也不能总是全方面地，就是说不能彻底地实现。转变是有的，但常是部分的；旧机制的参与部分仍未被分析工作触及。很难证明它真的就是这样。我们根本没别的路子对此进行评价，只有有待于解释的成果。但在分析工作中得到的印象并没违背我们的假设，好像更证实了我们的假设。我们要让被分析者接受我们的认识，只是不要把我们自己清楚的认识作为他确信的标准，我们可以说他的确信缺乏"深度"。涉及的始终是乐于忽略的量的要素。如果这是答案的话，那么可以说，分析提出的要求（通过确保本能控制来治愈神经症）在理论上总是对的，在实践中不一定，而且之所以这样，是因为并非总能成功确保本能得以足够控制的基础。这个部分失败的原因很容易找到，那时本能强度的数量因素对自我的防御欲求进行了抵抗，所以我们才求助于分析工作，现在同样的数量因素使这种新努力的作用受限。本能过强的话，成熟且有分析支撑的自我不能完成任务，类似以前那个无助的自我。本能控制好转，但仍不彻底，因为防御机制的转变只是不完整的，对此没什么好奇怪的，因为分析不是用无限的，而是用有限的权力手段从事工作，最终结果始终取决于彼此较量的主审机构之间相对的力量对比。

　　缩短分析疗程绝对值得向往，但我们疗法的意图只能经分析辅助力量的加强得以贯彻，这一力量我们想赋予自我。催眠影响似乎是达到我们目标的绝佳手段。大家知道我们为什么不得不放弃催眠术，替代方法至今没找到，但从这一观点看，人们能理解疗法上令人遗憾的徒劳，很遗憾这一努力是徒劳的，分析大师如菲仁斯基在生命的最后几年致力于这种努力。

4

接下来的两个问题是,治疗本能冲突时能否保护病人未来免受本能冲突之苦;出于预防目的而唤醒目前非显性的本能冲突是否可行、适当,这两个问题应一并讨论,因为很明显,只有完成第二个任务才能了结第一个,就是说把未来可能发生的冲突转变为当前的并对其施加影响。这一新问题的提出基本上是原来问题的延续,如果说以前涉及的是预防同一个冲突的复发,那么现在则是可以用另外一个冲突取而代之。人们的打算听起来雄心勃勃,但只是想搞明白分析疗法效力的界线在哪儿。

不管提出这样的任务对疗法抱负多么有诱惑力,经验只准备好了直截了当的回绝。如果本能冲突眼下还不是现实,还没表现出来的话,那么人们也不能通过分析对其施加影响。不要叫醒睡犬,人们常以这一警告来反对我们研究心理底层世界的努力,这一警告对于精神生活的状况来说特别不恰当,因为如果本能来干扰,那就证明狗没睡,如它们看上去真的在睡,那么我们没权力叫醒它们。但后一个论断看来不完全正确,对此还需要较深入的探讨。我们思考一下,有什么手段让目前还是隐性的本能冲突变成实际的。显然我们只能做两件事:或制造一个使本能冲突成为现实的局面,或满足于在分析时提及它,指出它的可能性。前者意图可以经两种途径实现,一在现实中,二在移情中,两种方法都是我们通过让病人受挫和力比多积存来使其承受一定程度的真正痛苦。我们在一般性分析操练时已使用此技术是完全正确的。否则分析要在"受挫中"进行的规定又有何意?但这是治疗已发生的冲突时使用的技术。我们试着让冲突尖锐化,达到最强的形态,为的是提高解决冲突的本能力量。

分析经验向我们表明，每次好转都是康复的敌人，我们在康复的每个阶段都要与病人的惰性做斗争，这种惰性乐意满足不完整的解决。

但如果我们意在预防性地治疗实际未发生、只是有可能发生的本能冲突的话，那么调治现存的、不可避免的痛苦是不够的，人们得决心制造新的病痛，但至今人们对此听从的是命运安排，这肯定有道理。真那样做的话，会从各方听到警告：不要胆大包天在与命运竞争时拿可怜的人做这种残酷的试验。会是哪一类呢？为了预防就毁掉一段圆满婚姻或让被分析者辞去赖以为生的职位，人们承担得起这个责任吗？幸运的是人们根本没能力思考这种对实际生活干预的权利，人们根本没有如此干预所需的全权，这种疗法实验的对象肯定也不想合作。如果说这类事情在实践中几乎完全排除的话，那么理论对此还有其他异议。就是说分析工作最好当致病的经历已属过去时进行，以致自我可以与他们拉开距离。在突发的重重危机的状况下中几乎用不上分析。那样的话自我的全部兴趣都被令人心痛的现实占据着，它拒绝让分析走到表面背后、揭示往事的影响。就是说制造一个新的冲突只能放慢分析工作或使它困难。

人们会反驳说这些探讨纯属多余，没人会想到通过有意招来新的痛苦局面来创造治疗隐性本能冲突的可能性，这也不是值得赞许的预防成效，比如大家都知道得过猩红热就有了免疫力，不会再得此病。因此内科医生总不会想到为保险起见让一个可能得猩红热的健康人染上此病。不允许保护行为制造与患病本身的危险局面一样的局面，而只能制造危险小得多的局面，就像接种天花疫苗和其他类似方法做到的那样。这就是说对本能冲突的分析预防也只能考虑两个其他的方法——在移情中人为制造新冲突，这种冲突毕竟没有现实性质，还有就是在被分析者的想象中唤起这类冲突，通过谈及它们，让病人熟悉它们出现的可能性。

我不知道是否可以坚称这两种温和方法的第一种完全不能运用到分析上。对此缺少专项研究。但马上就产生困难，使得这项研究工作的前景看上去不是那么光明。其一，为移情筛选这种局面有相当大的有限性。被分析者自己不能把其所有的冲突都放到移情中。分析师同样也不能从移情局面中唤醒病人所有可能的本能冲突。人们可以让他妒忌或经历失恋，但为此不需要技术意图，这类事本来在多数分析中自然出现。其二，但不能忽略的是，所有这些活动都必然导致对被分析者采取不友好的举动，因而有损于对分析师的柔情态度——正面移情这个让被分析者参与共同分析工作的最强动机。所以决不能对这种方法期待过多。

于是就剩下那条路，可能原来人们心里想着的只有这条路。人们告知病人其他本能冲突的可能性，唤起他的期待——这事也可能发生在他身上。人们希望这种告知和警告会有成效，能在病人身上激活暗示了的冲突中的一个，冲突程度很小，但对于治疗来说足够了。但这次经验给了个明确的答复，期待的疗效没显现，病人的确听到了信息，唯独缺少回应，他可能想：这可真有意思，可我对此没任何感觉。人们增长了他的知识，除此之外没改变他身上任何的东西。这种情况同阅读精神分析著作时的情况差不多是一样的，读者只在感到说到他点子上的断落"兴奋"，就是说这些段落触及他当时已起作用的冲突，其他的内容打动不了他。我认为，向孩子们进行性启蒙时可能有类似的体验。我绝不是断言这是一种有害的或多余的做法，但人们显然大大高估了这种自由手段的预防作用。孩子们现在知道了以前不知道的东西，但他们用不上赠予他们的新知识。人们确信，他们甚至根本不乐意为这些新知识而牺牲那些可以说自然质朴的性理论，他们这些理论的形成与他们不完善的力比多组织相符，他们离不开这个力比多组织，离不开送子鸟的角色、性交的自然属性和孩子得来的方式。在他们得到性启蒙很长时间后，他们仍像未开化人的举止一样，人们把基督教强加于这些未开化的人，可后者却私下继续祭拜他们古老的神像。

5

如何缩短长得恼人的分析治疗这个问题是我们的出发点，然后仍被对时间关系的兴趣所引导，继续研究了能否根治甚至防治"未病"。在此过程中我们认识到决定我们疗效的有三点：创伤性病源的影响、需控制的本能的相对强度以及我们称为自我转变的东西。我们只在这些要素的第二项上停留得稍久了一些，论述得更详细一些，在这个问题上我们有理由承认数量因素凸显的重要性，有权强调在每个阐释尝试时运用心理玄学的观察方法。

对第三个要素——自我转变，我们还未发表意见。如果我们探讨它，那么得到的第一个印象是有许多问题待问待答，而事实表明我们对此能说的远远不到位。这第一个印象在继续研究此问题时仍在。都知道分析局面在于我们与对象人物的自我结盟，好征服冲动的本我的参与部分，也就是让它们与自我合成。这种合作一般在精神障碍患者那里都失败，这一事实给我们的判断以第一个固定点。我们可以与其达成这种契约的自我必须是正常的，正常本来就是理想化的虚构，正常的自我也是如此，可惜的是对我们的意图来说无用的、非正常的自我不是。每个正常人其实只是中等正常，在某一点上，在某种程度上其自我与精神障碍患者的自我很接近，远离一个序尾而与另一个序尾靠近的额度是衡量称谓如此不明确的"自我转变"的标准。

如果我们要问，这么多种类不同、程度不一的自我转变由什么引起，那么就是下一个必然的两选一，或先天或后天。后天易治，如果是后天的，那么肯定在发育过程中从生命最初几年起。从一开始自我就得力图完成使命，为快乐原则服务而在本我与外界之间调停，保护本我不受外界危险的伤害。如果它在这种努力过程中学会也针对自己的本我采取防御态度，将本我的本能要求与外界危险一样对待的话，那么至少有一部分原因是因为它懂得本能满足有可能导致与外界的冲突。于是自我在教育的影响下惯于将战地由外移至内，在内心危险变为外部危险前战胜它，也许大多数情况下这方面做得很好。在这场两条（以后还会有第三条）战线展开的战斗中，自我想方设法来完成任务，一般来说，要避免危险、焦虑和兴趣索然。我们称这些方法为"防御机制"，我们对它们知道得还不够详尽。安娜·弗洛伊德的书让我们第一次认识到它们的多样性及多义。

这些机制中有一个是压抑，对神经症过程的研究就是从这点出发的。从未怀疑过压抑不是供自我实现其意图使用的唯一方法，但不管如何它是很特殊的东西，与其他机制的区别要比它们彼此之间的区别明显得多。我想用比喻更清楚地形容它与其他机制的关系，但也知道，在这些领域中比喻永远走不远。那么想想一本书在还不是按版次印刷，而是一本本书写的时代里可能的命运吧。这样一本书所做的表述在以后的时代被认为是不受欢迎的，比如据罗伯特·艾斯勒说，弗莱维厄斯·约瑟夫的文章一定含有关于基督耶稣的段落，后来的基督教徒对此反感。现在的审查机构运用的防御机制只能是查抄及毁掉整个版次的每本书。当时人们动用种种手段来除"害"，要么把有伤风化的地方重重地画一杠,使人无法阅读,这样一来也就无法抄这些段落了,该书的下一个誊写员交出的是个无可挑剔的文本,但几处留有空白,也许让人不明不白。要么人们不甘心于此,也不想让人看出文本曾被删改,于是转为篡改文本,删去各别词或用其他词代替,插进新句子,最好就是把整个段落删掉,在原处补上其他意义完全相反的句子。这样一来该书的下一个抄写员可以抄写出可信的文本,但文本被篡改了,含义已不是作者想要说的了,文本很有可能被改得失真了。

如果进行不太严格的比喻,那么可以说压抑与其他防御方法相比就像让文本走样而漏写一样,这种篡改的种种形式可以类比自我改变的多样性。也许有人会提出异议说,这种比喻在关键一点上失当,因为篡改文本是有倾向性的审查之作,而自我发展是找不到对应物的。但事情不是这样的,因为这种倾向性在很大程度上通过快乐原则的强制体现出来。心理机制忍受不了乏味,它得不惜任何代价进行反抗,如果对现实的感知带来的是乏味,它(真相就是如此)就得牺牲掉。针对外部危险,人们可以想办法在很长一段时间里逃逸及躲避危险局面,直到人有朝一日强大得足以通过积极地改变现实来消除威胁。但人不能逃逸自己,在内心的危险面前逃逸是帮不了忙的,所以自我防御机制必定要篡改内心的感知,使我们对我们本我的了解只能是欠缺的、歪曲的。这样一来自我在与本我的关系中因受限而瘫痪或被其错误蒙蔽,心理活动的结果肯定像人们徒步走到不熟悉的地方时走起路来就没力气一样。

防御机制的意图是挡险,不否认它们成功做到了。存疑的是自我在发展中是否能完全舍弃防御机制,但防御机制本身也能成为危险也是肯定的。有时事实是,自我为防御机制提供的服务付出了太高的代价。维持防御机制需要动力消耗,防御机制几乎常对自我进行限制,这两点都是心理经济的重压。这些机制在自我发展的艰难岁月里帮它摆脱困境后也没被废弃。当然每个人不是动用所有可能的防御机制,而是只在其中挑选一些,但这些机制在自我中固着,成为性格常见的反应方式,每次再现与最初相似的情景时,就会有这些反应方式,这要贯穿人的一生。它们因此成了幼稚行为,与许多完成使命后仍想法保存自己的机制命运相同。正如诗人抱怨的那样:"理性变荒唐,善举变烦恼。"成人强化了的自我继续保卫自己不受现实中已不存在的危险的伤害,它觉得被逼找出现实中那些大致可以取代最初危险的情形,好为坚守这种情形下习以为常的反应方式找个理由。所以很容易理解防御机制如何通过与外部世界逐渐疏远以及长期弱化自我来为神经症发作做准备并创造条件了。

但我们目前的兴趣不在防御机制的病理作用上,而是想研究一下与它们相应的自我转变如何影响我们的治疗努力。对这个问题回答的材料安娜·弗洛伊德已在上述书中给出,其中最根本的东西是被分析者在分析工作中也重复这种反应方式,就好像要让我们看清。正因为此我们才了解了它们。这倒不是说知道了这些反应方式就不能分析了,准确地说它们把我们一半的分析工作确定了下来。分析初期先做的另外一个工作是揭示隐藏在本我中的东西。在治疗中我们的治疗努力始终在一小部分本我分析到一小部分自我分析之间摆动,在一种情况下我们想让人意识到一点本我,在另外一种情况下纠正一点自我的东西。所以重要的事实是,针对以前危险的防御机制在治疗中作为针对治愈的阻抗再现,结果是,自我像对新的危险一样对待治愈本身。

使病人意识到在本我中存有最广义上的被压抑了的东西就会有疗效,我们通过阐释与构建为病人意识到压抑来铺路,但只要自我死守过去的防卫,不放弃阻抗,我们只是为我们,而不是为被分析者阐释。可是这些阻抗(虽然属于自我)毕竟还是潜意识的,在某种意义上从自我中分离。与隐藏在本我中的东西比,分析师更容易认出它们,对待它们像对本我的参与部分,让病人意识到它们并与其余的自我建立起联系就足够了。需通过这种方法来完成一半的分析任务;人们不想碰到对阻抗揭示的抵抗,但会发生下面的事:在处理阻抗时,自我(或多或少很认真)退出了作为分析状态基础的合约。自我不再支持我们揭示本我的努力,而是反抗它,不遵守分析的基本规则,不让被压抑的衍生物继续冒出。这样一来不能指望让病人相信分析的除病力量了。他可能对分析师有几分信任,通过需唤起的正面移情因素,这种信任得以增加而变为效能。重新发生的防御冲突会让被分析者感到了反感情绪,现在在这种情绪的影响下,负面移情能占上风,完全废除分析状态。现在分析师对病人来说只是个陌生人,给他提出不舒服的无理要求,病人对分析师完全像个孩子,不喜欢这个陌生人,什么都不信他的。分析师如果试着给病人揭示在防御中制造的扭曲并纠正它的话,他就觉得他难以理喻,听不进好的论点。这么说来真有对揭示阻抗的抵抗,防御机制真的名副其实,最初在没更仔细研究这些机制以前我们为它命了名:这些阻抗不仅针对让病人意识到的本我的内容,而且也针对分析本身,因而针对治愈。

我们或许可以把自我防御的作用称为"自我转变",如果我们以此指的是与虚构的正常自我的距离,正常的自我保证对分析工作保持坚不可摧的盟友忠诚。于是很容易相信日常经验告诉我们的事实,即分析疗法效果如何根本取决于自我转变的这些阻抗的强度与扎根的深度。这里我们又看到数量因素的重要性了,我们又一次被提醒说,能量要与敌对势力较量,这些能量中分析只能消耗一定的、有限的数量。好比大多数胜利真在较强阵营一边。

6

下一个问题是,是否所有的自我转变(我们意义上的)是在早期防御战中获得的。回答不可能有疑义。没理由否认最初天生的自我多样性的存在与重要性。有一个事实是决定性的,即每个人都在可能的防御机制中进行选择,总是选几个,然后总是用它们。这就表明,各个自我从一开始就置备了个体素质与倾向性,其种类与局限性我们自然还不能给出。此外我们知道不能把天生与后天特性之间的区别夸大为对立面。先天东西中从祖先就已获得的肯定是很重要的部分。当我们说"远古遗传"时,一般来说我们只想到本我,像是假定自我在个人生活伊始还不具备。但我们不想忽略本我与自我最初是一体的,如果我们相信已给尚不存在的自我规定好以后有什么发展方向、倾向及反应的话,那么这并不意味着神秘地夸大了遗传性。在针对分析的行为中表现出的家族、种族与民族的心理特殊性也没其他解释。更有甚者,分析经验让我们不得不确信,甚至某些心理内容如象征符号一样,源头不是别的,正是遗传下来的,不同的民族心理研究清楚地告诉我们,可以假定人类早期发展中还有其他特有的积淀可在远古遗传中找到源头。

我们感觉到自我的特性是阻抗,这些特性既可以受遗传制约也可以在防御战中后天获得,有了这种认识,从心理地形上区分,是自我还是本我,对我们的研究来说其价值削弱了许多。我们的分析经验再向前进一步就把我们引向另外一种阻抗,这些阻抗我们不能再定位,他们好像与精神系统的基本状况分不开。

整个领域还混乱陌生,研究不够,我只能列举几个这类阻抗的试样。比如会碰到一些人,人们想说他们身上有特别的"力比多粘着状",在他们身上开始的治疗过程要比其他人慢许多,因为看上去他们断然不能把力比多投注从一个对象那里断开而移植到一个新的对象身上,虽然找不到特殊理由来解释为何对这种投注这么专一。也能碰到与此相反类型的人,他们身上的力比多看起来特别容易活动,很快就接受分析所建议的新投注而"喜新弃旧"。这个区别可能像雕塑艺术家能感到的那样是用硬石还是软陶土工作。遗憾的是在这第二类患者身上得到的分析结果常常很脆弱,新投注很快被遗弃,人们的印象好像不是用陶土工作,而是写进水里。"来得容易去得快"这一告诫在这里说得对。

另外一组病例中人们对一种行为感到意外,只能把它与可塑性(往常还希望如此)、改变及继续发展的能力的衰竭联系起来。我们在分析中对一定程度上的心理惰性是有所准备的。当分析工作为本能冲动打开新路后,那么我们常常可以观察到走这些路并非那么痛痛快快的。我们把这种行为(也许不那么正确)称为"本我的阻抗",但在这里所指的病例中,所有的进程、关系及力量分配都是一成不变的、固定的、僵化的,就像人们在老耄那里看到的一样,这一点用所谓的习惯力量、接受能力的衰退和一种心理熵阐释了。但这里涉及的还是年轻个体。我们的理论准备工作好像做得不够充分,不能正确解释这里所描述的类型。可能要考虑时间特征——精神生活中发展周期的变化,对这个周期还没给予足够的重视。

自我各异在另外一组病例中应被看作是抵抗分析疗法的源头及妨碍疗效的祸首,原因可能还有其他的、更深层的。这里关系到心理学研究完全可以认清的关键问题,即两个原始本能的行为,原始本能的分布、掺杂、分离,想象得到这些东西并非局限在精神系统:本我、自我、超我的某一个唯一领域。至于分析工作期间的阻抗,有一股力量用各种手段抵制痊愈,无论如何想维持疾患与痛苦。这给人更深的印象,它的参与部分我们确认它是罪责意识及受罚欲(肯定有道理),定位在自我与超我的关系中。但可以这么说,这只是那个被超我在心理上进行束缚并以这种方式表现出的那个部分。这股力量的其他量可能(不确定在哪)或以约束的方式或以自由的方式参与其中。许多人有潜在的受虐狂现象,神经症患者有负面治疗反应与罪责意识现象,这些现象共同构成一幅画面,如果人们在眼前展开这整个画面的话,可能就不会再相信什么精神活动只受控于快乐追求了。这些现象清楚地表明精神生活中存在着一股力量,我们根据其目标称之为攻击或毁灭本能,来源于活跃物质的最初死亡本能。不可能是乐观与悲观生命论的对立,只有两个原始本能(爱欲与死亡本能)的共同作用及排斥作用能解释生命现象的多彩,永远不是它们中的一种独自发挥作用。

两种本能的参与部分如何为发挥各个生命功能而彼此走到一起,在什么条件下这种结合可以松动或崩溃,哪些紊乱与这些变化相符,快乐原则的感知尺度以哪些感觉回应它们,阐明这些问题或许是心理学研究最值得做的工作。我们眼睁睁看着我们的努力败于威力的优势,我们目前只能屈服于它。简单的受虐狂的心理影响就已严格考验着我们的能力。

有些现象证明启动了毁灭本能,在研究这些现象时我们没局限于只观察病理材料。正常精神生活的众多事实迫切需要这样一种解释,而且我们的目光越尖锐,它们就越发引起我们的关注。这个课题太新太重要,不能在这篇论文中随随便便地处理。我将满足于抽取几个不多的试样,例子如下:

都知道任何时候曾有也将有这样的人,他们既可以把同性也可以把异性作为性对象,而一种性取向并不影响另一个。我们称他们是两性人,接受他们的存在,对此并不觉得奇怪。但我们知道了所有人在这个意义上都是两性人,他们把力比多或以显性或以隐性的方式分配到两个性别的对象上,只是在此过程中下面的现象引起我们的注意:两个性取向在一种情况下彼此不反感,能彼此相处,而在另一种更常见的情况下则处于一种不可调和的冲突状态中。一个男人的异性恋无法容忍同性恋,反之亦然。前者是较强一方的话,就能让后者保持隐形,不让它得到实际满足。另外一方面,对男人的异性恋功能而言没有比受隐性同性恋的干扰更大的危险了。可以试着这样解释:的确只能支配一定数量的力比多,彼此较量的性取向都得争到这个额度,只是人们没认识到,为什么对手不能总按力量的相对强大彼此平分可支配的力比多数量,在有些情况下它们毕竟是可以这样做的。人们完全得到一种印象,仿佛对冲突的取向是新补充到状况中来的特别东西,与力比多的数量无关。这样一种独立出现的冲突取向几乎只能归咎于一部分自由攻击性进行了干预。

如果承认这里讨论的病例是毁坏或攻击本能的表现,那么马上就会提出问题:其他冲突的例子是否也可以这样理解?是否应对我们所有有关心理冲突的知识全都以这个新视角加以修正?我们毕竟假定过在从原始人到文化人的发展路上,有很强的内在化及攻击性内转的现象,内心冲突肯定是未发生的外部斗争的对应现象。有种二元理论是想把死亡、毁坏或攻击本能与表现在力比多中的爱欲看成是平等伙伴,我清楚地知道这一理论没得到普遍认可,就是在精神分析师中间也没真正行得通。不久前,我在希腊早期一个伟大的思想家那里重新发现了我们的理论,更是倍感欣喜,很乐意为得到这种证实而牺牲原创性的声誉,特别是因以我早年的阅读范围看,毕竟永远不可能肯定我所谓的首创是不是潜在记忆的功绩。

来自阿克拉加斯(吉尔琴蒂)的恩培多克利斯,约公元前495年出生,他是希腊文化史上最伟大的怪杰之一,在众多领域从事活动展全才:学者、思想家、预言家、魔术师、政治家、慈善家及精通博学的医生,据说他让塞里努特城免遭疟疾之灾,他被同时代人像上帝一样尊崇。他的思想仿佛集最尖锐的对立为一体。如果说他的物理与生理学研究精确、客观的话,那么在晦暝的神秘主义面前也不退缩,以极富幻想的胆识建立宇宙推想。卡贝尔把他比作"甚至知晓某些秘密"的浮士德博士。那时的知识帝国还没分裂成这么多的领域,他在那时诞生的学说有些在我们看来一定很质朴,他用四大要素土、水、火、气的混合来解释事物的不同,相信大自然的超强生命力及灵魂转世,但现代思想如生命发展阶段论、适者生存及对发展过程中偶然作用的认可等也进入他的学说殿堂。

但我们的兴趣在于恩培多克利斯那个接近精神分析本能理论的学说,希腊人的学说是宇宙幻想,而我们的学说满足于对生物学有效的要求,如果没这点区别的话,两个学说近得几乎都想说完全一致。恩培多克利斯认为宇宙同个体生命拥有同一个灵魂,这种情况自然使这种区分的意义大大削弱。

这个哲学家是这样教导的:世俗与精神生活的活动有两个原则,它们彼此永远在争斗。他称它们是爱情与争执,这些势力对他来说基本上是"有本能作用的自然力,完全不是有目的意识的智力",势力中的一个追求的是把四元素的原始微粒子揉成一团,另一股势力则相反,想拆散所有这些混合体,让元素的原始微粒子彼此分离。他把世界进程想象成连续的、永不停止的时代交替,在这些时代中两个基本力量中某个势力获胜,有时是爱情,有时是争执得以完全贯彻其意图,统治世界,而占下风的另一方又开始从它这方面压倒伙伴。

　　恩培多克利斯的两个基本原则——爱情与争执不管是从名称还是从作用看都和我们的两个原始本能(爱欲与毁坏)是同一个东西,一个本能想把现有的东西组成越来越大的单位,而另一个本能想解散这种联合,破坏其由此构成的形成物。但两千五百多年后这种理论再次出现时在某些特征方面有所改变,我们对此也不惊讶。我们被迫局限在生物心理的东西上,除了这种局限性以外,我们的基本材料不再是恩培多克利斯的四元素,生命对我们来说明显地与无生命的东西分开了,我们不再考虑材料粒子的掺杂与分离,而是考虑本能成分的焊接与分解。我们在一定程度上也把"争执"在生物学上进行了论证,途径就是找到了我们的毁坏本能源自死亡本能——这是有生命之物向无生命之物回归的渴望。这不是想否认类似的本能已事先存在,当然不想断言这样一种本能随生命的诞生才出现。没人可以预见恩培多克利斯学说的真理的核心将会以什么样的表达方式出现在后人的认识面前。

7

　　1927年S.菲仁斯基做了个内容丰富的报告"分析结束的问题",结尾时令人欣慰地保证:"分析不是没完没了的进程,而是分析师凭借相应的专业知识与耐心可以让分析自然结束。"我认为,总的来说这篇论文等于忠告我们不要把缩短,而是把深入分析作为目标。菲仁斯基还做了很有价值的说明,即分析师从他自己的"失误与错误"中学到足够多的东西,克服"自己个性的弱点"是成功的关键。这对我们的课题是个重要的补充，不只是病人的自我特性，而且还有分析师的特点在影响分析疗法的前景、根据阻抗的种类加大治疗难度的因素中占有一席之地。

不可否认的是，分析师在自己个性中并非完全达到心理正常的标准，而他们却想教育病人达到这一标准。分析的反对者常讥讽地指出这一事实，用它来作为分析努力无用的论点。我们可以把这种批评作为无理的要求驳回。分析师是学会了运用一定技能的人，同时可以像其他人一样是人。通常情况下人们毕竟不能说某人因内脏不健康就不适合做内科医生。相反如果一个自己受肺结核威胁的人专治肺结核患者的话，还可以在此过程中发现其优势。但情况并不同，患有肺病或心脏病的医生，只要他完全有工作能力，就不会因病在诊断及治疗内科疾病时受阻，而分析师则不同，因分析工作的特殊条件，他自己有缺陷的话确实能干扰工作，不能正确把握病人的情况，不能有的放矢地对病人情况加以反映。就是说如果人们在精神正常与合适度方面对分析师提出较高的标准作为他合格证书一部分的话，是好意，再加上他也需要某种优势，好在某些分析状态中作为榜样，在另外分析状态中作为老师对病人施加影响。最后不要忘记分析关系是建立在热爱真理，就是说承认现实基础之上的，排除任何假象与欺骗。

分析师在行医中要满足这么难的要求，我们在此停下一会儿好让他确信我们的真诚关切。可差不多有迹象表明，仿佛分析是那种"不可能"职业中的第三个，从事这些职业的人从一开始就十分清楚成果寥寥。另外两个人们老早就知道了，是教育与执政。人们显然不能要求未来的分析师要先是完人再来从事分析，就是说只有罕见的极完美之人能从事这项职业。可再可怜不过的人从哪儿、如何获得他职业所需的那种理想资质呢？

答案是：对自己分析，以此开始准备未来的职业。出于实际的原因，这种分析只能很短，不完整，其主要目的是让老师能判断一下候选人是否可以继续参加培训。如果培训让学员十分确信有潜意识的东西存在，教会他被压抑的东西潜上来时自己感知它，而这种感知往常是靠不住的，在第一次试治时给他展示分析工作中唯独过硬的技术，那么培训卓有成效。只有这个作为传授内容是不够的，人们只指望着自我分析停止后，在此期间保留下来的刺激没终止，自我改头换面的进程自然而然地在被分析者身上继续，所有其他的经验在重新获得的意义上运用。这些真做了，只要做了，就把被分析者变为合适的分析师了。

遗憾的是，除此之外还有别的事儿发生。如果想描述它的话，人们仍有赖印象。一方敌对，另一方结党创造了一种对客观研究不利的氛围。看上去好像是众多分析师学会了运用防御机制，这些机制允许他们把分析的结论及要求不用在自身上，很可能是对准其他人，结果他们自己依然如故，可以摆脱分析批判的、矫正的影响。有可能这个过程证明诗人是对的，他告诫我们，如果赋予一个人以权利，他就很难不滥用它。有时寻求理解的人不禁与人们在X射线问题上因没特别小心行事而引发的作用做令人不快的类比。分析师要不断地与人灵魂中所有争取释放的被压抑之物打交道，如果因此也把他身上所有那些平时可以压制下去的本能要求唤醒的话，也不足为怪吧。这也是"分析的危险"，危险虽然不威胁分析局面被动的，而是主动的伙伴，但不应放弃与它们对着干。可能对以什么方式做不会有疑虑。每个分析师都应定期地，大约每五年，让自己成为分析的对象，不必为这一步感到羞愧，其实也就是说对自己的分析变了结的为无终止的任务，不仅仅是在病人身上做治疗分析时如此。

现在在这里是消除误解的时候了。我不想断言分析本来就是无终止的工作,不管人们在理论上对此问题如何看,我认为结束分析是实践的事儿。每个有经验的分析师都可能会想起一系列分析圆满结束后和病人永远告别的病例。在所谓的性格分析病例中,实践与理论相距不远。在这个问题上不那么容易预见分析何时自然结束,哪怕人们的期待值不过分高,不给分析提极艰难的任务。人们可能不给自己设定这样的目标:为了公式化的正常而磨平所有人的特点,甚至要求"被彻底分析者"不可以感觉到激情,不允许展开内心冲突。分析应恢复对自我功能最有利的心理条件,这样它的任务就算完成了吧。

8

不管是在治疗分析还是在性格分析中,人们都会注意到一个事实:两个主题特别突出,常给分析师带来很多的麻烦,人们不可能对表现其中的规律性东西长期视而不见。这两个主题与性别区分紧密相连,一个在男人那很典型,另一个则在女人那。尽管内容不同,但显然它们彼此相应。两性共有的东西因性别不同而选择了另外一种表现形式。

两个彼此相应的主题是:女人妒忌男根,即对拥有男人性器官的正面追求,男人则反抗对别的男人采取被动的或女性化的态度。精神分析术语"对阉割情结的态度"很早就突出了这个共性,后来阿尔弗雷德·阿德勒使用了对男人恰如其分的名称"男人的反抗",我觉得"拒绝女性化"从一开始就正确描述了人类精神生活中这一怪象。

在尝试为我们理论学说大厦增砖添瓦时不能忽略一个事实:这一因素按本质来分在两性那里的接受是不同的。男人对男性化的追求从一开始就完全符合自我,被动的态度因以假设阉割为前提,被强烈地压抑下去,常常只有过度的超量补偿才能表明它的存在。女人追求男性化在一定时期内也是完全符合自我的,即在崇拜男性生殖器阶段,在发育成女性化之前那个阶段。但接下来它败于那个重要的压抑进程,正如常常论述的那样,女性化的命运取决于这个进程的结果如何。很重要的是男性化情结中是否有足够的东西摆脱了压抑并长期影响性格。正常情况下情结中很大的参与部分会转变,好有助于女性化的建构。拥有男根的愿望未满足时,这个愿望就变了,变成想要孩子及有男根的男人。但我们可能常常发现男性化愿望在潜意识里保留了下来,从压抑这儿发挥其干扰作用。

从上述情况中可以看到,两种情况下都是异性东西难逃压抑的命运。我已在别处说过,[1] 当时是威廉·弗里斯对我讲起这个观点的,他喜欢把性别对立说成是压抑的根本缘由及原始动机。如果我拒绝以此方式使压抑性别化的话,也就是从生物而不是仅从心理学上解释压抑,那么我只是重复当时的反驳意见。

这两个主题,即女性的男根愿望及男人对被动态度的反抗意义重大,菲仁斯基也注意到了这一点,他在1927年做的报告中提出要求:每个成功的分析一定要解决这两个情结。我想以自己的经验补充说,我觉得菲仁斯基在这个问题上要求过高。分析工作中有种反复努力仍无果的感觉,令人压抑,被质疑是对牛弹琴,白费口舌,感觉也好,被质疑也罢都折磨人,但比起说服男女来这些折磨在任何时候都不算什么,说服男女指让女人放弃不切实可行的男根愿望,让男人相信对男人的被动态度并非总意味着阉割,在许多生活关系中它是不可或缺的。男人最强的移情阻抗之一就源于他反抗的过量补偿。男人不想屈服于替

---

1 《孩子挨打》,全集,第14卷,222页。

代父亲,不想感谢他,就是说也不接受医生的治愈。类似的移情不能在女人的男根愿望上成立,与此相反,在内在信心问题上剧烈爆发的抑郁源自男根愿望,认为分析疗法没任何用处,女病人不可救药。如果人们了解到毕竟还有望得到痛失的男性生殖器是迫使她来治疗的最强烈的动机,那么就不能说她无道理。

但人们从中也学到阻抗以什么形式、是否作为移情出现并不重要。起决定作用的仍是阻抗不允许有任何改变,要一切如故。人们常有种印象:有男根愿望及男性的抗议人们就穿过了所有心理学的地层抵达"天然岩石",也就到达他工作的尾声。或许就是这样,因对心理来说,生物起的真是处于下风的天然岩石的作用。拒绝女性化不是别的,只能是一个生物事实,那种性别难解谜团的一个。[1]我们是否,何时能在分析疗法中成功处理好这个因素也许还很难说。我们聊以自慰的是,肯定尽可能地推动了被分析者检查并改变他对自己的态度。

---

1 人们不能被"男人的抗议"这个概念诱惑而以为男人的拒绝针对的是被动态度,即所谓的女性化的社会方面。很容易得以证实的观察对此驳斥,人们能观察到这样的男人常常对女人表现出受虐狂的态度,简直顺从得很。男人只反抗在与男人关系中的被动,不是所有的被动。换句话说,"男人的抗议"确实只是阉割焦虑。

十九、分析中的构建

1

一位德高望重的研究者我始终予以高度评价，因他为精神分析说了公道话，而那时其他大多数人都对这一义务置之不理，但有一次他对我们的分析技术发表了既伤人又无根据的言论，他说，当我们给一个病人阐释时，是用臭名昭著的原则对待他，这原则就是"猜中正面我赢，猜中反面你输"，也就是说如果他同意我们，那就对了；但如果他反对，那么这只是阻抗的信号，也就是说还是我们对，我们以这种方式在这位我们要分析的不知所措的可怜人面前总是有理，不管这人怎么对待我们的苛求。一般来说我们的病人说"不"不能让我们觉得我们的阐释不正确而放弃它，这么说没错，但这样一种对我们技术的揭露正合分析反对者的意，故值得进一步阐述我们通常在分析治疗过程中如何评价病人的"是"与"否"——他同意和反对的表达。当然在这种自我辩解中没有一个开业的分析师会了解到他还不知道的东西。

大家都知道，分析工作的意图是促使病人把早期发育时压抑的东西（最广义上的）再次揭开，为的是用反作用力来替代它，这些反作用力应符合心理成熟的状态，为此目的他应再次回想一下经历和因此而引发的情绪冲动，这些都是他眼下已忘却的。我们知道，他目前的症状与障碍是这种压抑的后果，也就是替代了那个忘却的往事。他拿出怎样的材料供我们充分使用以把他引上路再次找回忘却的记忆？有一些，比如他梦中这些回忆的碎片，本身价值无比，但一般来说因所有参与成梦因素的作用而严重变形；随意"自由联想"时产生的念头，从中我们可以找出被压抑经历的暗示，找到被压制的情绪冲动的衍生物以及针对它们的反作用力；最后还有病人情绪反复的暗示，这些情绪属于被压抑的东西，表现在分析场合内外较重要或微不足道的行为中。我们有过这样的经验：对分析师产生的移情关系特别适合找回这些情绪关系。我们应从这个原材料中（可以这样说）复原希冀得到的东西。

希望找回的东西是病人忘却了的岁月画面，画面是可信的，在所有重要的部分都是完整的。但在这个问题上有人提醒我们说，分析由两个完全不同的部分组成，分别在两个分开的地点、两个人身上进行，其中每个组成部分各有不同的任务。人们会自问一下，为什么不早提醒人们注意这一基本事实，但他马上就告诉自己，在此问题上并没向人们隐瞒任何东西，所说的都是普遍知道的，可以说是不言而喻的事实，只不过在此出于特殊意图而凸显出来并单独予以评价。我们大家都知道，应让被分析者回忆起一点他曾经历和压抑的东西，这个过程的动态条件十分有趣，以至于分析的另外一方——分析师的所作所为退至后台。在所涉及的关键事情上分析师既没经历也没压抑什么，他的任务不可能是回忆什么，那么他的任务是什么呢？忘却的事都留有迹象，分析师的任务就是猜出或更正确地说构建被遗忘之事。分析师如何、何时、用哪些解释来告诉被分析者他的构建，这就在分析工作的两个部分之间，即他的参与部分与被分析者的参与部分之间建起了联系。

他的构建工作，或者像人们更喜欢听的那种表达重构工作在很大程度上与考古学家的工作完全一样，后者把毁坏的、深埋的遗址或历史建筑发掘出来。分析工作与考古工作根本就是一回事，只是分析师的工作条件要好得多，有更多的辅助材料，因为他是在活人身上做努力，而不是毁坏的物体，也许还有其他理由。考古学家要从断垣残壁中建起建筑物的墙壁，从地下深坑里确定屋柱的数量与方位，从废墟发现的遗址中修复从前的墙饰与壁画；分析师是要从被分析者的记忆碎片、联想和主动表述中得出结论，与考古学家的工作完全一样。毫无疑问，两者都有权利通过补充与拼接残留物进行重构。连两者的某些困难与错误起因都是一样的。都知道考古最棘手的任务之一是断定出土文物的相对代年。当在某个地层发掘出一个物品时，常要判断此物是否属于该地层还是后来被毁后陷入深坑。很容易猜出在分析构建时什么与这种疑惑差不多。

我们已说过，分析师比考古学家的工作条件要好些，因为他拥有的材料发掘工作是给不出对应物的，比如重复源自早期的反应以及所有通过移情在这种重复中揭示出来的东西。但此外还要考虑到，发掘工作者是在与毁坏的物品打交道，这些物品大的和重要的部分肯定都已遗失，或因机械力、火灾或洗劫，做什么努力都不能找到它们并把它们与残留物拼接在一起，人们唯有依赖重构，所以重构常常超越不了某种概率。在考古物那里只能运气好时作为特例发生的事比如庞贝及图坦卡门墓，在心理分析这里一般来说都适用。所有重要的东西保留了下来，甚至看起来完全遗忘的事情都还以某种方式在某处存在，只是被埋而已，让个体无法支配它。都知道人们可以怀疑任何一个心理构成是不是真的完全被毁。是否能把隐藏的东西完全揭示出来只是分析技术问题。只有两个别的事实与分析工作这一特殊优厚待遇对立,即心理对象比考古学家的物质对象要复杂得多,我们的认识对我们要找到的东西还准备不够,因为其私密的结构还包含着许多秘密东西。现在我们对两项工作的比较也走到尽头了,因为两者的主要区别在于:对于考古学来说重构既是努力目标也是终点,但对分析来说构建只是前期工作。

2

当然前期工作不是说必须把它作为整体工作先做完,然后再开始下一步工作,好比建房,所有的墙先建好,所有的窗子先安好,然后才可以忙室内装潢。每个分析师都知道,分析治疗的进行方式有所不同,两种工作同时展开,一项总在前,另一项紧跟上。分析师完成一部分构建后告诉被分析者,好让它对他发生作用,然后继续从源源不断涌来的材料中构建下一部分,以同样方法处理这些材料,然后就这样交替进行,直至结束。如果在分析技术的论述中很少听到"构建"这个词的话,那么原因就在于人们不说它而说阐释及阐释的效用。但我认为,构建这一术语要合适得多,阐释指的是人们用材料的单个成分,一个念头,一个失误等做的工作,但构建是把被分析者遗忘的以往经历的片断展示给他,方法如下:在X岁以前,您把自己看成是母亲唯一、完全的拥有者,但有了第二个孩子,他的到来使您很失望,母亲离开您一段时间,以后也不再只管您了,您对母亲的感情变得矛盾了,父亲对您有了新的意义等等。

在我们的论文中,我们的注意力只集中在构建这一前期工作上,现在首先提出的问题是,在进行构建工作中我们用什么来保证不做错,用一个不正确的构建冒治疗无效的险?在我们看来,对这个问题可能根本不能有普遍答复,但在探讨这个问题之前，我们想先细听一个令人十分欣慰的信息，这是我们的分析经验告诉我们的：如果我们错了一次，把一个不正确的构建当作可能的历史真相告诉患者并没损失什么，这当然意味着耽误时间。要是只会告诉病人错误的推论，会给他留下不好的印象，治疗进展就不大，但犯一次这样的错没什么大不了的，在这种情况下最多就是病人无动于衷，对此既不说"是"也不说"否"。这可能只是他反应的迟缓，但如果仍旧如此，那我们就可以得出结论：我们错了，以后找个适当的机会向病人承认这一点就是了，这并无损于我们的权威。如果有新的材料出现，就会有这样的机会，新材料允许进行新的构建并纠正我们的错误。错误构建水落石出的方式就像没进行过这样的构建，甚至在某些情况下人们的印象用波洛尼厄斯的话讲是"真理的鲤鱼恰恰要用谎言饵料捕获"。通过诱导"力权"病人相信分析师自己相信，但他不应同意的事而把病人引入歧路的危险肯定被大大夸大了。如果分析师碰到这种倒霉事，他的所作所为肯定不正确，他首先得自责没让病人讲话。我可以大言不惭地宣称，在我行医中这样滥用"诱导"还从没发生过。

从上述阐述中可以看出，如病人对我们告知他的构建有所反应，我们也绝不想病人反应中流露出的迹象。我们想深入探讨这一点。我们不全盘接受被分析者的"否"是对的，但对他的"是"也不完全同意。指责我们说我们在任何情况下都把他的话解释为一种证实是完全没有道理的。实际上事情不是这么简单，我们不要这样轻易下决断。

被分析者直接说"是"有许多含义，它可以真的表明他承认所进行的构建是正确的，但也可能毫无意义或甚至是我们所说的"虚伪"，方法就是它方便其阻抗通过这样一种肯定继续掩盖没被揭示的真相。这个"是"只在下面情况下才有价值，即它后来被间接地得以证实,如果病人说完"是"后紧接着讲出的回忆,而这些回忆又可以补充或扩展构建。只有在这种情况下我们才承认这个"是"完全了结了有关问题。

被分析者的"否"同样意味多多,实际上比他的"是"更没用。在少数情况下它表达了有道理的拒绝,更多的则是一种阻抗的表现,阻抗通过告知的构建内容而引发,但同样也可因复杂的分析情况的其他因素而引起。就是说病人的"否"一点无法证明构建的正确性,但完全有这种可能性。因为每个这样的构建都是不完整的,只包含了遗忘事情的一小部分,所以任我们自由假设:被分析者根本不是否定告诉他的事,而是从还没揭示出的部分出发来坚持他的反对意见,一般来说他在得知全部真相后才表示赞同,而这一真相揭示起来常常相当麻烦。就是说他唯一有把握的"否"针对的是不完整性;构建肯定没告诉他一切。

这样一来得出的结论是:分析师告诉病人构建后能从其直接的表达中得到的线索不多,不知道建议对否。更有意思的是,还有间接的肯定方式,它们是完全可信的,其中一个是常用语,常听到各种各样的人像约好似的稍加改动几个词后这样说:这个我从没想过。这一说法毫无疑问可以这样翻译:是的,您在这个事情上准确地道出了潜意识。这是分析师希望听到的套话,可惜更多的是在各别阐释后,告知内容庞杂的构建后听到的则不多。同样珍贵的肯定是(这次是正面表达)被分析者以联想作答,答复包含一些与构建内容差不多或类似的东西。我不举分析中的例子来说明它了,这种例子很容易找到,但得详尽阐述。我想在此讲一个分析外的小经历,这是一件具有说服力的事,但具有滑稽效果。一个同事在行医中选我去会诊,这是很久以前的事了,但有一天他给我带来了让他为难的年轻妻子。她找种种借口不和他过性生活，他显然指望我给她讲明这种不当行为的后果。我同意了，给她讲明拒绝自己的男人会引发他的健康问题或诱惑，这些都会导致婚姻破裂。他突然打断我后告诉我："那个英国人也死了，就是您诊断出脑瘤的那个人。"这话最初不太明白，话音也莫名其妙，此前并没提及其他死去的人。过了一会儿我懂了，他是想支持我，是想说：您说得完全正确，您给那个病人做的诊断也是对的。这完全对应我们在分析中通过病人的联想而获得的间接肯定。同事的话里也包含其他被他搁置一旁的想法，这点我不否认。

通过联想做间接肯定，且这种联想与构建内容相称并包含这样一个"也"字，那么就给我们的判断提供了宝贵的依据，好猜出进一步分析中这个构建是否会得到证实。印象特别深的还有这样的情况：肯定借失误表现在直接反驳中，这类很好的例子我以前在其他地方发表过。维也纳众所周知的名字姚纳反复出现在病人梦中，但他的联想不足以对此做出阐释，于是我试着这样解释，他说姚纳时可能指的是高纳，病人突然回答说，这在我看来过于大胆。或如果没道理地认为一笔费用对病人来说太贵，他想用这样的话驳回：十美元对我来说不算什么，可把美元说成了较低的币种：十先令。

强大因素迫使有了治疗的负面反应如罪责感、受虐狂的受虐欲与抵触分析师的帮助等，当分析处于这种强大因素压力下时，病人得知构建后的举止常使我们很容易做可望的决断。如果构建错，病人身上没任何变化；但如果构建对或接近真相时，病人症状则明显加重，身体状况恶化，以此作为对构建的反应。

总结起来我们要强调的是，不应指责我们轻视被分析者对我们构建的态度，对它置若罔闻。我们注重他的表态，常从中得到很有价值的线索。但病人这种反应大多数是多义的，不能从中做最后的决断，只有继续分析可以断定我们的构建正确与否，是否可用。我们把各个构建只权当一种猜测，它有待于检验、确认或推翻，我们不试图为它树立权威，不要求病人做直接的肯定，如果病人最初反驳的话不和他讨论。简单地说，我们学内斯特罗耶施的知名人物——那个仆人的样子，他对所有问题和异议都以一句话作答：事情发展过程中一切都会清楚的。

3

继续分析过程中如何做到这一点，通过什么途径把我们的猜测变为病人的信服，对此阐述几乎毫不费力，每个分析师从日常经验中都知道这一点，不会造成理解困难。只有一点需检验与阐明。始于分析师构建之路应结束于被分析者回忆中，这条路并非总能走那么远，不能让病人回忆起被压抑的事够多的了，取而代之的是通过分析的正确解释使病人完全确信构建的真实，其疗效与重拾记忆是一样的。这在什么情况下发生？如何能让看起来不完整的替代也能取得完全的效果？这仍是以后研究的课题。

我将以几点能继续打开视野的说明来结束这个简短汇报。在几次分析中引起我注意的是，告知病人明显准确的构建后，被分析者那里总是出现令人吃惊、最初难以理解的现象，他们的回忆很生动，他们自己说"太清楚了"，但他们回忆的不是构建内容的事儿，而是接近这个内容的细节，比如里面提到的人物长什么样特别清晰，或可能发生这类事的房间，或更远一点，这些房间里的摆设，构建当然不可能知道这些。这既可以发生在告知后马上做的梦中，也可以发生在醒时处于类似幻想状态下，接下来无任何与这些回忆本身相连的事发生，所以很明显，可以把它们理解为妥协的结果。被压抑之事的"推动力"通过告知构建被激活，想起那些重要的记忆线索带到意识中；阻抗虽然不能阻止运动，但可能把它移置邻近的次要对象上。

如果这些回忆除清晰外再加上相信它们的现实性的话，那么它们本可以称为幻觉。但当我注意到在肯定不是心理疾病的其他病例中偶尔出现的实际幻觉时，类比变得重要了。于是思路打开，也许幻觉的普遍特征是（至今没得到足够的重视）：幻觉中再现了早期经历后来又忘却的事情是些儿童刚会说话时的所见所闻，是意识中不禁产生的，很可能在阻碍这种再现的力量的作用下变形、移置。把幻觉与精神障碍一定形式之间的关系拉近的话，我们的思路还可走远点：我们发现妄想中常有这些幻想插进来，也许妄想形成本身并不像我们通常以为的那样取决于潜意识内容的驱动以及被压抑事物的再现。我们在妄想构成机制中一般只强调两个因素，一方面是逃避现实世界及其动机，另一方面是愿望满足对妄想内容的影响。但动力学过程不是更可能是这样的吗：逃避现实被压抑事物的驱动力充分利用，以把其内容强加于意识，而在此过程中激发起的阻抗与愿望满足的倾向共同对再回忆之事的变形与移置负有责任。而这也正是我们已知的梦机制，古老概念已把梦与妄想相提并论了。

我不相信这种妄想观念是全新的，但它毕竟强调了一个通常没有得到重视的观点，这一观点其根本内容是它断言妄想不像诗人已认识到的那样只有方法，而是也包含一部分历史真实。显然我们可以认为，妄想得到的强迫性信念恰恰在这种儿童期根源中得以强化。要证明这个理论，今天我只有回忆场景可以使用，不是新的印象。也许值得努力试着按这里展开的前提研究相应的病例，也按这种前提进行治疗。人们会放弃徒劳的努力，非要使病人确信其妄想是精神错乱，确信它与现实的矛盾，而更多的是在承认真相核心中找到治疗工作得以发展的共同立足点。这项工作就在于让一段历史真相从变形中解脱出来并摆脱对当下实际的依托，把它置回原本的以往位置上。把遗忘的以往移至当下或未来的期待中也是神经症患者身上常见的现象。常有这种事：当恐惧状让他以为会发生可怕事时，他完全处于压抑回忆的影响下，这一回忆想达到意识层，但不能意识到当时真的发生了一些可怕的事情。我认为，人们从在精神障碍患者身上所做的努力中会了解到许多有价值的东西，哪怕对他们的治疗无效。

我知道，像这样附带地处理这样重要的话题不值得称赞。在这问题上我受到类比的诱惑。病人妄想的构成在我看来与我们在分析治疗中建起的构建等值，是解释与复原的尝试，当然在精神障碍条件下它们只能导致把当下否认的一段现实用另一段以前同样否认的现实替代。把当下否认的材料与当时压抑的材料之间的密切关系揭示出来将是各别研究的任务。正像我们的构建只能通过再现遗失的一段生命史才有效一样，妄想的说服力也归功于历史真实的参与部分，妄想以它取代了被拒绝的现实。这样一来连妄想都要用一句话概括，这句话我以前只在歇斯底里问题上说过：病人忍受回忆场景之苦。这一简短的公式当时也不想否认病因的复杂性并排除许多其他因素的作用。

如把人类作为一个整体看，把它置于人的个体位置上，那么就会发现，连人类那里也有逻辑批判无法抵达且与现实相矛盾的妄想形成。如果尽管如此妄想形成还能表现出对人的巨大支配力的话，那么研究得出的结论与在各个个体那得出的结论是一样的。它们的强大归功于历史真相的内涵，这一真相是它们从被遗忘的史前时代的压抑中捞取上来的。

二十、精神分析技术

　　其实梦就是精神障碍，具有这种病的所有特征：胡言乱语，妄想形成，感觉错觉。精神障碍持续时间短，没有危险，甚至还具有有用的功能，始于人的同意，经人的意志行动结束。虽然如此，但毕竟是精神障碍，我们从它身上学到，连精神生活如此深刻的变化也是可以逆转的，可以给正常的功能以空间。我们很可能也能对令人担忧的突发的精神病施加影响并治愈，这还是大胆的希望吗？

　　我们对这一研究的准备工作已略知一二。根据我们的假设，自我依附于现实、本我和超我，自我的任务就是要满足这三重依附关系的要求，但与此同时还维持其组织完好，保住独立性。所述病状的条件只能是自我相对或绝对弱化，弱化让它无法完成任务。对自我最难的要求也许是遏制本我的本能要求，为此它得维持大量反投注。但超我的要求也可能变得既强烈又强硬，以至于自我面对其他任务无能为力。我们想，在此发生的经济冲突中，本我和超我常常串通一气对付受逼迫的自我，它想紧紧依附现实以维持其准则。前两者变得太强大的话，就能动摇和改变自我的组织，结果它与现实的正确关系遭到破坏或自行解除。我们在梦上已看出这一点；当自我脱离外部世界的现实时，在内心世界的影响下有了精神障碍。

　　我们的治疗方案就建立在这种认识基础上。自我被内心冲突削弱，我们必须帮它。这好比打内战，要通过盟友的外援来决定胜负。分析医师及患者被削弱的自我（依附于现实的外部世界）应组成一个阵营共同对敌——本我的本能要求及超我的良心要求。我们彼此订个合约：患病的自我向我们保证绝对真诚，就是说许诺我们拥有所有它自我感知获得的所有材料，我们向它保证严守秘密，我们在阐释受潜意识影响的材料方面富有经验，可以用这些经验为它服务。我们的知识应弥补它的蒙昧，重新让它的自我掌控精神生活中丧失的领域。分析状况就在于此合约。

走完这一步等待我们的是第一个失望，第一个要谦虚的告诫。如果病人的自我是我们合作的宝贵盟友，那么尽管与敌对势力使其陷入困境，它肯定为自己维持了某种程度的团结，对现实的要求保持些许认识。但这点不能指望从精神病患者的自我那里得到，他的自我不可能遵守这样的合约，几乎不可能达成这样的合约。很快我们人及我们向它提供的帮助就会被扔到外部世界的参与成分堆里，这些玩意儿对它一钱不值。所以我们认识到必须放弃在精神病患者身上尝试我们的治疗方案，也许永远，也许暂时放弃，直到我们找到另外一个对他更合适的方案。

但还有另外一类心理疾病患者，他们明显与精神病患者很相近，这就是忍受极大痛苦的众多神经症患者。他们的患病条件与病理机制一定是同一个或很相近，但他们的自我表现得更有阻抗力，组织不那么紊乱，他们中许多人尽管疾病多多，疾病引起种种欠缺，但他们还能在实际生活中坚持住。这些神经症患者可能会表示出愿意接受我们的帮助，我们想把我们的兴趣限定在他们身上，看看我们能在多大程度上、通过什么途径为他们"除病"。

那么我们与神经症患者签这样的合约：绝对真诚换来严守

秘密。这给人的印象好像我们追求的只是尘世忏悔神父的地位，但区别很大，因为我们不仅想听他说他知道什么，对他人隐瞒了什么，而且他还要给我们讲他不知道什么。出于这个意图我们给他进一步的定义，告诉他什么是我们理解的真诚。我们让他遵守分析的基本规则，今后他对我们的态度应受制于这一基本规则。他不应只告诉我们他想说和喜欢说的，说出来会像忏悔后一样让他感到轻松的事情，而且还要告诉我们他的自我观察后得到的所有其他的东西，告诉我们他想到的一切，哪怕说出来不舒服，哪怕他觉得不重要甚至无意义。如果他能按这个规定排除自我批评，那么他就给我们提供了许多材料、想法、念头、回忆，这些都已受潜意识影响，常常是它直接的衍生物，就是说能让我们猜出他身上被压抑的潜意识东西，通过我们的告知扩展了他的自我对其潜意识东西的认识。

　　但他自我的角色远远不仅局限于以被动、顺从的态度给我们带来所要的材料，全盘接受我们对材料的翻译，还发生一些其他事情，有些事我们可以预料，而有些事得让我们吃惊。最奇怪的事是病人不再以现实的眼光看分析师了，不把他看作因辛劳而获薪的助人者和咨询师（但咨询师自己更愿意充当的角色是艰难登山游的导游），而是把他看作他童年时代及以往一个重要人物的再生（转世），所以把情感与反作用力移情至他身上，情感与反作用力针对的肯定是这个榜样人物。不久就表明，移情这一事实是具有出乎意料意义的因素，一方面是具有不可取代价值的辅助手段，另外一方面是重大危险的渊源。这种移情是矛盾的，往往分析师被置于父母一方——父亲或母亲位置上取而代之，现在出现的移情既包含对分析师正面的、柔情的，也包含负面的、敌对的态度，只要是正面的，就给我们提供了最好的帮助，就改变了整个分析状况，把要康复、无痛苦的理性意图排挤到一边,取而代之的意图是讨好分析师,赢得他的赞许与爱情。移情将成为病人合作的根本推动力,羸弱的自我变强大了,在推动力的影响下病人做出一些往常不可能做出的成绩,他的症状没了,看上去要康复了,这只出于对分析师的爱。分析师可能不好意思地自己承认开始了一项艰难的工作,并不知道会给他提供多么特殊的权力工具。

此外,移情关系还带来其他两个好处:如果病人用分析师取代他父亲(母亲),那么也赋予分析师以超我对自我行使的权力,因为父母正是超我的源头。现在新的超我有机会成为对神经症患者的一种再教育,可以纠正父母在他们教育过程中造成的失误。当然,这里也要告诫大家不可滥用新的影响。不管成为他人的老师、榜样或偶像,可以按自己的模式打造他人对分析师多么有诱惑力,他都不能忘记这不是他在分析关系中的任务,如果他被他的喜好所左右,就背弃了自己的任务,就重复了父母的错误——通过施加影响扼杀孩子的独立性,他就只是用新的依赖性取代了原来的。但分析师在做出改善与教育努力的同时应尊重病人的特性。他敢于合理的方式施加多少影响由他在病人身上发现的发育障碍的程度决定。有些神经症患者童心未泯,以至于在分析过程中也只能像孩子一样待他。

移情还有另外一个好处,即病人在移情中既形象又清楚地给我们展示了他生活史中一个重要的阶段,要在往常他很可能只给我们这方面不太多的信息。他似乎是在我们面前表演,而不是向我们汇报。

现在讲关系的另外一面。因移情复制了与父母的关系,也就继承了他们的矛盾性。对分析师的正面态度某一天突变为负面的敌对态度是几乎不可避免的,而这一般也是对以往的重复。对父亲的顺从(如果涉及他),在他那争宠根植于针对他这个人的爱欲愿望。这一要求在某个时候也会在移情中表现出来，坚持要得到满足。他在分析状况中只能碰钉子，病人与分析师之间真实的性关系根本不可能有，哪怕偏爱与亲密这样的愿望，分析师也只能略微以细微的方式予以满足。这些拒绝都能成为态度突变的诱因，也许在病人童年时期也有这个过程。

在正面移情支配下可取得疗效，这种疗效有诱导之嫌。如反面移情占上风，那么疗效如风中谷壳一吹就散，人们吃惊地发现，至今所有的努力与工作都是白搭，连许多其他东西，即原本以为是病人智力方面持续有用的东西、他对精神分析的理解以及对精神分析疗效的信任也都突然消失了。他的行为就像没有自己判断力的孩子，盲目地相信他爱的人，不相信陌生人。这种移情状况的危险明显在于病人没认清它的本质，以为它是真实的新体验，而不是对以往的映射。如果他（她）感到隐藏在正面移情背后的强烈的爱欲需求，那么就以为深深地恋爱了；如果移情突变，他就认为受到了伤害与忽视，视分析师为敌，恨死他并准备放弃分析。在这两种极端情况下他忘记治疗初始接受的合约，继续合作已用不上他了。分析师的任务是每次都要打破病人危险的错觉，要不断地给他指出他以为真实的新生活其实只是以往的映射。有的状况让病人听不进任何证明手段，为防止他陷入这种状况，分析师要设法既不让恋情也不让敌对达到极致，方法就是让他对这种可能性及早做好准备，其苗头不能不理会。这样细致地处理移情一般来说是相当值得的。像大多数情况一样，如能让病人知道移情现象的真正本质，那么就打掉了他手中阻抗的强大武器，化险为夷，因为病人在移情形式中所经历的事他不会再忘记，这对他来说比以其他方式获得的一切具有更强的说服力。

我们完全不希望看到病人在移情外表演而不是回忆。对我们的目标来说理想的举止是治疗外的行为尽可能地正常，不正常的反应只表现在移情上。

强化削弱了的自我之路始于他自我认识的加深。我们知道这不是一切，但是第一步。这种认识的丧失对自我意味着支配力与影响力受损，它是自我受到本我与超我的要求的挤压与妨碍的最明显的迹象。因此，我们提供帮助的第一个工作就是我们这方面做智力工作，要求病人对此予以配合。我们知道，这第一项工作应为我们打通通往另外一个更艰难的任务之路。就是在最初阶段我们也要密切注视这一任务的动态的参与部分。我们工作的材料可以从各处获得，比如他的讲述及自由联想给我们提示的东西，在移情中向我们展示的东西，我们从释梦中得到的东西，他因失误而泄露给我们的东西。所有的材料都有助于我们对下面的内容进行构建：在他身上发生了什么，他忘了什么，现在他内心发生了什么，而他对此并不明白。但在此过程中我们绝不疏忽把我们知道的与他知道的严格分开。我们要避免马上告诉他我们常常早就猜中的事情或把我们以为猜中的事情全部告诉他。我们要仔细考虑一下什么时候让他成为我们构建之一的知情者，要等待在我们看来合适的时机，这并不总是那么容易判断的。一般来说我们拖延告诉他构建，给他解释，直到他自己离构建只有一步之遥，这一步需要做的当然是决定性的合成。如果我们不这样做，而是在他还没对我们的阐释做好准备之前就给他阐释一大堆的话，那么这种告知要么没用要么引起阻抗的猛烈爆发，这样一来继续工作就困难了甚至遭到质疑。但如果我们一切都准备妥当，那么我们常能使病人直接证实我们的构建，自己想起遗忘的内心或外部事件。构建与遗忘的细节越一致，得到他的认可就越容易。我们在这件事儿上知道的东西也就变成他的了。

提到阻抗，那么我们也就走到我们任务的第二个更重要的部分了。我们已听到说自我用反投注来保护自己，不让潜意识和被压抑的本我中不受欢迎的因素闯进来，反投注的完好无损是它正常发挥功能的条件。自我越是感到受逼迫，像吓坏了似的，它就越拼命坚守这种反投注，这样在进一步受冲击时好保护自己剩余部分不再有东西渗入。但这种防御倾向与我们的治疗意图完全不符，我们想要的东西正相反，要让因有我们可靠的帮助而变得大胆的自我敢于进攻以夺回失去的东西，在此过程中我们感受到了这些反投注的强大，是与我们的工作作对的阻抗。自我被这种看上去很危险并以反感相威胁行为吓怕了，得不断鼓励与安抚它，好让它不拒绝我们。这种阻抗贯穿整个治疗过程，每开始一段新的工作就活跃一次，我们称这种阻抗（不一定正确）为压抑阻抗。我们可能会听到它不是我们面对的唯一阻抗。有意思的是，在这种情况下形成的派别在某种程度上颠倒过来了，因为自我反抗我们的刺激，但往常是我们对手的潜意识却助我们一臂之力了，因为它有自然的"推动力"，它只要求越过给它设的界限闯入自我中，进入意识层。如果我们能达到我们的目的，能促使自我克服其阻抗的话，那么展开的斗争将在我们的引导与帮助下进行，斗争结果如何无所谓，是否导致自我重新检验后接受至今驳回的本能要求还是再次（这次是彻底地）抵制它都无所谓。遇到这两种情况都能排除持续的危险，自我的范围扩大了，省去了昂贵的费用。

克服阻抗是我们工作的一部分，这需要大部分时间和最大的气力去做，但这也值，因为这部分工作可以使自我朝有利方面转变，不管移情是否成功，都不影响这种转变并将维持一生。与此同时我们也参与了消除那种潜意识影响下发生的自我转变的工作，因为不管我们何时能证明自我中存在着这种潜意识的衍生物，我们都指出了它们非法的出处，促使自我拒绝它们。我们还记得我们按合约提供帮助的先决条件之一就是因潜意识因素的闯入而发生的这样一种自我转变不超过一定限度。

我们的工作越有进展，对神经症患者的精神生活的认识越深入，就越发清楚地认识两个新因素，它们是阻抗的源头，要给予它们极大的重视。病人完全不知道这两个因素，在签约时无法考虑到它们，它们也不是源自病人的自我，我们可以给它们冠以同一个名字加以总结——疾患病或受苦欲，但它们出处不同，虽然一般来说性质相近。这两个因素的第一个是负罪感或负罪意识，事实是病人既感觉不到也认不出它，但不管这一事实还是这样称呼它。显然，变得特别强硬、特别残忍的超我进行的抵抗中也有它的份儿。个体不应健康，而应保持病态，因为没什么比这个更值得的了。这种阻抗实际上不干扰我们的智力工作，但它使我们的智力工作无效，甚至常常允许我们解除神经症疾病的一种形式，但它马上就准备用另外一种形式，有时还用身体患病来取代。我们时而能观察到实际发生的不幸事件使严重的神经症痊愈或好转，这种负罪意识也能解释这种痊愈，就是说重要的是人痛苦了，不管以什么形式。这些人常以无怨无悔的顺从态度承受苦命，这种顺从很奇怪，但也露马脚。在这种阻抗的抵御中我们不得不局限于让病人认识到这种阻抗以及尝试着慢慢消除敌对的超我。

证明另外一个阻抗的存在不那么容易，在与其斗争中我们感到做得特别不够。在神经症患者中有这样一些人，如按他们所有的反应进行判断，他们身上的自我保存的本能恰恰表现出反面，他们的目的好像就是自伤与自毁。那些最后真自杀的人也许也属于这一组。我们认为他们身上发生了深刻的本能分化，其后果就是大量向内反转的毁灭本能被释放。这些病人不能忍受经我们的治疗而康复,用各种手段进行抵制。但我们承认,对这一病例我们还不能完全查明病因。

现在我们再全面看看我们帮助神经症自我的努力让我们陷入怎么一种状况。这个自我不能完成外部世界包括人类社会给它的任务,它不能支配其所有的经验,它记忆宝库的大部分东西已丧失,它的主动性因超我的严格禁止而受阻,它的能量因徒劳地想对本我的要求进行抵御而消耗。此外,它的组织因本我继续渗透而受损,内部分裂,不能再进行正经八百的合成,被彼此相反的追求、未了结的冲突、未释怀的怀疑撕裂。我们先让病人这个削弱的自我参与纯智力的阐释工作,这项工作力求暂时填补他精神财富中的空隙,我们让它把超我的权威委托给我们,鼓励它为争取到本我的各个要求而斗争,战胜在此过程中产生的阻抗。与此同时我们恢复它自我的秩序,方法就是找到从潜意识中潜入的内容与追求的踪迹,通过把它们追溯到批评的源头来揭示它们。我们以各种功能为病人服务,作为权威和父母的替代人物,作为老师和教育者,如果我们作为分析师把他自我的心理活动过程提升至正常水平,把潜意识形成和压抑的东西转换为前意识,以此把它们再赠予本我,那么就是为他做了最大的努力。病人这边对我们来说起作用的是几个理性因素,如因病痛而产生的痊愈愿望及我们在他身上唤起的对精神分析学说与揭示的智力兴趣,但更有分量的是他对我们的正面移情。另外一方面也有与我们对着干的东西:负面移情、自我的压抑阻抗,就是他反感面对托付给他的艰难工作,还有从与超我的关系中产生的负罪感以及因他的本能经济的深刻变化而产生的生病欲望。我们说他的病轻重与否,取决于后两者因素的参与部分,不取决于后两者的还能看出一些其他因素,它们被考虑为有益的或无益的。某种心理惰性,力比多不愿意脱离其固着而产生出的不灵活性我们不会欢迎。人的本能的升华能力起着很大的作用，超越粗野的本能生活的能力以及他们智力功能的相对力量同样如此。

如果我们得出下面的结论就没失望，而是可以完全理解，即我们展开斗争的最后结局取决于量的关系，取决于我们在病人身上可以调动起来的对我们有利的能量总额，与和我们作对的力量的能量额相比。在这个问题上上帝又一次站在更强大的战斗营一边——我们肯定不是常胜将军，但至少我们能在大多数情况下认识到失败的原因。谁要是只从治疗兴趣出发关注我们的论述，也许会因这种认输表白而鄙视地转身而去。但这里只要疗法是用心理手段实施的我们就考虑，目前我们无其他疗法。未来可能教会我们用特殊的化学材料对能量数量及其在精神系统中的分布直接施加影响。也许还会出乎意料地产生其他治疗的可能性；暂时没有比精神分析更好的技术供我们使用了，所以虽然它有局限性，我们不应唾弃它。